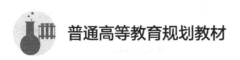 普通高等教育规划教材

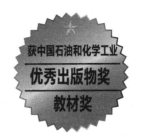
医用有机化学

第二版

彭彩云　盛文兵　傅榕赓　主编

U0260783

化学工业出版社
·北京·

内 容 简 介

《医用有机化学》(第二版)是在第一版基础上结合近年来的教学实践经过反复讨论、认真修改完成的。本教材共十五章,主要内容包括有机化学概论,饱和烃,不饱和烃,芳香烃,立体化学基础,卤代烃,醇、酚、醚,醛和酮,羧酸和取代羧酸,羧酸衍生物和碳酸衍生物,含氮有机化合物,杂环化合物,糖类化合物,油脂、磷脂、甾体和萜类化合物,氨基酸、蛋白质和核酸等内容。主要讨论了有机小分子的结构和性质,为医学专业学生理解生命科学中的分子过程、药物的构效关系以及药理作用等奠定基础。

本书还讨论了结构、性质与生理活性之间的关系,力争拓宽学生知识视野,以适应高等学校对人才培养的要求。为方便教学,本书配有电子课件及教学动画资源和习题参考答案,扫描书中二维码即可获取。

本书中有机化合物的名称均采用 2017 年版《有机化合物命名原则》进行命名。

本书适用于普通高等教育基础医学、临床医学、口腔医学、医学检验、影像、护理、预防医学等专业教学,也可作为高等院校相关专业师生的参考书。

图书在版编目(CIP)数据

医用有机化学/彭彩云,盛文兵,傅榕赓主编. —2 版. —北京:
化学工业出版社,2021.5(2022.8 重印)
普通高等教育规划教材
ISBN 978-7-122-38635-9

Ⅰ.①医… Ⅱ.①彭…②盛…③傅… Ⅲ.①医用化学-有机化
学-高等学校-教材 Ⅳ.①R313

中国版本图书馆 CIP 数据核字(2021)第 038501 号

责任编辑:旷英姿 朱 理 王 芳 装帧设计:王晓宇
责任校对:田睿涵

出版发行:化学工业出版社(北京市东城区青年湖南街 13 号 邮政编码 100011)
印 装:涿州市般润文化传播有限公司
787mm×1092mm 1/16 印张 14 字数 351 千字 2022 年 8 月北京第 2 版第 2 次印刷

购书咨询:010-64518888 售后服务:010-64518899
网 址:http://www.cip.com.cn
凡购买本书,如有缺损质量问题,本社销售中心负责调换。

定 价:43.00 元

编 写 人 员

主　　编　彭彩云　盛文兵　傅榕赓
副 主 编　程克光　陈铁桥　邹　辉　王福东
　　　　　辛敏行　谈春霞　蒋志勇　李云耀
编写人员　（以姓氏笔画为序）
　　　　　王福东　湖南中医药大学
　　　　　卢茂芳　湖南中医药大学
　　　　　田　蜜　湖南大学
　　　　　向红琳　湖南师范大学
　　　　　刘颖新　湖南中医药高等专科学校
　　　　　汤嫣然　湖南食品药品职业学院
　　　　　李云耀　湖南中医药大学
　　　　　邹　辉　湖南师范大学
　　　　　辛敏行　西安交通大学
　　　　　张明忠　长江师范学院
　　　　　陈铁桥　海南大学
　　　　　易　攀　湖南食品药品职业学院
　　　　　袁汉文　湖南中医药大学
　　　　　桂清文　湖南农业大学
　　　　　谈春霞　甘肃中医药大学
　　　　　盛文兵　湖南中医药大学
　　　　　彭俊梅　南华大学
　　　　　彭彩云　湖南中医药大学
　　　　　蒋志勇　岳阳职业技术学院
　　　　　程克光　广西师范大学
　　　　　傅榕赓　湖南中医药大学

— 前言 —

    本书是在 2014 年第一版《医用有机化学》基础上进行修订。本版教材根据中国化学会 2017 年颁布的《有机化合物命名原则》，将书中所有有机化合物名称进行了重新命名，对知识链接内容也进行了更新。本书适用于基础医学、临床医学、口腔医学、医学检验、影像、护理、预防医学等专业教学。

    有机化学与医学关系紧密，具有相容性和交叉性。有机化学基础知识的掌握有利于医学专业学生和医学工作者更好地理解生命过程中各类反应、清晰生物大分子与疾病的关系，并从有机化学的前景和发展中加深对生命、疾病的认识。本书精选了有机化学的重要基础知识，以知识链接的方式拓展了与生命、疾病、药物相关的有机化学前沿知识和最新研究进展，既扩大学生知识面，也激发学生的学习兴趣，为后续学习药物化学、药理学、分子生物学、病理学、生理学等打下良好基础。

    本节共十五章，以官能团为主要编写顺序，由浅入深、循序渐进，系统性和逻辑性强，突山医用有机化学的特点。完整讨论了有机化学结构理论、立体化学基础知识，以及有机化合物的结构和主要性质。

    本书在编写过程中得到了湖南大学、西安交通大学、长江师范学院、海南大学、湖南农业大学、湖南师范大学、广西师范大学、南华大学、甘肃中医药大学、湖南食品药品职业学院、岳阳职业技术学院、湖南中医药高等专科学校等参编院校的大力支持与帮助，在此表示感谢。由于编者水平有限、编写时间仓促，书中可能存在疏漏和不当之处，敬请读者不吝指正。

编者

2021 年 2 月

为了更好地适应新形势下高等中医药教育的发展与改革的需要，培养高等中医药创新型、复合型人才目标，结合高等学校医学专业本科医用有机化学课程以及课程改革的要求，本书按教学计划讲授 48 学时而编写的，其中理论课讲授 40 学时。

医用化学是医学类专业的重要基础课程，力求根据教学时数，精选教学内容，使学生在有限的课时内理解并掌握医用有机化学的基本理论和基本知识。

科学技术日益进步，导致学科之间的相互交叉和相互渗透。在医药学方面，有机化学与相关学科的关系起了深刻变化，为此，本书增添了一些医药方面与有机化学相关的新内容。生命过程本身就是化学变化的表现，有机化学是主要研究有机化合物的组成、结构和性质（物理性质、化学性质、生物活性等），在分子、原子水平上研究有机化合物的变化和反应规律，以及结构与性质的相互关系的一门学科。如今分子生物学在解释生命过程中取得了巨大的进展，分子生物学与分子药理学阐明了许多生物大分子与疾病的关系，这一切要求有机化学等学科在分子水平上进一步加以阐述，因此医药工作者对有机化学的主要内容、现状和发展趋势应给予充分重视。

本书主要讨论了有机小分子的结构与性质，为医药专业学生理解生命科学中的分子过程、药物的构效关系及药理作用等奠定必要的基础；还讨论了化学结构与性质及与生理功能之间的关系，力争拓宽学生的知识视野，以适应 21 世纪对高等学校人才培养的要求。

本书分别讲述有机化学基本概念、链烃、环烃、立体化学基础、卤代烃、醇酚醚、羰基化合物、羧酸与取代羧酸、羧酸衍生物与碳酸衍生物、含氮化合物、杂环化合物、糖类化合物、脂类、氨基酸、蛋白质和核酸等内容。为方便教学，本书配套有电子课件。

湖南中医药大学方渡老师对本书的编写和出版给予了宝贵的帮助与指导，黄巧玲、毛芳萍老师对本书出版提供了帮助，提出了许多宝贵的建议，在此一并表示感谢。

虽然编者对本书的出版做了大量工作，但由于水平有限，书中难免有疏漏和不当之处，敬请读者不吝指正。

编者

2013 年 9 月

— 目录 —

第六章

卤代烃

072

第七章

醇、酚、醚

082

第一章 有机化学概论

有机化合物（organic compounds）简称有机物，是碳氢化合物及其衍生物的总称。有机化合物的主体元素是碳和氢，也常含有氧、氮、卤素、硫、磷等一些其它元素，这些元素又称为有机化合物的"关节元素"，这些元素的存在，赋予了有机化合物丰富的理化性质和生理活性。

有机化学（organic chemistry）是研究有机化合物的化学。它是研究有机化合物的结构、性质、制备及其变化规律的一门科学，是化学中极为重要的一个分支。有机化合物数目巨大、结构复杂、种类繁多，目前统计大约有八千万种，并且这个数目还在不断地迅速增长中，远远超过所有已知的无机化合物。

有机化学在理论上和实验上的成就，为现代生物学的诞生及发展打下了坚实的基础，是生命科学的有力支柱。有机化合物广泛存在于自然界，治疗疾病的药物绝大多数是有机化合物。合成药绝大多数是由有机化学的合成方法制备的，中药大多取材于天然动植物体的特征部位，这些动植物体特征部位的有效化学成分多为有机化合物。药理学关于药物的构效关系的研究、生物化学中常常利用有机化学的原理和方法来研究和了解生物体内进行的一切化学反应，并分离出生命体内存在的物质和代谢产物、揭露生命的本质以及病因的探索都是以有机化学的知识为基础。人体除了水和无机盐外，绝大部分是由有机化合物组成的，它们在人体内起着不同的作用，新陈代谢、遗传都涉及有机化合物的转变。

随着有机化学的发展，有机化学、生物学、生物化学、医学等学科的界限将会日趋融合，有关边缘学科、交叉学科、前沿学科将更加生机勃勃。

有机化学的发展，必将推动有关学科的前进与发展，为人类作出巨大贡献。

第一节 有机化合物的特性和分类

一、有机化合物的特性

有机化合物分子中的碳原子位于周期表中第二周期ⅣA族，最外层有 4 个价电子，通常是通过与其它原子共用电子对，形成共价键。有机化合物分子之间的相互作用力是较弱的分子之间作用力，因此有机化合物性质与离子化合物有较大区别。有机化合物具有如下特点。

（1）热稳定性差、易燃烧 有机化合物的热稳定性较差，受热容易分解，绝大多数有机物能燃烧，如汽油、乙醇等，燃烧时放出大量的热量，最后产物为二氧化碳和水。

（2）熔点、沸点较低 有机化合物在常温下为气体、液体或低熔点固体，其熔点多在 400℃以下。

（3）难溶于水　大多数有机化合物难溶于水，而易溶于苯、乙醚等低极性有机溶剂中。

（4）反应速率比较慢　大多数有机物的反应速率比较慢，需要的时间长，通常需要加热、加压、搅拌或使用催化剂等方法来加快反应速率。

（5）反应产物复杂　在主要反应发生的同时还常伴有副反应发生。

（6）普遍存在同分异构现象　有机化合物中普遍存在多种同分异构现象，可分为构造异构、构型异构、构象异构等，这是有机化合物的重要特点，也是有机化合物种类繁多的主要原因之一。

以上这些特点都是相对的，例如有的有机化合物并不能燃烧，有机酸的盐类在灼烧时可能炭化变黑，但不能烧尽，并留有残渣；含有强极性基团的某些有机化合物如氨基酸在水中也有较大的溶解度；有些有机化合物的反应速率极快。

二、有机化合物的分类

有机化合物的结构与其性质密切相关，因此有机化合物按其结构通常采取两种分类方法，一种是按碳架分类，另一种是按官能团分类。

（一）按碳架分类

根据分子中碳原子结合而成的基本骨架不同，有机化合物可分为链状化合物、碳环化合物和杂环化合物三种类型。

1. 链状化合物

也称为开链化合物，分子中的碳原子连接成链状。又因链状化合物最先是在油脂中发现的，所以又称为脂肪族化合物。如：

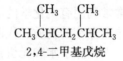

$$CH_3CH_2CH_2CH_3 \qquad\qquad CH_3\overset{\underset{|}{CH_3}}{CH}CH_2\overset{\underset{|}{CH_3}}{CH}CH_3$$

正丁烷　　　　　　　　　　2,4-二甲基戊烷

2. 碳环化合物

分子中含有由碳原子组成的环状结构，故称碳环化合物。它又可分为两类。

（1）脂环族化合物　分子中的碳原子连接成环状，其性质与脂肪族化合物相似，称为脂环族化合物。如环己烷、环戊二烯等。

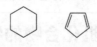

环己烷　环戊二烯

（2）芳香族化合物　分子中含有苯环结构的化合物，称为芳香族化合物。如苯、萘等。

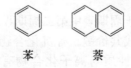

苯　　　　萘

3. 杂环化合物

分子中含有由碳原子和氧、硫或氮等杂原子组成的杂环。如呋喃、噻吩、吡啶等。

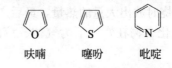

呋喃　　　噻吩　　　吡啶

（二）按官能团分类

有机化合物中一些常见的官能团及其相应化合物的分类情况见表 1-1。

表 1-1　常见官能团及其相应化合物

官能团		化合物类别	化合物举例	
名称	结构			
烯键	$\diagup C = C \diagdown$	烯烃	$CH_2{=}CH_2$	乙烯
炔键	$-C{\equiv}C-$	炔烃	$CH{\equiv}CH$	乙炔
羟基	$-OH$	醇	CH_3OH	甲醇
		酚	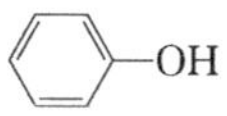 ⬡—OH	苯酚
羰基	$\diagdown C = O$	醛	CH_3CHO	乙醛
		酮	$CH_3-\overset{O}{\overset{\|}{C}}-CH_3$	丙酮
羧基	$-\overset{O}{\overset{\|}{C}}-OH$	羧酸	CH_3COOH	乙酸
氨基	$-NH_2$	胺	CH_3NH_2	甲胺
硝基	$-NO_2$	硝基化合物	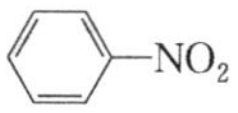 ⬡—NO_2	硝基苯
卤素	$-X(F、Cl、Br、I)$	卤代烃	CH_3Cl	氯甲烷
巯基	$-SH$	硫醇	C_2H_5SH	乙硫醇
		硫酚	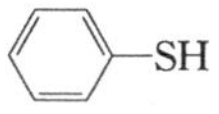 ⬡—SH	苯硫酚
磺酸基	$-SO_3H$	磺酸	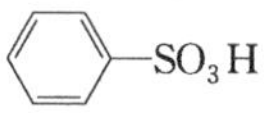 ⬡—SO_3H	苯磺酸
氰基	$-C{\equiv}N$	腈	CH_3CN	乙腈
醚键	$-\overset{\|}{\underset{\|}{C}}-O-\overset{\|}{\underset{\|}{C}}-$	醚	CH_3-O-CH_3	二甲醚

第二节　有机化合物的结构

一、共价键结构理论

相邻两个或多个原子间强烈的相互作用叫化学键（chemical bond），现代量子力学的价键理论认为，共价键（covalent bond）的形成是原子轨道重叠或电子配对的结果。具有单个自旋反向电子的两个原子相互接近到一定距离时，它们之间的作用为相互吸引，电子配对的结果导致两个原子轨道发生交盖，交盖区域内自旋反向的两个电子为两个原子所共有，这种电子配对和原子轨道的交盖增强了对成键两原子核间的吸引力，减少了两原子核之间的排斥力，故降低了体系的能量而成键。例如，氢分子的形成如图 1-1 所示。

由于除 s 轨道外，其它成键的原子轨道都不是球形对称的，所以共价键具有明显的方向性。另外，成键电子必须是自旋反向的未成对电子，才能相互接近而结合成键，如果一个原子的未成对电子与另一个原子的未成对电子结合（配对），就不能再与第三个电子配对，这

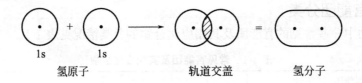

图 1-1　氢原子的 s 轨道交盖形成氢分子

就是共价键的饱和性。上述以自旋反向的单电子偶合配对而形成共价键的处理方法一般称为价键法（valence bond method，简称 VB 法）也称电子配对法。

根据价键理论的观点，成键电子处于以共价键相连原子的区域内，即成键电子处于成键原子之间，是定域的。

二、杂化轨道理论

按照经典价键理论（电子配对法），碳原子似乎只有两个成单的 p 电子，只可能形成两个共价键。但实际上有机化合物中的碳原子一般都是四价，而且所成键的键角随碳原子的结合情况不同而异。因此价键理论提出了原子轨道杂化的设想。杂化轨道理论是经典价键理论的延伸和发展，杂化轨道理论认为碳原子在成键时，受外界能量和结构环境的影响，其 s 轨道和 p 轨道将通过激发和重组形成新的轨道。这种经过激发和重组后的新的原子轨道称做杂化轨道。p 区元素的原子轨道的杂化最常见的有三种类型，现以碳原子为例说明，如图 1-2 所示。

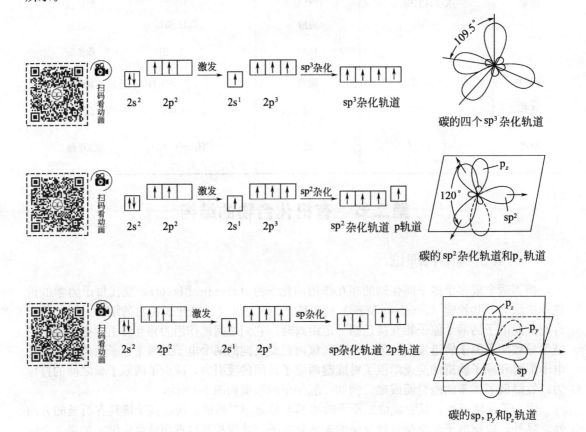

图 1-2　碳原子的三种基本杂化方式

这种杂化轨道形状呈一头大一头小的葫芦形，它比原来的 s 轨道和 p 轨道具有更大的方向性和伸展半径，其成键能力也比 s 和 p 轨道大。因此，碳原子杂化后形成四价化合物的过程是一个能量降低、趋于稳定的有利过程。碳原子中各种原子轨道的主要特点可归纳如表 1-2 所示。

表 1-2　碳原子中各种原子轨道的主要特点

原子轨道	s	p	sp	sp^2	sp^3
轨道形状	●	∞	∞	∞	∞
轨道夹角	$0°$	$90°$	$180°$	$120°$	$109.5°$
轨道形状	球形	哑铃形	葫芦形	葫芦形	葫芦形
轨道分布形状	—	x、y、z 轴垂直	直线形	平面三角形	四面体

碳原子及其它 p 区元素的 sp^n 杂化，是为了适应分子结构环境，降低分子内能的一种行为。原子轨道经过杂化后再与其它原子或基团形成共价键，能使原子以最佳的空间夹角与成键原子相结合，尽可能形成最多的共价键，成键原子轨道间实现最大重叠，从而使分子的热力学稳定性提高。

第三节　共价键的性质

在各类共价化合物中，共价键有键长、键角、键能和键的极性等基本特性。这些特征的物理量可通过测试仪器获得相应的数据，是了解分析有机物性质和立体结构的基本物理参数。

一、键长

成键的两个原子核之间的距离称为键长（bond length）。用 X 射线衍射法、电子衍射法及光谱分析法等近代物理方法，可以测定各种键的键长。键长的单位可用 nm 表示，也可用 Å 表示（$1Å=10^{-10}m=10^{-1}nm$）。在不同的化合物中，由于化学结构不同，分子中原子间的相互影响不同，共价键的键长也存在一些差异。键长取决于成键原子的性质和它们的结合方式，例如，C—C、C=C、C≡C 的结合方式不同，它们的键长也不同，其中 C—C 最长（0.154nm），C=C 次之（0.134nm），而 C≡C（0.120nm）最短。

二、键角

两价以上的原子与其它原子成键时，键与键之间的夹角称为键角（bond angle）。碳原子的键角与杂化方式有关，如乙烯的键角是 $120°$，乙炔中的键角是 $180°$。在不同分子中同类元素的原子由于周边结构环境的不同所形成的键角不尽相同，如甲烷分子中 $\angle H—C—H$ 为 $109°28'$，而丙烷分子中 $\angle C—CH_2—C$ 为 $112°$，水分子中 $\angle H—O—H$ 为 $105°$，而二甲醚中 $\angle C—O—C$ 则为 $111.7°$。这是由于分子中各原子或基团体积和非键斥力的差异所致。

三、键能

形成共价键的过程中体系放出的能量，或共价键断裂过程中体系所吸收的能量，称为键能（bond energy）。一个共价键均裂为相应的两个基团时所需的能量，称为共价键的解离能（bond dissociation energy）。对于双原子分子，共价键的键能也就是它的键解离能。但对多原子分子来说，键能则是断裂分子中相同类型共价键所需能量的平均值。以甲烷为例，其各键的解离能为：

$$CH_4 \longrightarrow \cdot CH_3 + \cdot H \qquad 键的解离能 = 423 kJ \cdot mol^{-1}$$
$$\cdot CH_3 \longrightarrow \cdot CH_2 + \cdot H \qquad 键的解离能 = 439 kJ \cdot mol^{-1}$$
$$\cdot CH_2 \longrightarrow \cdot CH + \cdot H \qquad 键的解离能 = 448 kJ \cdot mol^{-1}$$
$$\cdot CH \longrightarrow \cdot C + \cdot H \qquad 键的解离能 = 347 kJ \cdot mol^{-1}$$

四个 C—H 键分解时所吸收的总热量为 $1657 kJ \cdot mol^{-1}$，一般认为分解一个 C—H 键所吸收的热量为 $1657/4 = 414.25 kJ \cdot mol^{-1}$，这是一个平均值，一般称为 C—H 键的键能。因此，键的解离能的数据指解离某个特定共价键的键能。可见在多原子分子中，键能与键的解离能是有差别的。

键能是表示共价键稳定性的一种物理量，一般说来，键能越大，表示两个原子间的结合越牢固，强度越大。

四、键的极性和极化性

当两个相同原子成键时，其电子云对称地分布于两个原子核之间，这种键是无极性的。这种共价键叫做非极性共价键，这种分子称为非极性分子，如 H_2、Cl_2 等。但当两个不同原子成键时，由于两种元素的电负性（χ）不同，成键电子云偏向电负性较大的原子一端，使它具有部分负电荷性质，用 δ^- 表示；另一端原子具有部分正电荷性质，用 δ^+ 表示。这种共价键是有极性的，叫做极性共价键或简称极性键（polar bond）。例如：

$$\overset{\delta^+}{H} - \overset{\delta^-}{Cl} \qquad H_3\overset{\delta^+}{C} - \overset{\delta^-}{Cl} \qquad H_3\overset{\delta^+}{C} - \overset{\delta^-}{OH}$$

共价键的极性大小取决于成键两原子的电负性值之差 $\Delta\chi$，与外界条件无关，是永久的性质。同一元素的电负性随杂化状态的不同而有显著差异。键的极性大小一般用偶极矩（dipole moment）表示。偶极矩（μ）定义为：

$$\mu = qd$$

式中，q 为正、负电荷中心上的荷电量，C；d 为正负电荷中心间距离（偶极长），m；μ 为偶极矩，C·m。偶极矩是用以衡量键极性大小的物理量。

偶极矩是一个向量，具有方向性，一般用 "$+\!\!\longrightarrow$" 表示，箭头由 δ^+ 指向 δ^-。

偶极矩值越大，键的极性也越大。双原子分子中键的偶极矩即是分子的偶极矩，但多原子分子的极性则不然，它不仅决定于键的极性，而且还决定于各键在空间分布的方向。它是分子中各个共价键偶极矩的向量和。例如四氯化碳的分子中虽含极性键，但由于分子中呈正四面体分布的各键偶极矩的向量和等于零，故四氯化碳都是非极性分子。

极性是由于成键原子的电负性不同引起的，是键的内在性质，这种极性是永久性的。

当极性或非极性分子处于外界电场时，电场对分子中的共价产生影响，引起电子云密度的重新分布，从而改变了键的极性。非极性分子也会变为瞬时极性分子。这种由于外界电场作用而引起键的极性变化的现象称为键的极化（polarization）。因为分子中成键原子成键的类型以及分子中原子的连接方式等不同，不同分子受外界电场的影响也不同，从而导致键的极化程度难易不同。

分子和共价键产生暂时极性的能力一般称为极化度（polarizability）。键的极化度大小主要决定于成键原子电子云流动性和原子半径的大小，共价键成键电子云流动性越大，成键原子的原子半径越大，键的极化度也越大；反之键的极化度也就越小。例如，C—X（X 代表卤素）键的极化度按如下顺序递增：C—F<C—Cl<C—Br<C—I。又如 π 键比 σ 键的极化度大，如非极性的乙烯（CH_2=CH_2）分子若与试剂作用时，则一般易发生加成反应，这是因为乙烯分子中具有流动性较大的 π 电子云，易受试剂电场的影响，分子中的 π 键起着决定性作用。

　　键的极化是在外界电场作用下产生的，是一种动态的暂时现象，如果消除外界电场的影响时，它即恢复原来状态。

　　共价键是有机化合物分子中的主要键型，共价键的键能和键长反映了的键的强度，即分子的热力学稳定性；键角反映了分子的空间形象；键的极化性反映了分子的化学反应活性。实际上共价键的各种属性都在不同程度上影响着分子的理化性质。

知识链接

化学键的振动、结合、断裂的首次实时成像

　　自从提出原子是世界的基本组成基本单元以来，弄清楚原子之间是如何相互结合的就成为研究人员的梦想。挑战在于比人类头发宽度还要小 50 万倍的化学键长度仅为 0.1～0.3nm，这使得直接将一对原子间的化学键进行成像变得极其困难。虽然利用扫描隧道显微镜或原子力显微镜之类的复杂显微镜技术可以解析原子的位置并直接测量化学键的长度。然而，对具有时空连续性的化学键的实时断裂或形成进行成像仍然是科学的最大挑战之一。近日，德国和英国的科学家接受了这一挑战，由乌尔姆大学 Ute Kaiser 教授以及诺丁汉大学化学学院的 Andrei Khlobystov 教授领导的科研团队在透射电子显微镜方面已经取得了突破性成果，通过先进的彩色和球差校正亚埃低压电子显微镜对这些双原子分子进行成像，可以观察到吸附在纳米管石墨晶格上的 Re_2（两个铼原子组成的分子）的原子尺度运动，并发现 Re_2 的键长发生了一系列不规则变化。该技术可在单分子水平上记录化学反应的"影像"并且能够利用碳纳米管作为纳米催化剂，拍摄微小金属原子团的运动。这是第一次在原子尺度上通过成像的方式展示键的演化，断裂和形成。随着低温透射电子显微镜的发展，电子显微镜已经成为确定分子结构的分析工具，该技术获得了 2017 年诺贝尔化学奖。

习题

1. 指出下列化合物中各原子的轨道杂化状态（氢原子除外）。
   (1) CH≡C—CH_2—CH=CH—CH_3
   (2) CH_2=C=CH_2
   (3) CH_2=CH—O—CH_2CH_3
   (4) H_2N—CH_2—C≡N
   (5) H_2C=O
   (6) CH_3CH=CH—OH
2. 什么是键长、键角、键能及键的解离能？
3. 共价键的极性和极化性有什么区别？
4. 磺胺噻唑的结构式是：　H_2N— —SO_2NH—

   (1) 指出结构式中两个环状结构部分在分类上的不同。
   (2) 含有哪种官能团，其名字是什么？

第二章　饱和烃

分子中只含有碳氢两种元素的化合物叫做碳氢化合物（hydrocarbon），简称为烃。烃是一类非常重要的有机化合物，它们有的可直接利用；有的则是广泛地应用于作为制备其它化工和医药产品的原料。烃是最基本的有机化合物，其它有机化合物均可视为它的衍生物。

第一节　烷　　烃

烷烃（alkane）是一类链烃，其主要结构特征是分子中所有的原子彼此间都以单键连接。在烷烃中，氢原子数与碳原子数的比例达到了最高值，故亦称饱和烃（saturated hydrocarbon）。每个直链烷烃的分子组成都可用分子通式 C_nH_{2n+2} 来表示，n 为正整数。具有同一通式，组成上只相差一个或若干个 CH_2 的一系列化合物称为同系列（homologous series）。CH_2 称为同系列的系差，同系列中各种化合物互称为同系物。同系物的化学性质相似，掌握几种化合物的性质就可预测其它同系物的化学性质，同系物的物理性质也呈现有规律的变化。

一、烷烃的分子结构和异构现象

（一）分子结构

烷烃分子中，每个碳原子都是用 sp^3 杂化轨道与其它碳原子或氢原子相键合。最简单的烷烃甲烷是一个完整的正四面体。

四个碳以上的烷烃整条碳链的主要立体形状呈锯齿状，这是烷烃分子内斥力最小、内能最低的一种空间排布形象。

烷烃中的所有键都是 σ 键，σ 键是通过成键原子轨道轴向重叠而形成的。σ 键具有两个特性：一是原子轨道轴向重叠，重叠程度大，键较牢固，极化性较小；二是成键轨道呈轴对称，烷烃中的碳碳和碳氢 σ 键可以相对自由地轴向旋转。因此烷烃的碳链并非静止的锯齿状碳链，每个碳碳键都在不停地旋转，分子中其各个原子的相对空间位置也在不断地变换，如图 2-1 所示。

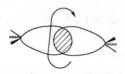

图 2-1　碳碳 σ 键的轴向相对旋转

（二）异构现象

1. 构造异构

甲烷、乙烷和丙烷分子中原子间都只有一种连接顺序，不产生同分异构现象。四个碳原子以上的烷烃，碳链中碳原子的连接顺序不仅可以直链的形式连接，也可形成碳链的分支。如分子式为 C_5H_{12} 的烷烃则有正戊烷、异戊烷、新戊烷三种不同的构造。这种分子式相同，由于碳链结构的不同而产生的异构体叫做碳链异构体（carbon-chain isomer），有机化学中将组成分子的原子或原子团的连接次序或成键方式称为分子的构造。分子式相同，构造不同的同分异构现象统称为构造异构（constitutional isomer）。烷烃的碳链异构属于构造异构的一种。

随着分子中碳原子数目的增加，同分异构体的数目会很快地增加起来，而且多得惊人。例如：分子式 $C_{10}H_{22}$ 代表的同分异构体的数目达到 75 个。

在烷烃分子中，每个碳原子连接的其它碳原子的数目不一定相同，根据碳链中不同结构类型的碳原子，可以将碳原子分为四种类型：只与其它一个碳原子连接的碳原子称为伯碳原子（一级碳原子或 1° 碳原子）；与其它两个碳原子连接的碳原子称为仲碳原子（二级碳原子或 2° 碳原子）；与其它三个碳原子连接的碳原子称为叔碳原子（三级碳原子或 3° 碳原子）；与其它四个碳原子连接的碳原子称为季碳原子（四级碳原子或 4° 碳原子）。如下面结构式中的各类原子：

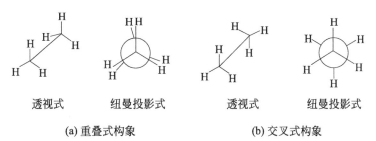

烷烃分子中与伯、仲、叔碳原子相连的氢原子分别叫伯、仲、叔氢原子，分别用 1°H、2°H、3°H 表示。不同类型的氢原子的反应活性有一定的差异。

2. 构象异构

有机化合物分子中，因 σ 单键键轴旋转而产生的原子或原子团的不同空间排列方式称为构象（conformation）。每一种空间排列形象叫做一种构象。把这种因 σ 键轴旋转产生的异构体称为构象异构体（conformational isomer）或旋转异构体（rotational isomer）。

（1）乙烷的构象　当乙烷分子中的两个碳原子围绕着 C—C 键作相对旋转时，随着旋转角度的不同，两个碳原子上的氢原子之间可以相互处于不同的位置，从理论上来说，C—C 键在旋转 360° 的过程中可产生无数种构象，其中有两种典型构象（重叠式构象和交叉式构象），如图 2-2 所示分别用透视式（锯架式）和纽曼（Newman）投影式表示了这两种典型构象。

透视式　　　纽曼投影式　　　透视式　　　纽曼投影式

(a) 重叠式构象　　　　　　(b) 交叉式构象

图 2-2　乙烷分子的构象

透视式和纽曼投影式是表达分子立体形象的两种常用表示方法。透视式是从侧面观察分子，能直接反映出碳、氢原子在空间的排列。纽曼投影式则是沿着碳碳键观察得出。在投影式中每一个碳原子所连接的三个键互呈 120°角。沿 C—C 键轴旋转 60°，就会由交叉式转为重叠式，或由后者转为前者。很明显，在交叉式和重叠式中，前后两个碳原子上的氢原子在空间上的排列位置和相对距离是不同的。

重叠式分子中非直接键合的原子间排斥力最大、分子的能量最高，这是乙烷分子的一种最不稳定的构象。交叉式中不同碳原子上的氢原子彼此相距最远，此时非键原子间斥力最小，分子的能量最低，这是一种最稳定的构象。常将分子中能量最低、最稳定、在动态构象平衡混合物中含量最高的构象称为分子的优势构象。

从乙烷不同构象的能量曲线图（如图 2-3 所示）可以看出随着乙烷 C—C 键的旋转位能的变化情况。由重叠式扭转为交叉式要放出 $12.6kJ \cdot mol^{-1}$ 能量；反之，由交叉式扭转为重叠式要吸收 $12.6kJ \cdot mol^{-1}$ 能量，所以重叠式是乙烷的最不稳定状态，而交叉式则是乙烷的最稳定构象状态。旋转分子 C—C 键所需的能量称为扭转能。

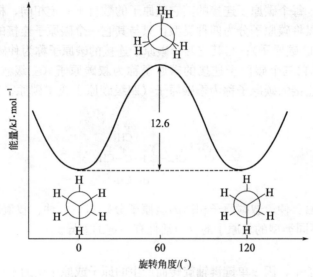

图 2-3　乙烷不同构象的能量曲线图

而室温下分子间的碰撞即可产生 $83.8kJ \cdot mol^{-1}$ 的能量，足以使 C—C 键"自由"旋转，各构象迅速互变。因此在室温下，乙烷是一个包含无数构象异构体的动态平衡混合体，无法将某个单一的构象异构体分离出来，但在多数情况下是处于交叉式优势构象的状态。

（2）正丁烷的构象　正丁烷可以看作是乙烷分子中每个碳原子上各有一个氢原子被甲基取代的化合物，其构象更为复杂，我们主要讨论沿 C-2 和 C-3 之间的 σ 键键轴旋转所形成的四种极限构象：

对位交叉式　　部分重叠式　　邻位交叉式　　全重叠式

扫码看动画

如图 2-4 所示为正丁烷不同构象的能量曲线图。可以看出，最稳定的优势构象是对位交叉式，这种构象中 σ 键电子对之间的排斥力（称为扭转张力）最小，而且两个体积最大的甲基相距最远，非键张力也最小；其次是邻位交叉式构象，能量较低；再次为部分重叠式构象；而全重叠式构象中两个甲基相距最近，扭转张力最大，能量最高，在平衡混合体中所占的比例最低，是最不稳定的构象。但它们之间的能量差别也不大，在室温下仍可以通过 σ 键的旋转而相互转化，达到动态平衡，在动态平衡体系中正丁烷分子大多数以稳定的对位交叉式构象存在，最不稳定的全重叠式构象在平衡混合物中含量极低。在正丁烷中，如沿 C-1 与 C-2 或 C-3 与 C-4 的 σ 键旋转时，也可以产生不同的构象。由此可见，丁烷实际上是一个构象异构体的混合体。

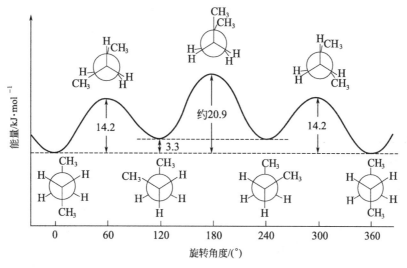

图 2-4　正丁烷不同构象的能量曲线图

（3）直链烷烃的构象　当直链烷烃碳原子数增加时，尽管它们的构象也随之更复杂，但绝大多数直链烷烃的碳链都如同正丁烷的四个碳原子同处一平面那样，呈锯齿形排列，如图 2-5 所示。因为这是能量最低的构象状态，通常为书写方便而将结构式写成直链的形式。相对于分子的优势构象来说，键线构造式的书写方式与链状有机物的空间构象较为接近。

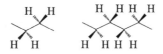

图 2-5　直链烷烃的锯齿形排列

构象分析是研究构象对有机化合物物理、化学性质的影响，这是一种三维空间上深层次的分子精细结构分析。构象分析在医药学上也得到了广泛的应用，药物的构效关系，蛋白质、酶、核酸等生物大分子的构象与功能的关系等都将涉及分子的构象问题。不具有药效构象的药物很难与药物受体结合，例如：抗震颤麻痹药物多巴胺作用于受体的药效构象是对位交叉式。

二、烷烃的命名

烷烃常用的命名方法有普通命名法和系统命名法。

（一）普通命名法

1. 直链烷烃的命名

对含有 1～10 个碳原子的烷烃；采用天干（甲、乙、丙、丁、戊、己、庚、辛、壬、癸）命名。例如：CH_4（甲烷）；C_2H_6（乙烷）；C_3H_8（丙烷）；$C_{10}H_{22}$（癸烷）。大于 10 个碳的烷烃用中文小写数字命名。例如：$C_{11}H_{24}$（十一烷）；$C_{12}H_{26}$（十二烷）；$C_{20}H_{42}$

（二十烷）等。凡是直链烷烃，都在前面加一个"正"字，常用英文 n 代表，是英文 normal 的缩写。例如：$CH_3—CH_2—CH_2—CH_3$ 称正丁烷（或 n-butane）。

2. 含支链烷烃的命名

若在链的一端含有 $(CH_3)_2CH$—原子团，此外别无支链的烷烃，则在该化合物碳原子总数前加一个"异"字，常用 iso-代表。若在链的一端含 $(CH_3)_3C$—原子团，此外再别无支链的烷烃，则在碳原子总数前加一个"新"字，常用 neo-代表。例如：

$$CH_3CHCH_2CH_3 \qquad\qquad CH_3—\overset{\displaystyle CH_3}{\underset{\displaystyle CH_3}{C}}—CH_3$$

$$\underset{\displaystyle CH_3}{|}$$

异戊烷（iso-pentane） 　　　　　新戊烷（neo-pentane）

这种命名法的适用范围有限，仅适用于结构简单的烷烃，对于结构比较复杂的烷烃，必须采用系统命名法。

（二）系统命名法

1. 烷基的命名

烃分子中去掉一个氢原子后余下的基团称为烃基。烷烃分子中去掉一个氢原子后余下的基团称为烷基，其通式为 C_nH_{2n+1}—，多以 R—表示。因此烷烃也可用 RH 表示。烷基的名称常以相应的烷烃来命名。例如：

$$CH_3— \qquad CH_3CH_2— \qquad CH_3CH_2CH_2— \qquad (CH_3)_2CH—$$

甲基(Me) 　　　　乙基(Et) 　　　　丙基(n-Pr) 　　　　异丙基(i-Pr)

$$CH_3CH_2CH_2CH_2— \quad (CH_3)_2CHCH_2— \quad CH_3CH_2(CH_3)CH— \quad (CH_3)_3C—$$

丁基(n-Bu) 　　　异丁基(i-Bu) 　　　仲丁基(sec-Bu) 　　　叔丁基(t-Bu)

2. 系统命名法

我国采用的系统命名法，主要是参考国际纯粹与应用化学联合会（International Union of Pure and Applied Chemistry，IUPAC）1979 年公布的有机化学命名法，结合我国文字的特点，由中国化学会于 1980 年颁布了《有机化学命名原则》，并于 2017 年进行了修订。

在系统命名法中，无支链烷烃的命名和普通命名法相同，但可省去"正"字；对于带有支链的烷烃，则把它看作去掉支链后的母体烷烃的衍生物，把支链看作取代基。整个名称由母体和取代基两部分组成。主要原则如下。

（1）选主链　选择连续不断最长的碳链为主链，按直链烷烃命名法称为"某烷"。

（2）编号　编号的原则是从靠近支链的一端开始，依次用阿拉伯数字标出主链碳原子的位号。支链的位置由它所连接的主链碳原子的位号来标明。若在主链两端等位次遇到取代基，则要使取代基位号和最小。

（3）命名　把取代基的名称写在该烷烃名称的前面，再把取代基的位号写在最前面，取代基的位号与名称之间用一短横线"-"连接起来。连有几个相同的取代基时，将取代基合并，在取代基支链名称前加上汉字小写数字二、三、四等来表明支链的数目，各支链的位号仍须一一标出，各位号间用逗号隔开。例如：

$$CH_3CH—CH—CH—CH_3 \qquad\qquad CH_3—\overset{\displaystyle CH_3}{\underset{\displaystyle CH_3}{C}}—CH_2—CH—CH_3$$

2,3,4-三甲基戊烷 　　　　　　　　2,2,4-三甲基戊烷

$$CH_3CH—CH_2—CH—CHCH_3$$
$$\qquad\overset{|}{CH_3}\qquad\overset{|}{CH_3}\ \overset{|}{CH_3}$$

2,3,5-三甲基己烷

$$CH_3CH_2CHCH_2CH_3$$
$$\qquad\qquad\overset{|}{CH_3}$$

3-甲基己烷

$$\qquad\qquad\overset{CH_3}{\overset{|}{}}$$
$$CH_3CH_2CHCH_2CH_2CH_2CH_2CHCH_3$$
$$\qquad\overset{|}{CH_3}\qquad\qquad\qquad\overset{|}{CH_3}$$

2,7,8-三甲基癸烷

（4）如果在主链上连有几个不同的取代基，按照取代基英文名称的字母顺序在前缀中依次列出。例如：

$$CH_3CH_2CH—CH—CHCH_2CH_2CH_3$$
$$\qquad\quad\overset{|}{CH_3}\ \overset{|}{CH_2}\ \overset{|}{CH_2}$$
$$\qquad\qquad\qquad\overset{|}{CH_2}\ \overset{|}{CH_3}$$
$$\qquad\qquad\qquad\overset{|}{CH_3}$$

5-乙基-3-甲基-4-丙基壬烷

（5）若同时可能有几个等长的碳链时，可选择含取代基最多的碳链或取代基位数和较小的碳链为主链。例如：

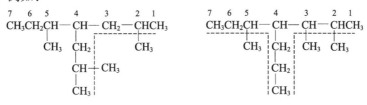

4-异丁基-2,5-二甲基庚烷　　　　　　2,3,5-三甲基-4-丙基庚烷

（不应叫4-异丁基-2,6-二甲基庚烷）　　（不应叫4-异丁基-2,3-二甲基庚烷）

　　有机化合物的系统命名，要求达到准确反映结构及名称统一两个目的，因此必须严格遵守所制定的规则。即使标点符号也不能变动或忽略。在命名非常复杂的烷烃或其它有机化合物时，还有另一些规则和惯例。需要时可查阅专门书籍。

三、烷烃的物理性质

　　有机化合物的物理性质主要包括物态、沸点、熔点、密度、溶解度、折射率、旋光度等。表 2-1 所示为一些烷烃的物理常数。

表 2-1　一些烷烃的物理常数

名称	分子式	熔点/℃	沸点/℃	相对密度(d_4^{20})
甲烷	CH_4	−182.6	−161.7	0.4240
乙烷	C_2H_6	−172.0	−88.6	0.5462
丙烷	C_3H_8	−187.1	−42.2	0.5824
丁烷	C_4H_{10}	−135.0	−0.5	0.5788
戊烷	C_5H_{12}	−129.7	36.1	0.6264
己烷	C_6H_{14}	−94.0	68.7	0.6594
庚烷	C_7H_{16}	−90.5	98.4	0.6837
辛烷	C_8H_{18}	−56.8	125.6	0.7028
壬烷	C_9H_{20}	−53.7	150.7	0.7179
癸烷	$C_{10}H_{22}$	−29.7	174.0	0.7298

续表

名称	分子式	熔点/℃	沸点/℃	相对密度(d_4^{20})
十一烷	$C_{11}H_{24}$	−25.6	195.8	0.7404
十二烷	$C_{12}H_{26}$	−9.6	216.3	0.7493
十三烷	$C_{13}H_{28}$	−6	(230)	0.7568
十四烷	$C_{14}H_{30}$	−5.5	251	0.7636
十五烷	$C_{15}H_{32}$	10	268	0.7688
十六烷	$C_{16}H_{34}$	18.1	280	0.7749
十七烷	$C_{17}H_{36}$	22.0	303	0.7767
十八烷	$C_{18}H_{38}$	28.0	308	0.7767
十九烷	$C_{19}H_{40}$	32	330	0.7776
二十烷	$C_{20}H_{42}$	36.4	—	0.7777

在室温和常压下，四个碳以下的烷烃为无色气体，戊烷到十六烷为无色液体，十七烷以上的高级烷烃为白色蜡状固体。烷烃的沸点、熔点、相对密度等随分子量的增大而有规律地上升。

在烷烃的同分异构体中支链烷烃的沸点比直链烷烃低，支链程度越高，沸点越低。这是因为支链的存在阻碍了烷烃分子的靠近，有效接触面积减小，从而减小了分子间范德华引力。

烷烃的熔点既与分子量相关，也与碳原子数目和分子对称性有关。高度支化的球形对称烷烃的熔点一般比对称性较差的支链或直链烷烃高。这是因为在固体晶格中，对称性高，越接近于球形的分子容易紧密地排列在固体晶格中，导致有较强的晶格力和较高的熔点。例如三种戊烷异构体的沸点和熔点如表 2-2 所示。

表 2-2　戊烷异构体的物理常数对照表

名称	结构式	沸点/℃	熔点/℃	相对密度(d_4^{20})
正戊烷	$CH_3(CH_2)_3CH_3$	36.1	−129.7	0.6261
异戊烷	$(CH_3)_2CHCH_2CH_3$	27.9	−159.6	0.6201
新戊烷	$(CH_3)_4C$	9.5	−16.6	0.6135

正烷烃的密度随碳原子数的增多而增大，但在 $0.8g \cdot cm^{-3}$ 左右趋于稳定，所有烷烃的密度都小于 $1.0g \cdot cm^{-3}$。

烷烃是非极性或弱极性化合物，不溶于水而溶于乙醚、苯、氯仿等有机溶剂。

四、烷烃的化学性质

烷烃分子中碳碳键和碳氢键都是牢固的 σ 键，不易因极性试剂进攻而断裂，所以对一般化学试剂表现出高度的化学稳定性。在室温下与强酸、强碱、氧化剂及还原剂都不发生化学反应。但在一定条件下，即适当的温度、压力、催化剂的作用下，碳碳键、碳氢键也可以断裂发生化学反应。

1. 卤代反应

碳原子上的氢原子被其它原子或基团取代的反应，称为取代反应（substitution reaction）。甲烷与氯气在加热或光照条件下，可发生下列剧烈的氯代反应：

$$CH_4 + Cl_2 \xrightarrow{\text{加热或光照}} CH_3Cl + HCl$$

但反应并不停止在取代一个氢原子的阶段，随着氯甲烷浓度的提高，它将与甲烷竞争氯代并且随着反应时间的延长，反应体系中的各类氯代产物都能竞相与氯气反应。最终得到甲烷的各种氯代混合产物。

$$CH_3Cl \xrightarrow{Cl_2} CH_2Cl_2 \xrightarrow{Cl_2} CHCl_3 \xrightarrow{Cl_2} CCl_4$$

各种卤素单质的反应活性不同，它们的活性顺序为：$F_2 > Cl_2 > Br_2 > I_2$。氟代反应十分激烈，难以控制。碘代反应较难发生。因此，一般以为能正常进行卤代反应的卤素只有氯和溴。

2. 烷烃卤代反应的历程

反应历程（reaction mechanism）也称反应机理，是指化学反应所经历的途径或过程。

有机化学反应包括共价键的断裂和形成。由于不同的分子结构和反应条件，共价键可采取不同的方式断裂：

$$A:B \longrightarrow A \cdot + \cdot B \qquad 均裂$$
$$A:B \longrightarrow A^+ + B^- \qquad 异裂$$

第一种方式称为均裂（homolysis）。均裂后生成具有未成对电子的原子或基团，通常称为自由基或游离基（free radical）。自由基往往具有较高的能量，较大的反应活性。通过自由基历程进行的反应称为自由基反应（free radical reaction）。第二种断裂方式称为异裂（heterolysis），共价键分子异裂后一般生成"离子"，通过离子历程而进行的反应通常称为离子型反应（ionic reaction）。

大量实验研究证明甲烷和其它烷烃在光照或加热条件下的卤代反应属于自由基历程。其反应历程可表示如下：

链引发

（1） $\qquad\qquad Cl_2 \xrightarrow{加热或光照} 2Cl \cdot$

链增长

（2） $\qquad\qquad Cl \cdot + CH_3{-}H \longrightarrow CH_3 \cdot + H{-}Cl$

（3） $\qquad\qquad CH_3 \cdot + Cl{-}Cl \longrightarrow CH_3{-}Cl + Cl \cdot$

链终止

（4） $\qquad\qquad CH_3 \cdot + CH_3 \cdot \longrightarrow CH_3{-}CH_3$

（5） $\qquad\qquad CH_3 \cdot + Cl \cdot \longrightarrow CH_3{-}Cl$

（6） $\qquad\qquad Cl \cdot + Cl \cdot \longrightarrow Cl{-}Cl$

综合起来，甲烷的氯代是一个自由基反应，它分为三个阶段：即链引发（1）、链增长（2）~（3）和链终止（4）~（6）。

历程（1）为自由基初始形成的阶段，又称为链引发阶段，历程（2）、（3）又称为链增长阶段。从历程（2）、（3）步可以看出，这是一个循环反复的反应过程，因此，甲烷与氯气的混合物只要吸收一个光量子，便能以连锁反应的方式形成大量氯甲烷分子。故将这种类型的历程称为自由基连锁反应（free radical chain reaction）。

链增长阶段不仅仅局限于（2）和（3）这种形式。当一氯甲烷达到一定浓度时，氯原子除了同甲烷作用外，也可同一氯甲烷（或其它多氯代甲烷）作用生成 $\cdot CH_2Cl$，它再与氯分子作用生成 CH_2Cl_2 和新的活性质点 $Cl \cdot$，反应继续下去直至生成氯仿和四氯化碳。因此，烷烃的氯代产物一般是几种氯代物的混合物。

两个自由基的结合，将使反应中断，连锁反应将因此而慢慢停止。在自由基的连锁反应中，加入少量能抑制自由基生成或降低自由基活性的抑制剂，可使反应减慢或终止反应。

3. 自由基的结构与稳定性

大量研究结果表明：自由基为平面三角形构型，自由基中心碳为 sp^2 杂化，三个连接在自由基中心碳上的基团与中心碳共平面。简单的烷基自由基都是不稳定的缺电子体，但是自

由基中心的 sp^2 碳上连有电负性较小的 sp^3 烷基时，烷基将通过 σ 键对其产生斥电子作用，在一定程度上缓解了自由基的缺电子状况。因此可见，自由基中心碳上所连烷基越多，能量相对越低，即稳定性提高。

此外自由基中心碳上所连烷基的 $\alpha\text{-C}\text{—}H\sigma$ 键与中心碳的单电子 p 轨道接近于平行时，也会对缺电子的中心碳产生微弱的斥电子作用，这种电子效应称为 $\sigma\text{-p}$ 超共轭效应（图 2-6）。从结构上看叔烷基自由基的单电子与 $\alpha\text{-C}\text{—}H\sigma$ 键发生 $\sigma\text{-p}$ 超共轭的可能性（概率）最大，因此能量相对最低，而在甲基自由基中不存在这种超共轭效应，所以甲基自由基能量最高，最不稳定。

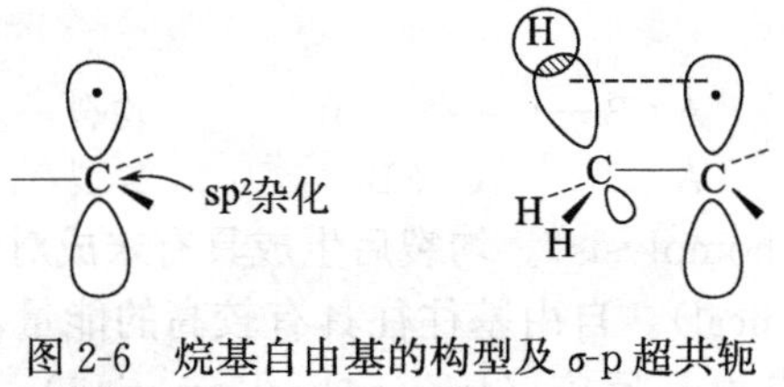

图 2-6　烷基自由基的构型及 σ-p 超共轭

综上所述，烷基自由基的稳定性次序是：$R_3C\cdot > R_2CH\cdot > RCH_2\cdot > CH_3\cdot$。

4. 卤代反应的取向

烷烃中不同类型 C—H 键的解离能越小，形成相应烷基自由基所需能量也就越低，该 C—H 键所含的氢活性越大，意味着这个自由基越容易形成，这种自由基所含的能量也越低，即越稳定，氢原子也就容易被取代。

丙烷的氯代可生成两种一氯代产物。在丙烷中，有六个伯氢和两个仲氢，若氯代反应对分子中各种氢的取代无选择性，两种一氯代产物的比例应符合统计学比例，即为 6：2，但实验得到的两种一氯代产物的比例却为 43：57。

$$CH_3CH_2CH_3 \ + \ Cl_2 \xrightarrow[\text{室温}]{h\nu} \underset{43\%}{CH_3CH_2CH_2Cl} \ + \ \underset{57\%}{CH_3\overset{\overset{\displaystyle Cl}{|}}{C}HCH_3}$$

烷烃分子中不同氢原子氯代的相对活性应为各类氢原子实际取代产率/统计学取代产率之比值，即：

$$\frac{2°H}{1°H} = \frac{57/2}{43/6} = \frac{4}{1}$$

异丁烷的一氯代反应实验结果为：伯氢原子被取代的产物与叔氢原子被取代的产物之比为 36：64，3°氢与 1°氢相对反应活性比为 5：1。

大量烷烃氯代实验结果表明，各种氢原子活性次序为：$3°H > 2°H > 1°H > CH_3\text{—}H$。

五、常见代表化合物

1. 石油醚

石油醚为 $C_5 \sim C_8$ 低级烷烃的混合物，是无色透明易挥发液体。不溶于水，溶于无水乙醇、苯、氯仿、油类等多数有机溶剂，易燃易爆，常用的是 30～60℃ 和 60～90℃ 馏分。

2. 液体石蜡

液体石蜡亦称矿物油，是 $C_{18} \sim C_{24}$ 烷烃的混合物，为无色透明液体，不溶于水，易溶于醚和氯仿。常用作导热液体，医用级液体石蜡适用于制药工业，可作为生产轻泻用的内服剂及生产青霉素的消泡剂。

3. 凡士林

是含 $C_{18} \sim C_{34}$ 液体石蜡和固体石蜡的混合物，呈软膏状半固体，不溶于水，易溶于醚和石油醚。用于化妆品和医药工业。

4. 石蜡

石蜡为 $C_{25} \sim C_{34}$ 烷烃的混合物，是制造蜡烛的主要原料，医药上用作蜡疗和药物的密封。

第二节 脂 环 烃

脂环烃（alicyclic hydrocarbons）是由碳、氢两种元素组成的环状化合物，性质与链烃（脂肪烃）相似。

一、脂环烃的分类

1. 根据环上碳原子的饱和程度分类

可将脂环烃分为环烷烃、环烯烃和环炔烃，它们分别与碳原子数相同的烯烃、炔烃、烯炔互为构造异构体。

2. 根据成环碳原子的数目分类

可将脂环烃分为小环（$C_3 \sim C_4$）、常见环（$C_5 \sim C_6$，简称普环）、中环（$C_7 \sim C_{12}$）及大环（$>C_{12}$）。

3. 根据碳环的数目分类

可分为单环、二环和多环脂环烃。在双环和多环脂环烃中，根据两个环的连接方式又可分为联环、螺环、桥环和稠环烃四种类型。

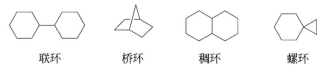

联环　　　　桥环　　　　稠环　　　　螺环

二、脂环烃的命名

单环脂环烃的命名与脂肪烃相似，只是在相应的脂肪烃名称之前冠以"环"字，称为"环某烃"。例如：

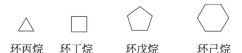

环丙烷　　环丁烷　　环戊烷　　环己烷

碳环上有取代基时，如果取代基比较简单，通常将脂环烃作为母体，把取代基名称放在"环某烃"之前。编号时，按照取代基英文名称字母顺序编号，且使所有取代基的编号尽可能小。

甲基环戊烷　　1,2-二甲基环己烷　　1-乙基-3-甲基环己烷　　3,5-二甲基环己烯

三、脂环烃的性质

（一）物理性质

环烷烃的沸点、熔点和相对密度都比含相同数碳原子的开链脂肪烃高。常见环烷烃的物

理常数如表 2-3 所示。

表 2-3　常见环烷烃的物理常数

名称	熔点/℃	沸点/℃	相对密度(d_4^{20})	名称	熔点/℃	沸点/℃	相对密度(d_4^{20})
环丙烷	−127.6	−32.9	0.720(−79℃)	环己烷	6.5	80.6	0.779
环丁烷	−80.0	12.0	0.730(0℃)	甲基环己烷	−126.5	100.8	0.769
环戊烷	−93.9	49.3	0.745	环庚烷	−12.0	118.5	0.810
甲基环戊烷	−142.4	72.0	0.779	环辛烷	14	150	0.836

（二）化学性质

脂环烃的化学性质与脂肪烃相似。环烷烃可以发生卤代反应和氧化反应等，但由于环的存在也具有其特殊性，尤其是小环环烷烃与烯烃相似，可以开环发生加成反应。

1. 取代反应

在高温或紫外光的作用下，环戊烷、环己烷可以与卤素发生取代反应，其反应机理同样也是按自由基取代反应进行的。例如：

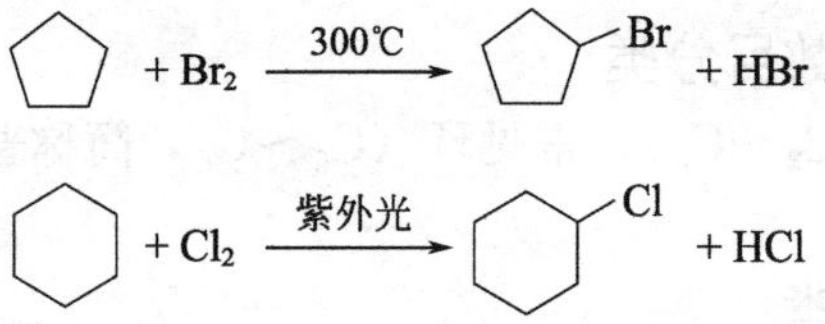

2. 氧化反应

在常温下，用一般氧化剂如高锰酸钾水溶液或臭氧等不能使环烷烃氧化，所以可用高锰酸钾水溶液来鉴别烯烃与环烷烃。

3. 加成反应

环烷烃，主要是小环的环丙烷和环丁烷，虽然没有碳碳双键，但与烯烃相似，容易打开环而进行加成反应。开环加成是小环环烷烃的特殊反应。

（1）催化加氢　在催化剂的作用下，环烷烃与氢气发生开环加成反应，产物为开链烷烃。环的大小不同，催化加氢的条件也不同。例如：

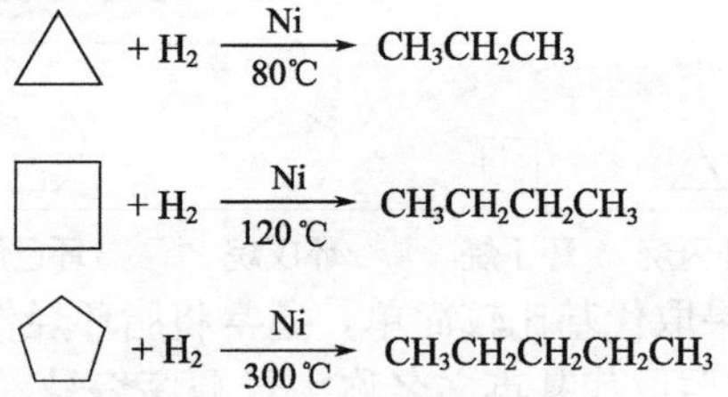

（2）加卤素　环丙烷及其烷基衍生物不仅容易加氢，而且容易开环与卤素加成。环丙烷与溴在常温即可开环进行加成反应，生成 1,3-二溴丙烷。环丁烷与溴在常温不反应，必须加热才能开环加成。

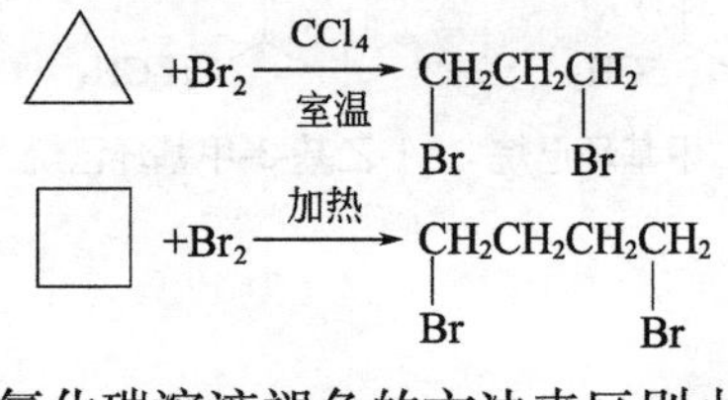

因此，一般不宜用溴的四氯化碳溶液褪色的方法来区别小环烷烃与烯烃。环戊烷以上的环烷烃难以与溴进行开环加成反应，温度升高时则发生自由基取代反应。

（3）加卤化氢 环丙烷及其烷基衍生物也容易与卤化氢进行开环加成反应。

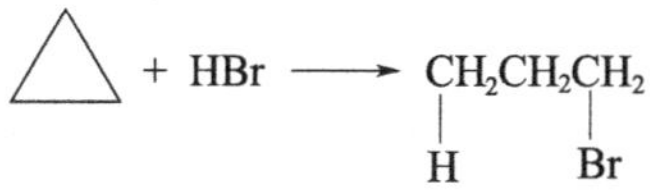

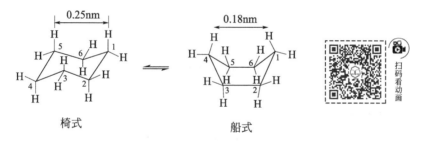

取代环丙烷与卤化氢进行开环加成反应时符合马尔科夫尼科夫规则（Markovnikov），即环的断裂发生在连接氢原子最多与连接氢原子最少的两个成环碳原子之间，氢加到含氢较多的成环碳原子上，而卤素加到含氢较少的成环碳原子上。环丁烷以上的环烷烃在常温下则难与卤化氢进行开环加成反应。

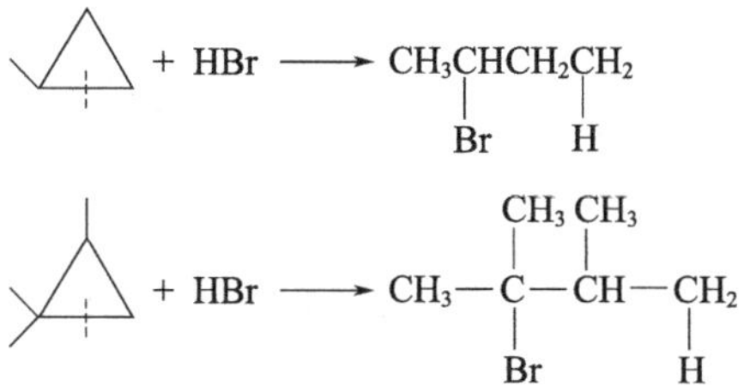

四、环己烷及其衍生物的构象

1. 环己烷的构象

挪威化学家哈塞尔（O. Hassel，1969 年获诺贝尔化学奖）用偶极矩法、电子衍射法证明了环己烷各个键角都接近 109.5°，即环己烷的六个成环碳原子不共平面，是无张力环。通过 σ 键的旋转和键角的扭动可以得到椅式和船式两种不同构象，如图 2-7 所示。

图 2-7 环己烷的两种极限构象

椅式和船式是环己烷的两种极限构象。通过键角的扭动和 σ 键的旋转，椅式构象和船式构象可以相互转变。椅式构象和船式构象虽然都保持了正常键角，不存在角张力，但从纽曼（Newman）投影式（如图 2-8 所示）中可以看出，椅式构象中所有相邻两个碳原子的碳氢键和碳碳键均处于交叉式位置。在船式构象中，C-2 与 C-3 之间和 C-5 与 C-6 之间（即船底）碳氢键和碳碳键则处于全重叠式位置，从而存在较大的扭转张力。

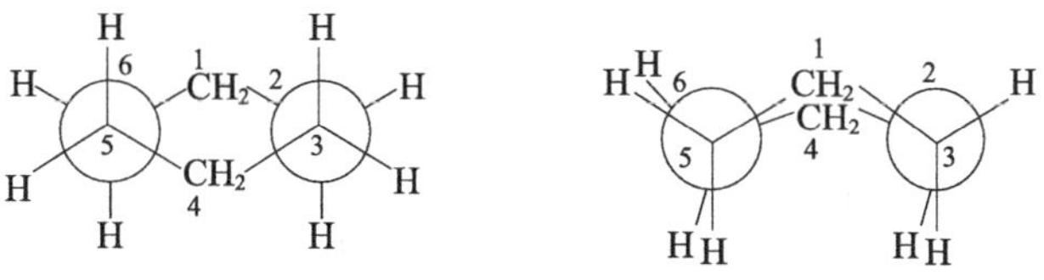

图 2-8 环己烷椅式和船式构象的纽曼投影式

考察环己烷的椅式构象，环上的六个碳原子 C-1、C-3、C-5 和 C-2、C-4、C-6 分布在两个相互平行的平面，这样环己烷中的十二个碳氢键可以分为两种类型。

其中六个是垂直于平面且与两个平行平面的对称轴平行的，称为直立键或称 a 键（axial bonds），另外的六个碳氢键则向环外侧伸出，称为平伏键或称 e 键（equatorial bonds）。每个碳原子上具有一个 a 键，一个 e 键，如 a 键向上则 e 键向下，在环中上下交替排列，如图 2-9 所示。

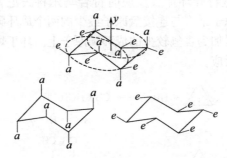

图 2-9　椅式构象的直立键和平伏键

2. 翻环作用与取代环己烷的构象

环己烷由一种椅式构象可以通过旋转 σ 键翻转为另一种椅式构象，这种作用称为翻环作用，如图 2-10 所示。翻环时大约需要 $46\text{kJ} \cdot \text{mol}^{-1}$ 的能垒，室温下分子具有足够的动能克服此能垒，因此翻环作用极其迅速，在翻环后，环上原来的 a 键都转变为 e 键，原来的 e 键都变成 a 键。但原有的相对空间向位，即 α 键（朝下）和 β 键（朝上）并不改变。

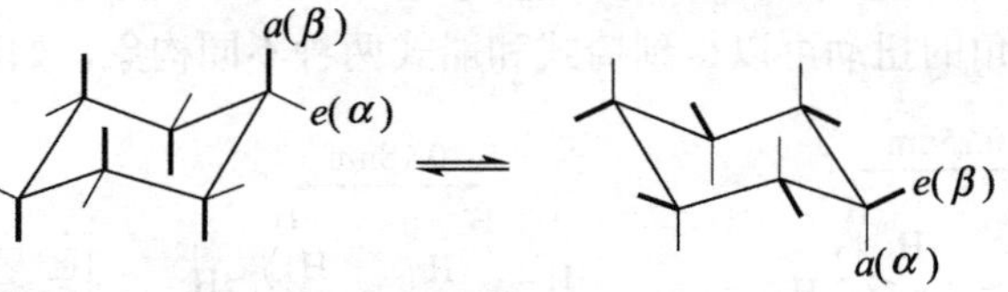

图 2-10　两种椅式构象的相互转换

环己烷的一元取代衍生物，取代基 R 可以在 e 键，也可以在 a 键，从而出现两种可能的构象。在一般情况下，以 e 键相连的构象占优势。因为取代基在 a 键时，与相邻碳所连的碳架处于邻位交叉式位置，而取代基在 e 键时，与相邻碳所连的碳架处于对位交叉式位置，如图 2-11 所示。

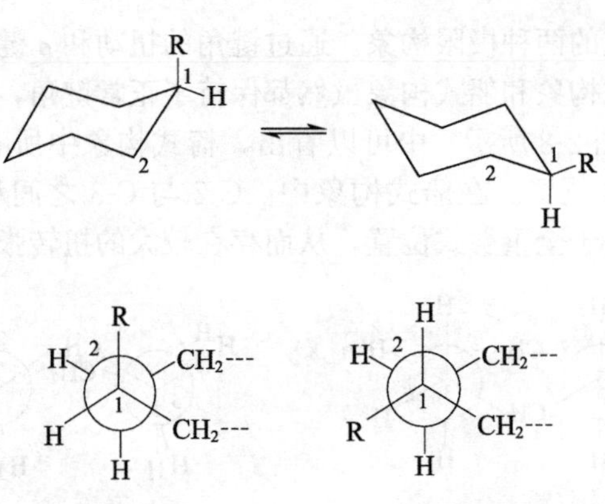

图 2-11　R 在 a 键或 e 键的不同构象

构象分析表明，R 处在 a 键的构象比处在 e 键的构象有较大的扭转张力，因此，一般取代基处于 e 键的构象为一取代环己烷的优势构象。

环己烷上连有不同的取代基时，一般规律是：

① 椅式构象是环己烷的优势构象；

② 一取代环己烷的构象中，取代基处于 e 键的椅式构象较稳定；

③ 多取代的环己烷的构象中，则取代基处于 e 键最多的椅式构象较稳定，如图 2-12 所示。

④ 有不同取代基时，体积较大的基团处于 e 键的椅式构象较稳定。

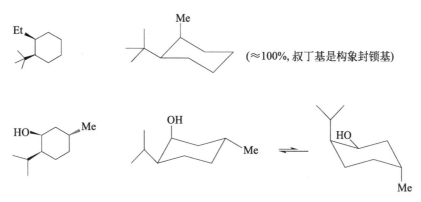

图 2-12　一些取代环己烷的构象异构

知识链接

蓝藻中长链脂肪烃的生物合成

随着全球能源使用量的增长，化石燃料等能源将日趋枯竭，寻求更安全、更经济、无污染的新燃料成为社会发展的必须。长链脂肪烃作为传统液体燃料汽油的主要成分，对其生物合成途径进行优化利用是极有前景的替代产油方案。早期的研究发现光合生物蓝藻中存在一条可以直接利用光能合成长链脂肪烃的代谢途径，该途径无需额外碳源，但是效率较低，因此，如何对该途径进行改造，从而获得能够高效产烃的蓝藻，是一条开发清洁生物能源的潜在途径。

蓝藻中长链脂肪烃合成途径由酰基载体蛋白还原酶（AAR，acyl-acyl carrier protein reductase）和脂肪醛去甲酰加氧酶（ADO，aldehyde deformylating oxygenase）催化两步酶促反应组成。其中 AAR 催化第一步反应，以携带酰基脂肪链的 ACP（acyl carrier protein）蛋白或辅酶 A（CoA）为底物，将之还原为长链脂肪醛，随后 ADO 以 AAR 的产物脂肪醛为底物，催化其生成为少一个碳的脂肪烃。中国科学院生物物理研究所的研究人员结合相关的生化实验，通过对蓝藻 ADO 的晶体结构，蓝藻的 AAR 的晶体结构，以及 AAR 结合 ADO 及不同底物（类似物）、辅因子的三个复合物的晶体结构进行结构解析和比较，进一步揭示了蓝藻 AAR 结合底物和辅因子的结构细节，发现其采取“乒乓机制”在同一位点结合底物和辅因子的结构基础，揭示了 AAR-ADO 复合物的相互作用方式和关键氨基酸，并发现 AAR-ADO 复合物中形成了一个贯穿两个蛋白的疏水通道，解决了以前研究中一直困惑的脂肪醛分子是如何在两个蛋白之间进行传递的问题。该研究首次从结构生物学角度阐明蓝藻脂肪烃生物合成途径的催化过程和调控机理，为继续改造优化该途径提供了重要基础。

❓ 习题

1. 写出下列化合物的结构式。

(1) 2-甲基戊烷   (2) 2,3,4-三甲基癸烷   (3) 异己烷

(4) 4-异丙基十一烷   (5) 1-异丙基-3-甲基环己烷   (6) 反-1-溴-3-乙基环戊烷

2. 用系统命名法命名下列化合物。

(1) $CH_3CH(C_2H_5)CH(CH_3)CH_2CH_3$ (2) $(CH_3)_2CHCH_2CH(CH_3)_2$

(3) $CH_3CH_2CHCH(CH_3)_2$
       $\overset{|}{CH(CH_3)_2}$

(4) $CH_3CH_2CH_2CHCH_2CHCH_3$
              $\overset{|}{CH_3CH_2CCH_3}$ $\overset{|}{CH_3}$
                      $\overset{|}{CH_3}$

(5)    (6) CH_3 —⬡— Cl

3. 不参看物理常数表，试推测下列化合物沸点高低的一般顺序。

(1) 正庚烷   (2) 正己烷   (3) 2-甲基戊烷   (4) 2,2-二甲基丁烷   (5) 正癸烷

4. 将下列的自由基按稳定性大小排列成序。

(1) $\cdot CH_3$ (2) $(CH_3)_2CHCH_2\overset{\cdot}{C}H_2$ (3) $(CH_3)_2\overset{\cdot}{C}CH_2CH_3$

(4) $(CH_3)_2CH\overset{\cdot}{C}HCH_3$ (5) $CH_3\overset{\cdot}{C}HCH_2CH_3$

5. 写出下列化合物的优势构象式。

(1) 乙基环己烷   (2) 反-4-乙基-1-甲基环己烷

(3) 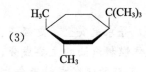   (4)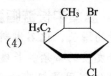

6. 完成下列化学反应式。

(1) △ $\xrightarrow[室温]{HI}$?   (2) ⬠ $\xrightarrow[h\nu]{Cl_2}$?

(3) △ $\xrightarrow[Pd]{H_2}$?   (4) $\xrightarrow[h\nu]{Cl_2}$?

7. 分子式为 C_7H_{14} 的饱和烃，根据如下结构特征判断可能的结构式。

(1) 只含一个伯碳原子   (2) 含有两个伯碳原子和两个叔碳原子   (3) 含有三个伯碳原子

第三章 不饱和烃

含有碳碳双键 C=C 的烃类称烯烃，含有碳碳三键 C≡C 的烃类称为炔烃。单烯烃的分子通式为 C_nH_{2n}，单炔烃分子组成通式为 C_nH_{2n-2}。与含同数碳原子的烷烃相比，碳链中每引入一个双键，分子就少二个氢；每引入一个三键，分子就少四个氢，所以烯烃和炔烃是不饱和烃。

扫码看课件

第一节 烯 烃

烯烃中含有的碳碳双键也称烯键，它比碳碳单键活泼得多，能发生许多特征反应，所以它既可看成分子骨架的一部分，又是一个官能团。

一、烯烃的结构

乙烯是最简单的烯烃，光谱和电子衍射测定证明乙烯是一个平面分子，分子中的碳原子和氢原子均在同一平面上，共价键的键长和键角如图 3-1 所示。

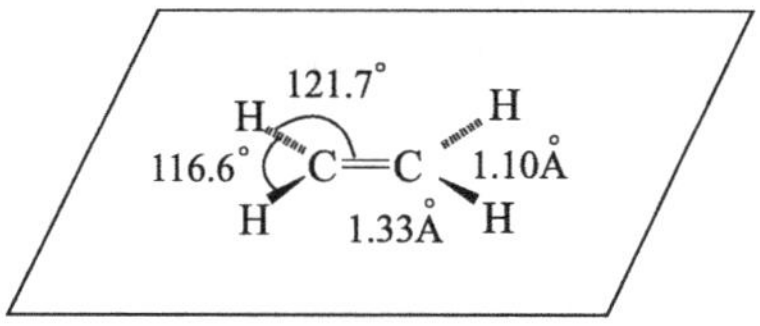

121.7°
H   H
116.6° C=C 1.10Å
H   1.33Å   H

图 3-1 乙烯分子的键长和键角

$1Å = 1 \times 10^{-10}$ m

乙烯分子中，两个碳原子各以一个 sp^2 杂化轨道重叠形成 C—Cσ 键，又分别各以两个 sp^2 杂化轨道与两个氢原子的 1s 轨道形成 C—Hσ 键。这五个 σ 键都处在同一平面上。此外，每个碳原子还剩下一个垂直于上述平面的 p 轨道，两个 p 轨道彼此平行的侧面重叠，形成 C—C 间的另一种共价键即 π 键（如图 3-2 所示）。

扫码看动画

由一个 σ 键与一个 π 键组成的碳碳双键是烯烃的结构特征。为了书写方便，一般以 C=C 表示。但必须明确，它并不等于两个单键。

π 键与 σ 键相比，有以下特征：①它是由两个碳原子的 p 轨道侧面重叠而成，因此没有轴对称性，所以碳碳双键不能自由旋转；②侧面重叠程度比沿轴重叠程度要小，从键能看碳碳双键 C=C 的键能是 610kJ·mol⁻¹，比单键 C—C 的键能（346kJ·mol⁻¹）大，但小于它的两倍，说明 π 键的键能比 σ 键的键能小，所以 π 键不如 σ 键牢固，容易破裂；③π 键的

轨道不像 σ 键那样集中在两个原子核的连线上，而是分散在上、下两方，故轨道中的成键电子对受原子核的束缚力较小，易受外界影响而极化。

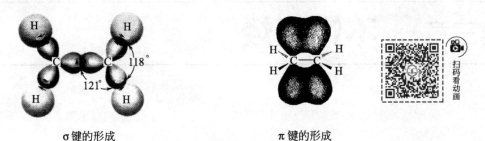

σ 键的形成　　　　　　　　　　　π 键的形成

扫码看动画

图 3-2　乙烯分子中的 σ 键和 π 键

二、烯烃的异构现象

1. 构造异构

烯烃的构造异构现象比烷烃更为复杂。除了由于碳链分支的不同可以形成碳链异构体以外，因其官能团双键在碳链中的位置不同又可形成官能团位置异构体（positional isomerism）。此外一个双键和一个环状骨架都有一个不饱和度，它们之间也可形成碳架异构体。例如，丁烷只有 2 种构造异构体，而丁烯有 3 种：

$CH_3CH_2CH=CH_2$　　　$CH_3CH=CHCH_3$　　　$CH_3\overset{\underset{\textstyle |}{CH_3}}{C}=CH_2$　　　环丁烷　　　甲基环丙烷

　丁-1-烯　　　　　　　丁-2-烯　　　　　　　异丁烯　　　　环丁烷　　　甲基环丙烷

2. 几何异构（顺反异构）

由于双键的存在，烯烃分子中连接在 C=C 键上的原子和基团在室温下不能自由旋转，有机化学中常将这种不能轴向旋转 180° 的结构因素称为刚性因素。当双键两端分别连有两个不同的原子或基团时，可能产生两种不同固定的空间排列方式，例如丁-2-烯有如下二种异构体：

（Ⅰ）顺-丁-2-烯　　　　　　　　（Ⅱ）反-丁-2-烯

（Ⅰ）和（Ⅱ）的分子式相同，构造也相同，但分子中的原子在空间排列不同。分子中原子在空间的排列形象称为构型。（Ⅰ）和（Ⅱ）是由于构型不同而产生的异构体，称为构型异构体。这种因分子中的刚性因素而产生的构型异构现象叫做顺反异构（cis-trans isomer），又因为两种异构体的平面几何形状不一样，因此也叫做几何异构。构型异构体具有不同的物理性质，在通常条件下不能自由相互转换，是可以真正分离的两种化合物。

顺反异构（构型异构）和构象异构都属于立体异构范畴，是由于组成它们的原子或原子团在空间排列方式不同引起的。不同的是，构象异构体是同一化合物分子的不同空间形象构成的动态平衡混合体，可以自由相互转换；构型异构体的相互转化在室温下不能实现，只能靠共价键的断裂和重新结合才能实现，它们为各自独立的化合物。在室温下，具有同一构造的分子的不同空间排列方式能否相互转换，是区别构型和构象两种概念的重要标志。

产生几何异构体的必要条件，其一，是分子中必须含有像碳碳双键那样的不能轴向旋转 180° 的刚体结构单元；其二，连接于刚体结构单元的两端必须分别连接两个不同的原子或基团。即：

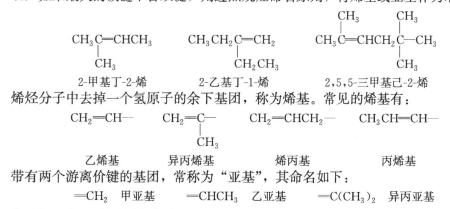

$$a\neq b\ 且\ c\neq d\quad 可产生几何异构$$
$$a=b\quad 或\quad c=d\quad 没有几何异构$$

顺、反异构体的化学性质大多数情况下相似，只有在与空间排列有关的化学反应中才有差异（详见后面相关章节），但生理活性一般也存在差异，如药物分子构型对药理作用的影响。例如，具有降血脂作用的亚油酸和花生四烯酸，其构型为全顺式；维生素 A 侧链上的双键为全反式。若改变上述化合物的构型，将导致其生理活性的降低或丧失。

烯烃的顺、反异构体的物理性质也有差异，一般说来，反式异构体的极性小于顺式异构体，反式异构体的沸点比顺式异构体的沸点低，而反式异构体的熔点却比顺式异构体的高。这是由于反式异构体分子极性小，对称性好。反式异构体热力学稳定性也较顺式异构体大。

三、烯烃的命名

（一）系统命名法

用 IUPAC 法命名烯烃，基本原则与烷烃相同，只需略加补充如下。

（1）一般原则是选择含双键在内的最长的连续碳链作为主链，按照主链碳原子数目称作"某烯"。

（2）从靠近双键的一端开始，将主链碳原子依次编号。在使双键位置编号最小的前提下，使支链位置的编号尽可能最小。在烯烃名称"某烯"之间标明双键的位置，并以双键两端碳原子中编号较小的数字表示。

（3）将主链上烷基的位置、数目及名称按取代基英文名称字母顺序写在"某烯"之前。有多个相同烷基时，则合并表示。

（4）如果最大的碳链不含双键，则遵照烷烃命名原则，将烯基或亚基作为取代基。

$$CH_3C=CHCH_3 \qquad CH_3CH_2C=CH_2 \qquad CH_3C=CHCH_2C-CH_3$$

2-甲基丁-2-烯　　　　2-乙基丁-1-烯　　　　2,5,5-三甲基己-2-烯

烯烃分子中去掉一个氢原子的余下基团，称为烯基。常见的烯基有：

$$CH_2=CH- \qquad CH_2=C- \qquad CH_2=CHCH_2- \qquad CH_3CH=CH-$$

乙烯基　　　　异丙烯基　　　　烯丙基　　　　丙烯基

带有两个游离价键的基团，常称为"亚基"，其命名如下：

　　$=CH_2$　甲亚基　　　　$=CHCH_3$　乙亚基　　　　$=C(CH_3)_2$　异丙亚基

（二）几何异构体的命名

对于一些简单烯烃的几何异构，可用词头"顺"（cis）、"反"（trans）表示：当相同的原子或基团处在 π 键同侧，称为"顺式"，反之称为"反式"。比较复杂的烯烃，IUPAC 命名法规定了另一种以（Z）、（E）符号为词头的表示方法。Z 和 E 分别取自德语"Zuzammen"（意为"在一起"，指同侧）和"Entgegen"（意为"相反"，指异侧）的首位字母。决定（E）或（Z）则以"次序规则"为基础进行，其主要内容如下。

（1）将双键碳上直接连接的原子或基团按"次序规则"排列优先顺序。

（2）比较双键两端每个碳原子上所连接的两个基团的优先次序，次序较优的两个基团在双键同侧的定为 Z 构型，反之则为 E 构型。例如：

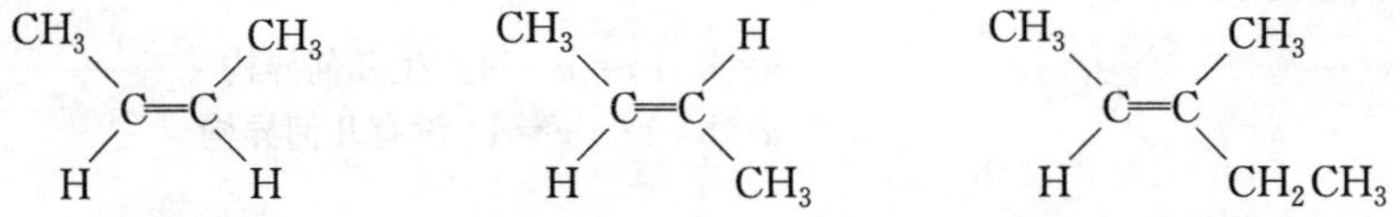

順-丁-2-烯   反-丁-2-烯   順-3-甲基戊-2-烯
(Z)-丁-2-烯   (E)-丁-2-烯   (E)-3-甲基戊-2-烯

"次序规则"最主要的原则是比较原子序数。具体比较方法如下。

① 与主链碳原子直接相连的原子不同时，原子序数大的原子优于原子序数小的原子。对于同位素，质量数较大的优于较小的。例如：

$$-I>-Br>-Cl>-SH>-OH>-NH_2>-CH_3>-D>-H$$

氢元素的同位素氘 D 优于 H；^{18}O 优于 ^{16}O；^{13}C 优于 ^{12}C 等。

② 若与碳原子相连的两个基团第一个原子相同时，可采取等距离外推法依次比较与之相连的第二个原子的原子序数，原子序数较大者优先。例如：$-OCH_3>-OH$。

③ 若与碳原子直接相连的两个原子相同且均连有两个以上其它原子时，应分别将该原子上相连的其它几个基团按次序规则排列成序（a>b>c 及 a'>b'>c'），以双方次序较优的 a 与 a'先行比较，次序较优者该基团为较优基团。若 a 与 a'也相同，则依次比较 b 与 b'，依次类推直至比出两个基团的优先次序为止。例如，烷基的优先次序为：

叔丁基>异丙基>异丁基>丁基>丙基>乙基>甲基

④ 若取代基中第一个原子以双键或三键与其它原子相连时，则把它看成与两个或三个其它原子相连。例如：

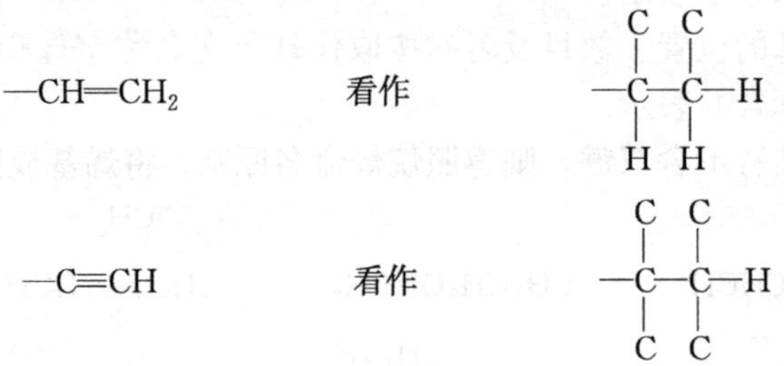

$-CH=CH_2$ 看作

$-C≡CH$ 看作

四、诱导效应

分子中原子间的相互影响是有机化学中极为重要和普遍存在的现象。关于分子中原子相互影响问题的实质，一般可用电子效应（electric effect）和立体效应（stereo effect）来描述。前者说明分子中的电子云密度分布对性质所产生的影响，后者说明分子的空间结构对性质所产生的影响。电子效应基本上可以分为诱导效应（inductive effect）和共轭效应（conjugative effect）两种类型。

在多原子分子中，由于原子的电负性不同，使成键原子间电子云密度呈不对称分布，键产生极性，这种局部电场的静电诱导作用将沿着分子价键链定向传递到分子中的其它部位，使分子的电子云密度分布发生一定程度的改变。这种因原子（或基团）电负性差异产生的极性键诱导作用沿分子价键链传递的电子偏移现象叫做诱导效应（I 效应）。

诱导效应是分子内共价键的一种相互极化现象，但由于分子价键链中 σ 单键的极化性较小，一般传递三个化学键以上时诱导效应的影响可以忽略不计。如图 3-3 所示列出的氯代烃碳链上原子静电荷分布状况说明了诱导效应是一种短程速减的电子效应。

诱导效应中电子移动的方向是以 C—H 键中的氢作为比较标准。如果取代基 X 的电负性大于氢原子，C—X 键的电子云移向 X，与氢原子相比，X 具有吸电子性，我们把它叫做

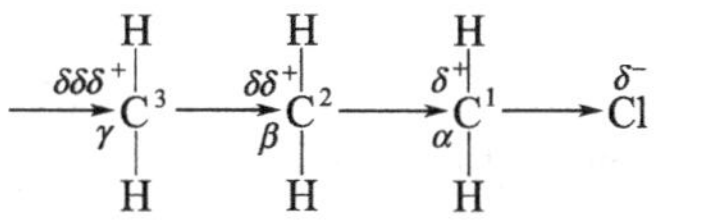

$$\xrightarrow{\quad} \underset{\gamma}{\overset{\overset{\displaystyle H}{|}}{\underset{\underset{\displaystyle H}{|}}{C^3}}}{}^{\delta\delta\delta^+} \xrightarrow{\quad} \underset{\beta}{\overset{\overset{\displaystyle H}{|}}{\underset{\underset{\displaystyle H}{|}}{C^2}}}{}^{\delta\delta^+} \xrightarrow{\quad} \underset{\alpha}{\overset{\overset{\displaystyle H}{|}}{\underset{\underset{\displaystyle H}{|}}{C^1}}}{}^{\delta^+} \xrightarrow{\quad} Cl^{\delta^-}$$

静电荷分布状况：　　　　+0.002　　+0.028　　+0.681　　−0.713

图 3-3　诱导效应在碳链中的传递

吸电子基（electron-drawing group）。由它所引起的诱导效应叫做吸电子诱导效应，一般用 −I 表示。相反，如果取代基 Y 的电负性小于氢原子，C—Y 键的电子云移向碳原子。与氢原子相比，Y 有斥电子性，我们把它叫做斥电子基（electron-donating group）。由它所引起的诱导效应叫做斥电子诱导效应，一般用 +I 表示。

$$-\overset{|}{\underset{|}{C}}\to X \qquad -\overset{|}{\underset{|}{C}}-H \qquad -\overset{|}{\underset{|}{C}}\leftarrow Y$$

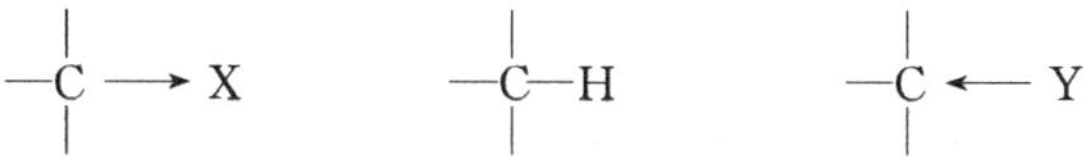

$-I$ 效应　　　　　比较标准　　　　$+I$ 效应

根据实验结果，得出一些取代基的电负性次序如下：

$-NR_3^+ > -NO_2 > -CN > -COOH > -COOR > C=O > -F > -Cl > -Br > -I >$
$-OCH_3 > -OH > -NHCOCH_3 > -C_6H_5 > -CH=CH_2 > -H > -CH_3 >$
$-C_2H_5 > -CH(CH_3)_2 > -C(CH_3)_3$

在 H 前面的是吸电子（−I）基，在 H 后面的是斥电子（+I）基。

上述的诱导效应是由分子内的静电作用产生的永久性的效应，是由分子的结构所决定的，与外界条件无关，又叫静态诱导效应。如果在外电场作用下，上述诱导效应得到加强或降低，这种现象叫做动态诱导效应。

五、烯烃的物理性质

在常温下，乙烯、丙烯和丁烯是气体，从戊烯开始是液体，十九个碳以上的烯烃是固体。与烷烃相似，在同系列中，烯烃的沸点随着分子量的增加而增高。同碳数的直链烯烃的沸点比带支链的烯烃高。

由于烯烃中有 π 键，其物理性质与烷烃又有差异。例如，端烯烃（又称 α-烯烃）的沸点比相应的烷烃略高；烯烃的折射率也比相应的烷烃大；烯烃虽然难溶于水易溶于有机溶剂，但它们在水中的溶解度比相应的烷烃略大；相对密度也比相应的烷烃大，但仍小于 1。这主要是它们的极性大于烷烃。例如：

$CH_3CH_2CH_3$　　　　$CH_3CH=CH_2$

$\mu=0$　　　　　$\mu=1.17\times10^{-30}C\cdot m$

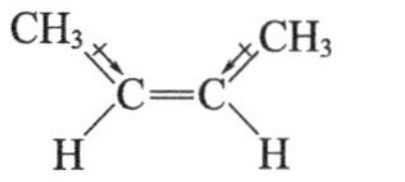

$\mu=1.10\times10^{-30}C\cdot m$ 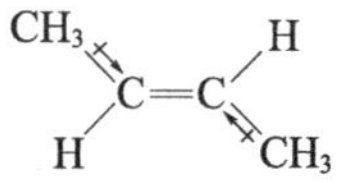　　　　$\mu=0$

六、烯烃的化学性质

碳碳双键是由一个 σ 键和一个 π 键所组成，由于 π 键的键能较小，电子云流动性较大，所以在外界影响下，它是烯烃分子中较易发生反应的活泼位置。烯烃的化学性质基本上是碳碳双键的化学性质。

烯烃的加成反应（addition reaction）是指在起反应时，烯烃分子中 π 键断裂，试剂中的两个原子或基团分别加到相邻的两个烯键碳原子上的反应。

（一）催化加氢

烯烃与氢在催化剂如钌（Ru）、铑（Rh）、铂（Pt）、钯（Pd）或镍（Ni）的存在下发生加成反应，生成烷烃。可利用这个反应中氢气的消耗体积，推算分子中双键数目，常用于推测未知烯烃化合物的结构；利用反应放出的氢化热可以比较相似化合物的稳定性，若不同的烯烃加氢得到同一烷烃产物，氢化热较小的烯烃热力学稳定性相对较大。

$$R—CH{=}CH_2 + H_2 \xrightarrow{Ni} R—CH_2—CH_3$$

通过氢化热实验数据，获得不同碳架的烯烃和不同碳数的烯烃的热力学稳定性次序为：

$$R_2C{=}CR_2 > R_2C{=}CHR > R_2C{=}CH_2 > RCH{=}CH_2 > CH_2{=}CH_2$$

由此可见，连在双键碳上的烷基越多，烯烃内能越低，越稳定。

（二）亲电加成

1. 与卤素的加成

烯烃容易与卤素发生加成反应，生成邻二卤代烷。例如，将丙烯通入含有少量水分的 Br_2/CCl_4 中，迅速发生加成反应，溴的红色会很快褪去，生成无色的 1,2-二溴丙烷。

$$CH_3CH{=}CH_2 \xrightarrow[CCl_4]{Br_2} CH_3\underset{\underset{Br}{|}}{C}H\text{—}\underset{\underset{Br}{|}}{C}H_2$$

因为这个反应有明显的颜色变化，所以常用这个方法来鉴定化合物是否含有双键。

不同的卤素单质与烯烃进行加成的活性顺序为：$F_2 > Cl_2 > Br_2 > I_2$。氟与烯烃的反应很猛烈，不易控制；碘与烯烃的反应是可逆平衡反应，偏向烯烃一边。因此，烯烃与卤素的加成反应有实际应用的主要是与溴或氯的加成反应。上述的加氢或加卤素反应中，加上去的两部分是相同的原子，像这样的试剂叫做对称试剂。

2. 与质子酸的加成

烯烃与卤化氢、硫酸等质子酸类很容易发生加成反应。

$$CH_2{=}CH_2 + HI \longrightarrow CH_3—CH_2I$$
$$CH_2{=}CH_2 + H_2SO_4(浓) \longrightarrow CH_3—CH_2—OSO_3H$$

对卤化氢来说，酸性越强，与烯烃加成反应越容易，其活性顺序为：$HI > HBr > HCl$。加氯化氢，通常可以直接通入 HCl 气体；如用浓盐酸，常常要用 $AlCl_3$ 等催化剂。

3. 与次卤酸和卤间化合物的加成

烯烃与卤素的水溶液（主要是氯或溴的水溶液）反应生成 β-卤代醇。例如：

$$CH_2{=}CH_2 + HOBr \longrightarrow HOCH_2CH_2Br$$

碘很难与一般烯烃加成，但氯化碘（ICl）和溴化碘（IBr）等卤间化合物比较活泼，可定量地与双键加成。

$$CH_2{=}CH_2 + ICl \longrightarrow I—CH_2CH_2—Cl$$

反应时碘类似于次卤酸中卤原子的反应性，这个反应常用于测定油脂或石油中不饱和化合物的含量。

上述 HX、H_2SO_4、HOX、IX 等试剂叫做不对称试剂。但它们与双键两端构造不对称的烯烃加成时，则有可能生成两种互为位置（构造）异构的产物，例如，丙烯与 HX 加成时产物就会有两种可能，即 1-卤丙烷和 2-卤丙烷。

根据大量实验事实，1869 年俄国化学家马尔科夫尼科夫（Markovnikov）得出一条经验规律：当不对称烯烃和不对称试剂发生加成反应时，不对称试剂带负电的部分加到含氢较少的双键碳原子上；氢原子主要加在含氢较多的双键碳原子上。这一经验规律常称为马尔科夫尼科夫规则，简称马氏规则。例如：

$$CH_3CH_2CH{=}CH_2 + HBr \xrightarrow{CH_3COOH} CH_3CH_2CHBrCH_3 + CH_3CH_2CH_2CH_2Br$$
$$(80\%) \qquad\qquad (20\%)$$

$$(CH_3)_2C{=}CH_2 + HBr \xrightarrow{CH_3COOH} (CH_3)_3CBr + (CH_3)_2CHCH_2Br$$
$$\qquad\qquad\qquad\qquad\qquad\quad (90\%) \qquad\qquad (10\%)$$

在应用马氏规则时要特别注意当反应条件改变时，就可能出现异常现象，例如在光照或过氧化物作用下，溴化氢与不对称烯烃加成方向不再遵循马氏规则，生成物是一个反马氏规则的加成物。

$$CH_3CH{=}CH_2 \xrightarrow[\text{过氧化物}]{HBr} CH_3CH_2CH_2Br$$

这一反应是按自由基加成历程进行的，这种现象是在 1933 年由卡拉施（M S Kharasch）发现的，称为卡拉施效应，也称过氧化物效应（peroxide effect）。在 HX 与烯烃的加成反应中，只有 HBr 存在这种卡拉施效应。

4. 亲电加成反应历程

上述卤素、卤化氢、次卤酸、硫酸、水及卤间化合物与烯烃加成的各种实验事实，为建立烯烃与这些试剂加成的反应历程提供了重要依据。

（1）烯烃与卤素的环状镓离子亲电加成机理　实验事实表明，烯烃与溴反应是分步进行的离子型反应。以乙烯为例说明，乙烯双键 π 电子具有供电性，与溴接近时使溴分子的 σ 键极化，靠近 π 键一端的溴原子带有部分正电荷，另一端带有部分负电荷，形成 π-配合物，然后溴的 σ 键断裂形成环状溴镓正离子和溴负离子。此处由于共价键的断裂是采取异裂方式，使成键电子对为其中一个原子所有而形成正、负离子，此反应为离子型反应，这种过程叫做离子型反应历程。在加成反应的第一步，进攻试剂是亲电的，因此，这种反应叫做亲电加成反应（electrophilic addition reaction）。

　　π-配合物　　　　环状溴镓正离子　　反式加成产物

如果在第二步 Br⁻ 进攻时，还有其它亲核性基团如 Cl⁻、I⁻、⁻ONO₂ 等存在，会与 Br⁻ 竞争进攻溴镓离子的碳原子，形成混杂加成副产物，这些副产物也是反式加成的结果。

由于碘和溴的原子半径较大，成环张力较小，同时它们的电负性较小，也较易给出电子而成环。因而，当加成试剂为 Br₂、HOBr、HOI 或 IX 时，反应按环镓正离子历程方式进行，加成产物以反式加成产物为主。

（2）烯烃与卤化氢等的碳正离子亲电加成机理　当加成试剂为 F₂、Cl₂、HOCl、HX 或其它质子酸时，由于氟和氯的原子半径较小，电负性较大，形成环镓离子的环张力较大，而氢的原子半径更小，因而它们与双键加成时趋向于形成三价的碳正离子中间体，而不是环状镓正离子中间体。

近代的电子效应理论和反应中间体碳正离子的稳定性分析，有力地支持了马氏规则这一经验规则。这种理论认为，碳正离子越稳定，它所含的内能就越低，形成它所需的活化能也越小，在反应过程中它就越容易形成。在亲电试剂与碳碳双键的亲电加成反应中，优先生成的是较稳定的碳正离子中间体，由它与亲电试剂的带负电部分相结合而完成反应，这是加成反应的主要方向。

实验表明，碳正离子的正电荷所在碳原子（C$^+$）呈平面构型，为 sp^2 杂化，这个碳原子上所连接的三个基团伸向三角形的三个顶点，键角约为 120°，其正电荷处在垂直于此平面的空 p 轨道上。根据静电学原理，带电体系的稳定性随着电荷的分散而增大。从诱导效应和超共轭效应两方面分析，碳正离子的稳定性次序均为：

$$3°C^+ > 2°C^+ > 1°C^+ > CH_3^+$$

这是由于烷基是 sp^3 杂化型的基团，碳正离子属于 sp^2 杂化，碳正离子上所连的烷基对 sp^2 杂化的 C$^+$ 将产生明显的斥电子诱导效应，连接的烷基越多，+I 效应越强，正电荷越分散，其稳定性越大。

烷基取代能够稳定正碳离子的另一个原因是，烷基取代于正碳离子上时，α-碳上的 C—Hσ 键，与碳正离子的 p 轨道能形成部分重叠，使 p 轨道上的正电荷得到分散。这种特殊的电子效应称为 σ-p 超共轭效应（图 3-4）。烷基取代较多的碳正离子既有较强的 +I 效应，也有概率较大的 σ-p 超共轭效应。

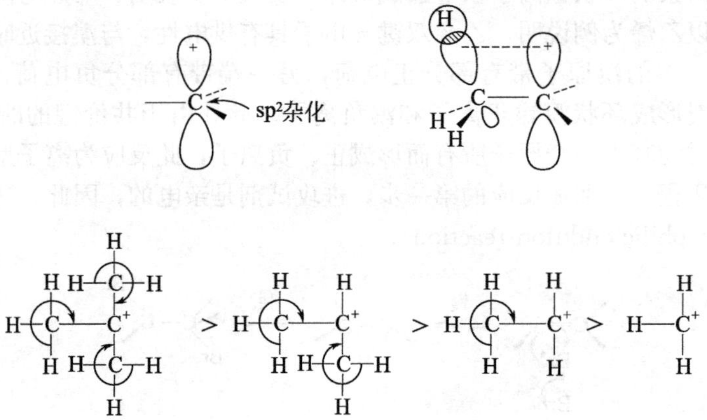

图 3-4　碳正离子结构及 σ-p 超共轭效应

对于同一类型的碳正离子，α-C—Hσ 键较多者较稳定。例如，戊-2-烯与 HX 加成时，可能生成两种仲碳正离子：

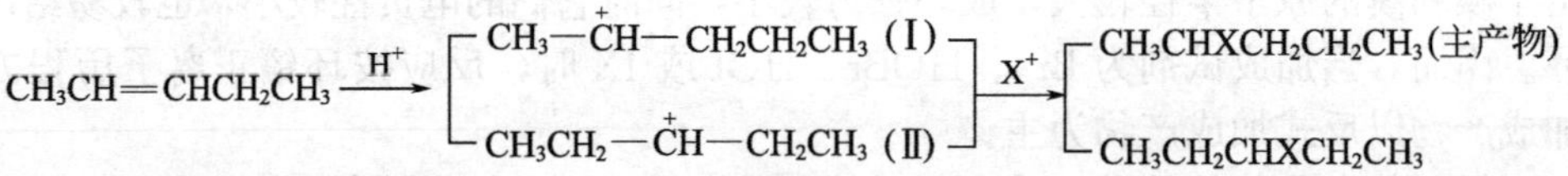

（Ⅰ）和（Ⅱ）虽有相近的 +I 效应，但在（Ⅰ）中，与 C$^+$ 相连的 α-C—Hσ 键有五个，而在（Ⅱ）中，与 C$^+$ 相连的 α-C—Hσ 键只有四个，发生 σ-p 超共轭效应的概率前者大于后者，即（Ⅰ）的热力学稳定性大于（Ⅱ），产物中，由（Ⅰ）产生的 2-卤戊烷为主要产物。由此可见，从碳正离子中间体稳定性的结构分析比直观地应用马氏定则更为科学合理。

（三）氧化反应

氧化反应在有机化学中通常只是指有机化合物分子获得氧或失去氢的反应。双键通常易被化学试剂（氧化剂）氧化，也能被空气中的氧气所氧化，或被臭氧氧化。

烯烃对于铬酸、硝酸或高锰酸盐非常敏感，易被氧化，例如在室温下将乙烯通入中性（或碱性）稀高锰酸钾水溶液，高锰酸钾的紫色立即褪去，生成褐色的二氧化锰沉淀，称为拜尔（Bayer）试验，常用来鉴别烯键的存在。这个反应通常在水溶液中进行，目前，由于冠醚等相转移催化剂的应用，该反应可在苯等有机溶剂中进行。

$$\text{C}=\text{C} \xrightarrow{\text{冷稀KMnO}_4} \left[\begin{array}{c} \text{C}-\text{C} \\ \text{O} \quad \text{O} \\ \text{Mn} \\ \text{O} \quad \text{O}^- \end{array} \right] \xrightarrow{\text{H}_2\text{O}} \begin{array}{c} \text{C} \quad \text{C} \\ \text{HO} \quad \text{OH} \end{array}$$

在较强烈的条件下（如加热或用酸性高锰酸钾或重铬酸钾溶液），烯烃双键完全断裂，生成碳链较短的含氧化合物及无色的 Mn^{2+} 或绿色的 Cr^{3+}。反应式如下：

$$\text{RCH}=\text{CH}_2 \xrightarrow{[O]} \text{RCOOH}+\text{CO}_2+\text{H}_2\text{O}$$

$$\text{R}_2\text{C}=\text{CHR}' \xrightarrow{[O]} \text{R}_2\text{C}=\text{O}+\text{R}'\text{COOH}$$

$$\text{R}_2\text{C}=\text{CR}_2' \xrightarrow{[O]} \text{R}_2\text{C}=\text{O}+\text{R}_2'\text{C}=\text{O}$$

不同结构的烯烃经氧化所得的产物不同，若双键碳上无氢（$RR'C=$）则生成酮；有一个氢（$RCH=$）则生成羧酸；有两个氢（$CH_2=$）生成二氧化碳。分析产物的结构，即可得知原烯烃的结构。例如，分子式为 C_4H_8，沸点相近的丁烯三种异构体的结构就用此法推知，先分别氧化三种异构体，再分析产物的结构，按照反应式：

$$\text{CH}_3\text{CH}_2\text{CH}=\text{CH}_2 \xrightarrow{[O]} \text{CH}_3\text{CH}_2\text{COOH}+\text{CO}_2+\text{H}_2\text{O}$$

$$\text{CH}_3\text{CH}=\text{CHCH}_3 \xrightarrow{[O]} \text{CH}_3\text{COOH}+\text{CH}_3\text{COOH}$$

$$(\text{CH}_3)_2\text{C}=\text{CH}_2 \xrightarrow{[O]} (\text{CH}_3)_2\text{C}=\text{O}+\text{CO}_2+\text{H}_2\text{O}$$

能生成丙酸和二氧化碳的是丁-1-烯，只生成乙酸的是丁-2-烯，生成丙酮和二氧化碳的是 2-甲基丙烯。

烯烃双键对臭氧极为敏感，反应选择性较高（例如不与醇羟基等反应），而且反应是定量地进行，这两点是这个反应的优点。一般是将含有 6%～8% 臭氧的氧气通入液体烯烃或烯烃的非水溶液（如四氯化碳、石油醚或乙酸等）中，烯烃即迅速而定量地和臭氧加成生成臭氧化物。后者不稳定易爆炸，故不需分离而直接用含有锌粉的水溶液水解，烯烃断裂氧化成小分子的酮或醛：

$$\begin{array}{c} \text{CH}_3 \\ \text{C}=\text{CH}_2 \\ \text{CH}_3 \end{array} + \text{O}_3 \longrightarrow \left(\begin{array}{c} \text{CH}_3 \quad \text{O} \\ \text{C} \quad \text{CH}_2 \\ \text{CH}_3 \quad \text{O}-\text{O} \end{array} \right) \xrightarrow{\text{Zn}} \begin{array}{c} \text{CH}_3 \\ \text{C}=\text{O} \\ \text{CH}_3 \end{array} + \begin{array}{c} \text{O} \\ \text{H}-\text{C}-\text{H} \end{array}$$

臭氧化反应除碳碳双键和三键外，其它官能团很少反应，分子的碳架也很少发生重排，故对于测定含碳碳双键化合物的结构特别有用。如果烯烃中的双键碳上无氢（$RR'C=$）则生成酮；有一个氢（$RCH=$）则生成醛；有两个氢（$CH_2=$）生成甲醛。分析产物的组成可以推测烯烃的结构。另外，有些用其它方法难以制备的醛或酮，用此反应由烯烃来制备往往能获得良好的结果。所以臭氧化反应又是合成醛或酮的方法之一。

$$\begin{array}{c} \text{CH}_3 \\ \text{C}=\text{CH}-\text{CH}_3 \\ \text{CH}_3 \end{array} \xrightarrow[\text{(2)Zn/H}_2\text{O}]{\text{(1)O}_3} \begin{array}{c} \text{CH}_3 \\ \text{C}=\text{O} \\ \text{CH}_3 \end{array} + \begin{array}{c} \text{O} \\ \text{H}_3\text{C}-\text{C}-\text{H} \end{array}$$

七、常见代表化合物

1. 乙烯

通常情况下，乙烯是一种无色稍有气味的气体，少量乙烯具有淡淡的甜味。乙烯难溶于水，易溶于四氯化碳等有机溶剂。

乙烯是世界上产量最大的化学产品之一，乙烯工业是石油化工产业的核心，乙烯产品占石化产品的 70%以上，在国民经济中占有重要的地位。世界上已将乙烯产量作为衡量一个国家石油化工发展水平的重要标志之一。乙烯是合成纤维、合成橡胶、合成塑料（聚乙烯及聚氯乙烯）、合成乙醇（酒精）的基本化工原料，也用于制造氯乙烯、苯乙烯、环氧乙烷、醋酸、乙醛、乙醇和炸药等。

乙烯广泛存在于植物的各种组织、器官中，是由蛋氨酸在供氧充足的条件下转化而成的。是植物生长调节剂，可用作水果和蔬菜的催熟剂。

2. 蒎烯

蒎烯（pinene）是萜中最重要的代表，有 α-和 β-蒎烯两种异构体，二者均存在于多种天然精油中。松节油中含有 58%～65%的 α-蒎烯和 30%的 β-蒎烯。

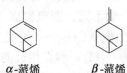

α-蒎烯　　　　β-蒎烯

α-蒎烯氢化，生成蒎烷；也可异构成含 3%～6%β-蒎烯的混合物。α-蒎烯用酸处理，发生重排反应生成 2-氯莰和莰烯，由莰烯或 2-氯莰都可制成樟脑，因此它是一个重要的工业原料。α-蒎烯可用于矫正一些工业产品的香味，并可做涂料溶剂、杀虫剂和增塑剂等。β-蒎烯在松节油中含量较 α-蒎烯低得多，在美国大量从松节油中分馏得到，β-蒎烯的主要工业用途为热裂解成月桂烯，作为合成开链萜的原料；以 β-蒎烯为原料，已生产出多种香料和维生素 A、维生素 E 等。

第二节　炔　烃

炔烃系指分子中含有碳碳三键（C≡C）官能团的不饱和烃，其分子组成通式为 C_nH_{2n-2}，三键可以在分子链的端位上，称为端炔烃，也可以在碳链中间，称为内炔烃。

一、炔烃的分子结构和命名

乙炔是最简单的炔烃，分子式为 C_2H_2。现代物理方法证明乙炔分子结构为线型，键角为 180°，C≡C 键长 120pm，C—H 键长 106pm（如图 3-5 所示）。杂化轨道理论认为，三键碳原子为 sp 杂化，两个碳原子各以一个 sp 杂化轨道互相重叠形成一个 σ 键，同时两个碳原子又各以另一个 sp 杂化轨道与一个氢原子的 1s 轨道重叠形成 C—Hσ 键。分子中的四个原子处于同一条直线上（如图 3-6 所示）。在形成三个 σ 键的同时，两个碳原子还各有两个相互垂直的未杂化的 2p 轨道，其对称轴彼此平行，相互"肩并肩"重叠形成两个相互垂直的

H—C≡C—H

120pm

106pm

180°

图 3-5　乙炔分子中键长和键角

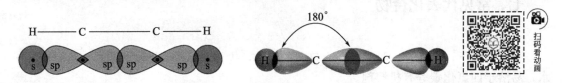

图 3-6　乙炔分子中的 σ 键

π键，从而构成了碳碳三键（如图 3-7 所示）。两个 π 键电子云对称地分布在碳碳 σ 键周围呈圆筒形。（如图 3-8 所示）。

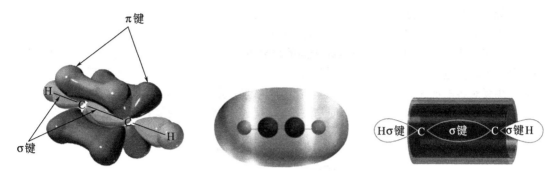

图 3-7 乙炔分子中的 π 键　　　　图 3-8 乙炔分子中的 π 键电子云

由于三键碳原子为 sp 杂化，电负性较大的 s 成分较多，使得其轨道较 sp^3 杂化轨道和 sp^2 杂化轨道短，因此两个碳原子之间的电子密度较大，使得两个碳原子比由双键或单键连接的碳原子更靠近，碳碳三键的键长比碳碳双键和碳碳单键短，三键上碳氢的键长也较烷烃和烯烃碳氢的键长短。

（一）炔烃的异构

由于三键呈直线形结构，因而不存在几何异构现象，其异构体主要是由三键的位置异构和碳链异构而产生的构造异构。例如，丁炔有两种位置异构体：

$$HC\equiv C-CH_2-CH_3 \qquad\qquad CH_3-C\equiv C-CH_3$$

（二）炔烃的命名

按照 IUPAC 系统命名原则，炔烃与烯烃相似，只需将"烯"改为"炔"。如：

$$CH_2CH_2C\equiv CH \qquad CH_3C\equiv CCH_3 \qquad (CH_3)_2CHC\equiv CCH_3$$
丁-1-炔　　　　　丁-2-炔　　　　　4-甲基戊-2-炔

分子中同时含有双键和三键的不饱和烃称为烯炔，烯炔命名时，首先选出最长碳链为主链，然后将链上碳原子进行编号。如果主链上有双键或三键时，按最低序列原则给双键或三键尽可能低的位次，当双键和三键的位次相同时，则应使双键具有最小的位次，书写时先烯后炔。例如：

$$CH_3CH_2=CH-C\equiv CH \qquad 戊-3-烯-1-炔(不是:戊-2-烯-4-炔)$$
$$CH_2=CH-CH_2-C\equiv CH \qquad 戊-1-烯-4-炔(不是:戊-4-烯-1-炔)$$

对于某些复杂的炔烃，有时也将分子中炔键结构部分作为取代基来命名。炔烃分子中失掉一个氢原子余下的基团称为炔基。如：

$$HC\equiv C- \qquad CH_3C\equiv C- \qquad HC\equiv CCH_2- \qquad (CH_3)_2CHC\equiv C-$$
乙炔基　　　　丙炔基　　　　　炔丙基　　　　　3-甲基丁炔基

二、炔烃的物理性质

炔烃的物理性质与烯烃相似，分子间的主要作用力还是微弱的范德华力。由于炔键中 π 电子增多，加以炔键成直线形结构，分子间较易靠近，以致分子间作用力略增大，它们的沸点、熔点、相对密度均比相应的烷烃、烯烃高一些。端炔烃的沸点比相应的三键在碳链中间的内炔烃异构体较低，因此可通过分馏而分离。

三、炔烃的化学性质

炔烃的官能团是碳碳三键，由于有 π 键的存在，炔烃也具有不饱和性质，可以发生与烯烃相似的加成、氧化、聚合等反应。又因三键碳原子是 sp 杂化，与烷烃和烯烃相比较，轨道电负性较大，炔烃分子中两个炔键碳原子间的距离更近，碳原子核更强烈地吸引着两个碳原子间的电子云，使电子云更集中于两个碳原子之间、键轴中心附近，因而在上述反应中活泼性有差异，炔烃对亲电加成不如烯烃活泼，同时由于三键碳原子为 sp 杂化，s 成分较多，其电负性大于 sp^3 杂化和 sp^2 杂化的碳原子，使与三键碳原子连接的 H（炔氢）具有微弱的酸性。

炔烃的主要化学反应如下：

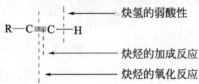

（一）亲电加成反应

与烯烃一样，炔烃能与卤素、卤化氢、水等亲电试剂发生亲电加成反应，不对称炔烃与不对称试剂的加成反应也遵守马氏规则；在有过氧化物存在时加溴化氢也有过氧化物效应等。所不同的是炔烃亲电加成较烯烃困难，要有催化剂存在才能顺利进行，三键可以加两分子试剂，控制得当可以停留在加一分子试剂的阶段，且产物一般为反式构型。

$$CH_3-C\equiv CH \xrightarrow{Br_2/CCl_4} CH_3-\underset{Br}{C}=\underset{Br}{CH} \xrightarrow{Br_2/CCl_4} CH_3-\underset{Br}{\overset{Br}{C}}-\underset{Br}{\overset{Br}{CH}}$$

1,2-二溴丙烯　　　　　　1,1,2,2-四溴丙烷

$$CH\equiv CH \xrightarrow{HI} CH_2=CHI \xrightarrow{HI} CH_3-CHI_2$$

碘乙烯　　1,1-二碘乙烷

在稀硫酸水溶液中，用汞盐作催化剂，炔烃可以和水发生加成反应，此反应称为库切洛夫反应（Kucherov reaction，1881）。

$$RC\equiv CH + HOH \xrightarrow[H_2SO_4]{HgSO_4} \left[\underset{OH}{RC=CH_2}\right] \xrightarrow{重排} R-\overset{O}{\overset{\|}{C}}-CH_3$$

该反应相当于水先与三键加成，生成一个不稳定的加成物——烯醇，会很快发生异构化，形成稳定的羰基化合物。在化合物中一种官能团能改变其结构成为另一种官能团异构体，并且迅速互相转换，成为两种异构体处在动态平衡体系中的混合物，这种现象称为互变异构现象，这两种异构体，称互变异构体。互变异构是构造异构中的一种特殊形式。

$$\underset{\text{烯醇式}}{\overset{}{C=C-OH}} \rightleftharpoons \underset{\text{酮式}}{\overset{}{-\underset{H}{C}-C=O}}$$

烯醇式　　　　　　酮式
enol form　　　　keto form

不对称炔烃的催化加水反应，也遵循马氏规则，所以除乙炔加水得乙醛外，所有的取代乙炔和水的加成产物都是酮，端炔烃催化加水得到甲基酮。

（二）还原反应

与烯烃一样，炔烃加氢还原反应需要催化剂，否则难以进行。控制反应条件和使用不同

催化剂，炔烃可以加一分子氢生成烯烃，也可加两分子氢生成烷烃。使用铂、钯或雷尼镍为催化剂，在过量氢存在下，得到烷烃，难以分离得到烯烃。

$$R-C\equiv C-R' \xrightarrow{H_2/Pd} R-\underset{H}{\overset{|}{C}}-\underset{H}{\overset{|}{C}}-R' \xrightarrow{H_2/Pd} R-CH_2CH_2-R'$$

若采用活性稍低的催化剂，如林德拉催化剂（Lindlar Catalyst，$Pd/BaSO_4$/喹啉）、克拉穆催化剂［Cram Catalyst，$Pd/CaCO_3/Pb(AcO)_2$］等可使还原反应停留在烯烃阶段，并生成顺式烯烃；若要生成反式烯烃，需用金属钠/液氨还原等方法。

$$C_2H_5C\equiv CC_2H_5 + H_2 \xrightarrow[\text{喹啉}]{Pd/CaCO_3} \begin{array}{c} C_2H_5 \quad C_2H_5 \\ \diagdown C=C \diagup \\ H \qquad H \end{array}$$

$$C_2H_5C\equiv CC_2H_5 \xrightarrow[-33℃]{Na/液NH_3} \begin{array}{c} C_2H_5 \qquad H \\ \diagdown C=C \diagup \\ H \qquad C_2H_5 \end{array}$$

（三）氧化反应

炔烃在一般条件下能顺利地被高锰酸钾、重铬酸钾、臭氧等氧化剂氧化，在碳链的三键处断裂，生成相应的羧酸。例如：

$$RC\equiv CH \xrightarrow[H^+]{KMnO_4} R-\overset{O}{\overset{||}{C}}-OH + CO_2 + H_2O$$

$$RC\equiv CR' \xrightarrow[H^+]{KMnO_4} R-\overset{O}{\overset{||}{C}}-OH + R'-\overset{O}{\overset{||}{C}}-OH$$

分析产物羧酸的结构，可以推断炔烃的结构。利用高锰酸钾溶液颜色变化，可以定性检查三键的存在，但要与烯烃的存在区别开。

（四）炔氢的反应

乙炔和$RC\equiv CH$结构的炔烃（端炔烃）分子中与三键相连的氢原子称为炔氢，由于sp杂化的三键碳原子电负性较大，使炔氢有一定的弱酸性，可以被金属取代生成金属炔化物。例如，将乙炔通入银氨溶液或亚铜氨溶液中，则分别析出白色和红棕色的炔化物沉淀：

$$CH\equiv CH + 2Ag(NH_3)_2NO_3 \longrightarrow AgC\equiv CAg\downarrow + 2NH_4NO_3 + 2NH_3$$
乙炔银（白色）

$$CH\equiv CH + 2Cu(NH_3)_2Cl \longrightarrow CuC\equiv CCu\downarrow + 2NH_4Cl + 2NH_3$$
乙炔亚铜（红棕色）

反应很灵敏，现象明显，可用于乙炔和端炔烃的鉴定。炔化银、炔化亚铜在水中溶解度很小，很容易沉淀出来。这些金属炔化物在干燥状态或受震动容易爆炸，实验后应立即用盐酸或硝酸分解。

$$AgC\equiv CAg + 2HCl \longrightarrow HC\equiv CH + 2AgCl\downarrow$$
$$CuC\equiv CCu + 2HCl \longrightarrow HC\equiv CH + Cu_2Cl_2\downarrow$$

四、常见代表化合物

1. 乙炔

乙炔俗称电石气，纯净的乙炔是无色无臭的气体，但由碳化钙制得的乙炔往往混有磷化氢和硫化氢等杂质，使气体具有难闻的气味。在0.1MPa压力下，乙炔溶于等体积的水中，在丙酮中乙炔的溶解度更大，常压下 1 体积丙酮可溶解 24 体积的乙炔；在 1.2MPa 压力下，1 体积丙酮能溶解 300 体积乙炔。乙炔是易爆炸物质，但它的丙酮溶液是稳定的，通常把它在 1.2MPa 压力下压入盛满丙酮浸渍饱和的多孔物质的钢瓶中。

乙炔和空气的混合物（含乙炔 3%～82%）具有爆炸性，使用时要特别注意安全。乙炔燃烧时温度很高，氧炔焰的温度高达 3000℃ 以上，广泛用来焊接和切割金属。乙炔也是塑料、橡胶、纤维三大合成材料的基本原料。

2. 苯乙炔

苯乙炔是淡棕色液体，不溶于水，可混溶于醇、醚等多数有机溶剂。

苯乙炔遇明火、高温、氧化剂较易燃，燃烧产生刺激烟雾。吸入、经口或经皮肤吸收对身体有害，其蒸气或雾对眼睛、黏膜和呼吸道有刺激作用。中毒表现有灼烧感、咳嗽、喘息、喉炎、气短、头痛、恶心和呕吐。遇明火、高温或与氧化剂接触，有引起燃烧爆炸的危险。若遇高热，可发生聚合反应，放出大量热量而引起容器破裂和爆炸事故。

将 β-溴苯乙烯滴加到熔融的氢氧化钾中，生成的苯乙炔从反应物中蒸馏出来。馏出物分层，上层为水层。将油层干燥、蒸馏，即得苯乙炔。常用于药物中间体的合成或其它有机合成的原料。

第三节　二　烯　烃

分子中含有两个碳碳双键的不饱和烃称为二烯烃。开链二烯烃与含同数碳原子的炔烃属于官能团异构体，其分子组成通式也是 C_nH_{2n-2}。

一、二烯烃的分类和命名

1. 二烯烃的分类

根据分子中两个碳碳双键的相对位置不同，二烯烃又可分为以下三类。

(1) 聚集二烯烃　两个双键共用一个碳原子，即双键聚集在一起的，叫做聚集二烯烃，又称为 1,2-二烯或累积二烯烃，其骨架为：C＝C＝C。累积二烯烃很不稳定，容易转化为相应的炔烃。

(2) 隔离二烯烃　两个碳碳双键被两个或两个以上碳碳单键隔开的二烯烃称为隔离二烯烃，又称为孤立二烯烃，其骨架为：C＝C-（C)$_n$-C＝C（$n \geq 1$），隔离二烯烃由于分子中两个碳碳双键距离较远。相互影响较小，其化学性质与一般单烯烃相似。

(3) 共轭二烯烃　两个碳碳双键中间隔一单键，即单、双键交替排列的，叫做共轭二烯烃，其骨架为：C＝C-C＝C。共轭二烯烃由于两个碳碳双键的相互影响而具有特殊的化学性质，是本节讨论的重点。

2. 二烯烃的命名

二烯烃的系统命名原则与烯烃相似，首先选择含有两个碳碳双键的最长碳链作为主链，然后从离双键最近的一端开始编号，双键位次由小到大排列，写在二烯烃名称前面，称为某二烯。例如：

$$CH_2＝C-CH＝CH_2 \qquad\qquad CH_2＝CH-CH＝CH-CH＝CH_2$$
$$\underset{CH_3}{|}$$

2-甲基丁-1,3-二烯　　　　　　　　　　己-1,3,5-三烯
（俗名：异戊二烯）

与单烯烃一样，多烯烃的双键两端连接的原子或基团各不相同时，也存在顺反异构现

象。命名时要逐个标明其构型。例如 3-甲基庚-2,4-二烯有四种构型：

顺,顺-3-甲基庚-2,4-二烯

(2E,4Z)-3-甲基庚-2,4-二烯

反,反-3-甲基庚-2,4-二烯

(2Z,4E)-3-甲基庚-2,4-二烯

顺,反-3-甲基庚-2,4-二烯

(2E,4E)-3-甲基庚-2,4-二烯

反,顺-3-甲基庚-2,4-二烯

(2Z,4Z)-3-甲基庚-2,4-二烯

二、二烯烃的结构

丁-1,3-二烯是最简单的共轭二烯烃。近代实验方法测定结果表明，它是一个平面分子，分子中三个碳碳 σ 键和六个碳氢 σ 键均在同一平面内，所有键角都接近 120°，四个碳原子均是 sp^2 杂化，各有一个 p 轨道垂直于 σ 键骨架所在平面，通过侧面重叠分别在 C-1 和 C-2 及 C-3 和 C-4 之间形成两个 π 键。由于四个 p 轨道平行交盖，使得 C-2 与 C-3 之间不再是一个纯粹的 σ 单键，具有部分双键的性质。这可从键长的数值看出，已测得丁-1,3-二烯的 C-2 与 C-3 之间的键长为 0.147nm，比一般烷烃中碳碳单键键长 0.154nm 短。中间两个碳原子（C-2 和 C-3）的 p 轨道重叠的结果，把整个体系连成了一体，常被说成是形成了一个大 π 键，或称离域大 π 键。这样原来分别定域于 C-1 和 C-2 之间以及 C-3 和 C-4 之间的两对 π 电子，不再局限于两个相邻原子之间，而是发生了离域，在整个共轭的大 π 键体系中运动。每一对 π 电子不止被两个

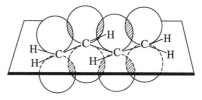

图 3-9　丁-1,3-二烯的结构

碳原子核所吸引而是被四个碳原子核所吸引，电子有了更大的活动范围。这种电子的离域，使分子能量降低，所降低的能量叫做离域能（或称共轭能），这种体系即为共轭体系（如图 3-9 所示）。

扫码看动画

三、共轭体系和共轭效应

在不饱和化合物中，如果有三个或三个以上互相平行的 p 轨道形成离域大 π 键，这种体系称为共轭体系。在共轭体系中，π 电子云扩展到整个体系的现象称做电子离域或键离域。由于电子离域，使能量降低、分子趋于稳定、键长趋于平均化等现象称做共轭效应（conjugative effect，简称 C 效应）。共轭体系的结构特征是共轭体系内各个 σ 键都在同一平面内，参加共轭体系的 p 轨道轴相互平行且垂直于这个平面，相邻 p 轨道之间从侧面重叠，发生键的离域。若 p 轨道轴不完全平行，不能有效地重叠，共轭效应随之减弱或完全消失。共轭体系大体上分为三类。

1. π-π 共轭体系

双键、单键、双键交替相间的共轭体系称为 π-π 共轭体系。形成共轭体系的双键可以多

个，同时也不只限于双键，三键亦可。另外，组成共轭体系的原子也不限于碳原子，其它如氧、氮等亦可。例如：

$$CH_2{=}CH{-}C{\equiv}CH \qquad CH_2{=}CH{-}CH{=}O \qquad CH_2{=}CH{-}C{\equiv}N$$

乙烯基乙炔　　　　　　丙烯醛　　　　　　　丙烯腈

2. p-π 共轭体系

与双键碳原子相连的原子上有 p 轨道，这个 p 轨道与 π 键的 p 轨道形成 p-π 共轭体系。最简单的 p-π 共轭体系是由三个原子组成。这个 p 轨道中可以无电子（正离子）或一个电子（自由基）或两个电子（负离子或孤对电子）。例如：

$$CH_2{=}CH{-}\ddot{C}\!\text{l} \qquad CH_2{=}CH{-}CH_2^{+} \qquad CH_2{=}CH{-}CH_2^{-} \qquad CH_2{=}CH{-}CH_2{\cdot}$$

氯乙烯　　　　烯丙基正离子　　　　烯丙基负离子　　　　烯丙基自由基

3. 超共轭体系

（1）σ-π 超共轭体系　丙烯分子中的甲基绕碳碳 σ 键自由旋转，转到一个角度后，甲基上一个 C—Hσ 键轨道与 C=C 的 p 轨道接近平行时，π 键与 C—Hσ 键相互重叠，形成 σ-π 共轭体系（如图 3-10 所示）。

σ-π 共轭作用比 π-π 或 p-π 共轭作用弱得多。σ-π 共轭体系中 C=C 键的 α-C—H 数目越多，形成共轭的概率越大，σ-π 超共轭效应越强。因此丁-2-烯比丁-1-烯稳定。因为丁-2-烯的 π 电子离域程度较大，离域能较大，较稳定。

（2）σ-p 超共轭体系　与 σ-π 超共轭相似，C—Hσ 键轨道也可以与孤立的 p 轨道形成共轭体系，称做 σ-p 共轭体系（如图 3-11 所示），也属超共轭体系。

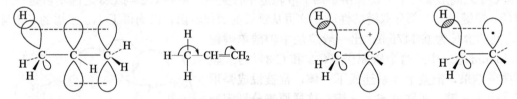

图 3-10　丙烯分子中的 σ-π 超共轭效应　　　图 3-11　碳正离子和烷基自由基的 σ-p 超共轭效应

在前面讨论缺电子的烷基自由基的稳定性时提出：$3°R\cdot > 2°R\cdot > 1°R\cdot > CH_3\cdot$。缺电子的烷基碳正离子的稳定性顺序也为：$3°R^+ > 2°R^+ > 1°R^+ > CH_3^+$，实质上均与超共轭的 α-C—Hσ 键数目正相关。

在共轭体系中，由于原子的电负性不同和形成共轭体系的方式不同，会使共轭体系中电子离域有方向性，共轭效应有吸电子的共轭效应（用 −C 表示）和斥电子的共轭效应（用 +C 表示）。π 电子离域体系产生的共轭效应在共轭链上传递时，会出现正负电荷交替现象。但共轭效应的净强度在共轭链上的传递并不会因共轭链的增长而减弱。共轭效应是一种长程等效波浪式传递的电子效应。

电负性大的原子以双键的形式连到共轭体系上时，π 电子将向电负性大的原子方向离域，产生吸电子共轭效应。例如，在丙烯醛体系中：

$$\overset{\delta^+}{CH_2}\!=\!\overset{\delta^-}{CH}\!-\!\overset{\delta^+}{C}\overset{\overset{\displaystyle O}{\displaystyle \shortparallel}}{\underset{H}{}}^{\delta^-}$$

共轭的 π 电子云在共轭链原子上出现 δ^+ 和 δ^- 的交替分布，且电负性大的原子上有较高的电子密度。显然由 C=O、C=N、C≡N 等杂重键构成的共轭体系都有 −C 效应。

含有孤电子对的原子与双键形成共轭体系，则产生 +C 效应。例如，在氯乙烯和乙烯醚体系中：

$$\overset{\delta^-}{CH_2}=\overset{\delta^+}{CH}\overset{\frown}{—}\overset{\cdot\cdot}{\ddot{C}l} \qquad \overset{\delta^-}{CH_2}=\overset{\delta^+}{CH}\overset{\frown}{—}\overset{\cdot\cdot}{\ddot{O}}—R$$

与烷基自由基及烷基碳负离子中心碳原子连接的烷基对共轭体系也能产生 $+C$ 效应。

上面讨论的电子共轭效应的方向和强度都基于基态情况，又称静态共轭效应。如果环境改变了，电子共轭效应的强度顺序，甚至方向都有可能变化，则属于动态共轭效应。

在实际反应中这种动态共轭效应起的作用往往是很重要的。如 $CH_2=CH—CH=CH_2$ 在静态时，π 电子的离域方向不明显，但在外电场如 $Br^{\delta^+}—Br^{\delta^-}$ 的作用下（Br_2 会产生瞬时偶极 $Br^{\delta^+}—Br^{\delta^-}$），$\pi$ 电子的离域方向十分明显：

$$\overset{\delta^+}{CH_2}\overset{\frown}{=}\overset{\delta^-}{CH}—\overset{\delta^+}{CH}\overset{\frown}{=}\overset{\delta^-}{CH_2}\cdots\cdots\overset{\delta^+}{Br}—\overset{\delta^-}{Br}$$

四、共轭二烯烃的化学性质

（一）共轭二烯烃的 1,2-加成和 1,4-加成

共轭二烯烃除具有单烯烃碳碳双键的性质外，由于两个双键处于共轭状态，还表现出一些特殊的化学性质。

与烯烃一样，共轭二烯烃能与卤素、卤化氢等发生亲电加成反应，也能进行催化加氢反应。但丁-1,3-二烯与一分子试剂加成时，可生成两种产物。例如：

$$CH_2=CH—CH=CH_2 + Br_2 \longrightarrow \underset{1,2\text{-加成}}{CH_2=CH—\underset{Br}{\overset{|}{C}H}—\underset{Br}{\overset{|}{C}H_2}} + \underset{1,4\text{-加成}}{CH_2—CH=CH—CH_2}$$

$$CH_2=CH—CH=CH_2 + HBr \longrightarrow CH_2=CH—\underset{Br}{\overset{|}{C}H}—CH_3 + \underset{Br}{\overset{|}{C}H_2}—CH=CH—CH_3$$

两者何种占优势，取决于反应物的结构、产物的稳定性以及反应条件。低温下主要发生 1,2-加成，升高温度则主要发生 1,4-加成，即共轭加成。反应分两步进行：H^+ 首先进攻双键碳原子生成碳正离子，这步反应存在两种可能：

$$CH_2=CH—CH=CH_2 + H^+Br^- \begin{cases} \longrightarrow CH_2=CH—\overset{+}{C}H—CH_3 + Br^- \quad (I) \\ \longrightarrow CH_2=CH—CH_2—\overset{+}{C}H_2 + Br^- \quad (II) \end{cases}$$

在正碳离子（I）中，带正电荷的碳原子为 sp^2 杂化，它的空 p 轨道可以和相邻 π 键的 p 轨道发生重叠，形成包含三个碳原子的缺电子大 π 键，因为这三个碳原子只有两个 π 电子，导致 π 电子离域，使正电荷得到分散，体系能量降低。而在正碳离子（II）中，带正电荷的碳原子的空 p 轨道不能和 π 键的 p 轨道发生重叠，所以正电荷得不到分散，体系能量较高。因此，正碳离子（I）比正碳离子（II）稳定，加成反应的第一步主要是通过形成正碳离子（I）进行的。

由于共轭体系内正负极性交替存在，在正碳离子（I）中的 π 电子云不是平均分布在这三个碳原子上，而是正电荷主要集中在 C-2 和 C-4 上，所以反应的第二步，Br^- 既可以与 C-2 结合，也可以与 C-4 结合，分别得到 1,2-加成产物和 1,4-加成产物。

$$\underset{\underset{4}{\delta^+}\;\;\underset{3}{}\;\;\underset{2}{\delta^+}\;\;\underset{1}{}}{CH_2=\!\!=CH=\!\!=CH—CH_3} + Br^- \begin{cases} \xrightarrow{1,2\text{-加成}} H_2C=CH—\underset{Br}{\overset{|}{C}H}—CH_3 \\ \xrightarrow{1,4\text{-加成}} H_2C—CH=CH—CH_3 \\ \qquad\qquad\quad\;\; \overset{|}{Br} \end{cases}$$

共轭二烯烃的 1,2-加成和 1,4-加成是同时发生的，产物的比例与反应物的结构、反应温度等有关，一般随反应温度的升高和溶剂极性的增加，1,4-加成产物的比例增加。

（二）双烯合成

1928 年，德国化学家狄尔斯（Diel. O）和阿尔德（Alder. K）发现，共轭二烯烃与含有双键或三键的化合物能发生 1,4-加成反应，生成六元环状化合物，这类反应称为 Diels-Alder 反应，又称双烯合成。

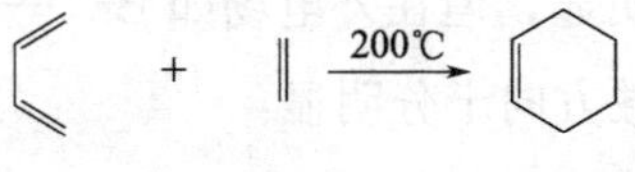

丁-1,3-二烯　　乙烯　　环己烯

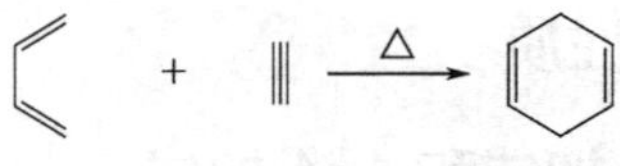

丁-1,3-二烯　　乙炔　　环己-1,4-二烯

在这类反应中，旧键的断裂与新键的生成同时进行，反应是一步完成的，没有活性中间体（正碳离子或自由基等）生成。

双烯合成反应中，通常将共轭二烯烃称为双烯体，与双烯体反应的不饱和化合物称为亲双烯体。实践证明，亲双烯体上连有吸电子取代基（如硝基、羧基、羰基等）和双烯体上连有给电子取代基时，反应容易进行。

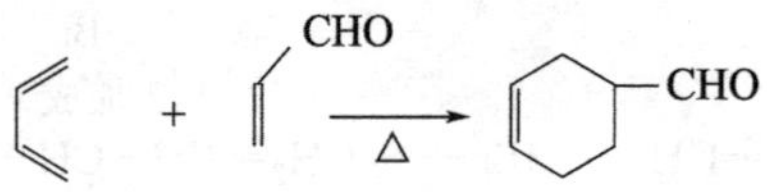

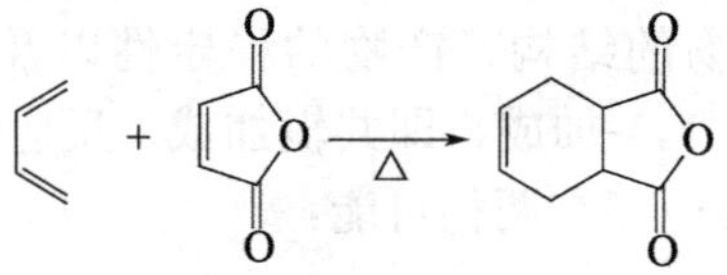

双烯合成反应是由直链化合物合成环状化合物的方法之一，应用范围广泛，在理论上和生产上都占有重要的地位。

五、常见代表化合物

1. 柠檬烯（ ）

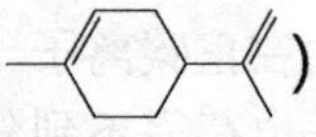

柠檬烯别名苧烯，单萜类化合物，是橙红、橙黄色或无色澄清液体，具有特异香气。混溶于乙醇和大多数非挥发性油；微溶于甘油，不溶于水和丙二醇。有类似柠檬的香味。来源于枸橼属（Citrus）植物的果皮挥发油等，广泛存在于天然的植物精油中。用作合成橡胶、香料的原料，也用作溶剂；用作磁漆、假漆和各种含油树脂、树脂蜡、金属催干剂和溶剂；用于制造合成树脂、合成橡胶；用于调合橙花香精、柑橘油香精等；具有良好的镇咳、祛痰、抑菌作用，复方柠檬烯在临床上可用于利胆、溶石、促进消化液分泌和排除肠内积气。

2. 异戊二烯与橡胶

异戊二烯按系统命名应为 2-甲基丁-1,3-二烯，它是沸点为 34℃ 的液体。

天然橡胶属于天然高分子化合物，是异戊二烯的聚合体，其平均分子量在 60000～

350000，相当于 1000～5000 个异戊二烯单体。在天然橡胶中，异戊二烯间以头尾（靠近甲基的一端为头）相连，形成一个线型分子，而且所有双键的构型都是顺式的。

分子的构型和力学性能很有关系，如杜仲胶也是异戊二烯的聚合体，但双键的构型都是反式的，它就不像天然橡胶那样有弹性。

杜仲胶

橡浆是橡胶在水中的胶悬体，不仅存在于橡胶树中，也存在于其它许多植物如蒲公英及某些菊科植物中。

由于橡胶制品广泛应用于工农业生产、交通运输、国防及日常生活中，所以需要量极大。而且在工业、国防、科研中常需要一些特殊性能的弹性材料，如耐油、耐酸、耐高温或低温等，因此在天然橡胶结构的基础上，发展了合成橡胶，如顺丁橡胶、氯丁橡胶等。

知识链接

沸石分离烯烃和炔烃

每年有超过 3.5 亿吨的低烯烃（乙烯、丙烯和丁-1,3-二烯）是通过蒸气裂解烃类化合物生产的。为了获得聚合物级烯烃，将烯烃（例如乙烯和丙烯）与炔烃分离就是首要解决的关键问题。然而这些混合物的分离纯化也带来了全球大量的能源消耗。由于炔烃会不可逆地毒害聚合催化剂，因此，要获得聚合物级烯烃，必须将混合物中炔烃（乙炔，丙炔和丁炔）的副产物减少到百万分之五以内。提纯烯烃的最新技术基于炔烃在负载的钯催化剂上的部分加氢。但是，这种方法的选择性差、成本高。以金属有机骨架（MOF）为代表的新兴的多孔吸附剂，显示出炔烃比烯烃优先吸附，这表明乙烯和丙烯的基于吸附的替代纯化方法。MOF 中驱动分离的主要物理吸附机制导致了吸附选择性和容量之间的权衡。然而，由于 MOF 有限的稳定性和高的生产成本，使得这种方法尚未商业化。

由于沸石分子的大小和挥发性相似，因此对炔烃与烯烃分离通常效率低甚至无效。沸石具有结构坚固和低成本生产的优点，并且由于其分子筛特性而被广泛用于工业分离。此外，沸石可以用作支架，以稳定活性金属位点，从而展现出以前未知的功能和特性。2020 年 5 月 29 日，南开大学李兰冬及曼彻斯特大学 Sihai Yang 研究团队，将孤立的 Ni(Ⅱ) 位点限制在八面沸石（FAU）中，以实现多种炔烃与烯烃混合物中炔烃的显著吸附。炔烃和开放的 Ni(Ⅱ) 位点之间牢固且完全可逆的结合导致在动态条件下形成亚稳 $[Ni(Ⅱ)(C_2H_2)_3]$ 配合物，能够从烯烃中完全除去炔烃。在环境条件下，Ni @ FAU 表现出出色的炔烃吸附能力和有效分离乙炔和乙烯，丙炔和丙烯及丁炔和丁-1,3-二烯混合物的能力。实验表明，受限的镍（Ⅱ）位点能够通过形成亚稳 $[Ni(Ⅱ)(C_2H_2)_3]$ 配合物而与乙炔进行化学选择性和可逆结合。Ni @ FAU 的简便生产和高稳定性未来将展示其在低级烯烃工业纯化中的应用潜力。

❓习题

第一节　烯　烃

1. 写出下列化合物的结构式或用系统命名法命名。

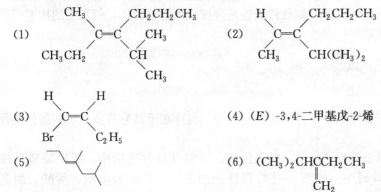

(3)

(4)（*E*）-3,4-二甲基戊-2-烯

(5)

(6) $(CH_3)_2CHCCH_2CH_3$

2. 指出下列烯烃哪些有顺反异构体，并写出其两种异构体。

(1) $CH_3CH_2CH{=}CHCH_2I$　　　　　(2) $CH_3CH_2CH{=}CHCH_2CH_3$

(3) $(CH_3)_2C{=}CHCH_2CH_3$　　　　　(4) $CH_3CH_2CH{=}CHBr$

3. 将下列碳正离子按稳定性增大的次序排列，并说明理由。

(1) $CH_2{=}CH\overset{+}{C}H_2$　　　　(2) $CH_3\overset{+}{C}HCH_3$　　　　(3) $CH_3CH_2\overset{+}{C}H_2$

(4) $Cl_3C\overset{+}{C}HCH_3$　　　　(5) $CH_3CH_2\overset{+}{C}HCH_3$

4. 写出下列各烯烃的臭氧化还原水解产物。

(1) $CH_2{=}CHCH_2CH_3$　　　(2) $CH_3CH{=}CHCH_3$　　　(3) $(CH_3)_2C{=}CHCH_2CH_3$

5. 完成下列反应式。

(1) $(CH_3)_2C{=}CH_2 \xrightarrow[(2)Zn/H_2O]{(1)O_3} ?$　　　(2) [环己烯] $\xrightarrow[H^+]{KMnO_4} ?$

(3) $CH_3CH_2\overset{\overset{\displaystyle CH_3}{|}}{C}{=}CH_2 +HCl \longrightarrow ?$　　　(4) $CH_3CH_2CH{=}CH_2 \xrightarrow[H_2O]{HBr} ?$

6. 试举出两种区别烷烃和烯烃的方法。

7. 某化合物的分子式为 C_6H_{12}，能使溴水褪色，能溶于浓硫酸，催化加氢生成己烷，如用过量的酸性高锰酸钾溶液氧化可得到两种不同的羧酸。试写出该化合物的构造式和各步反应式。

8. 某化合物 A 的分子式为 C_7H_{14}，经酸性高锰酸钾溶液氧化后生成两个化合物 B 和 C。A 经臭氧化而后还原水解也得到相同产物 B 和 C。试写出 A 的构造式。

第二节　炔　烃

1. 用系统命名法命名下列各化合物。

(1) $CH_3C{\equiv}CCH_2C(CH_3)_3$　　　(2) $CH_3\overset{\overset{\displaystyle |}{CH_3}}{C}HCH_2CH\overset{\overset{\displaystyle |}{CH{=}CHCH_3}}{C}{\equiv}CCH_3$

(3) $HC{\equiv}CCHCH_2CH_2CH_3$
　　　　$\overset{\overset{\displaystyle |}{C{\equiv}CH}}{}$　　　(4) $HC{\equiv}CCH_2C{\equiv}CHCH_3$
　　　　　　　　　　　　　$\overset{\overset{\displaystyle |}{CH_3}}{}$

2. 写出下列各化合物的构造式。

(1) 己-1,4-二炔　　　　　(2) 环丙基乙炔

(3) 3,3-二甲基己-1-炔　　　　　(4) 3-乙基戊-1-烯-4-炔

3. 预测下列反应的主要产物，并说明理由。

(1) $CH_2\!=\!CHCH_2C\!\equiv\!CH + HCl \longrightarrow$?   (2) $CH_2\!=\!CHCH_2C\!\equiv\!CH + H_2 \xrightarrow[\text{喹啉}]{\text{Pd-BaSO}_4}$?

(3) $CH_2\!=\!CHCH_2C\!\equiv\!CH \xrightarrow[\text{KOH}]{C_2H_5OH}$?   (4) $CH_2\!=\!CHCH_2C\!\equiv\!CH \xrightarrow[\text{HgSO}_4]{\text{稀 } H_2SO_4}$?

4. 根据下列反应中各化合物的酸碱性，试判断每个反应能否发生？（$pK_a^{\ominus}$ 的近似值：ROH 为 16，NH_3 为 35，$RC\!\equiv\!CH$ 为 25，H_2O 为 15.7）。

(1) $RC\!\equiv\!CH + NaNH_2 \longrightarrow RC\!\equiv\!CNa + NH_3$

(2) $RC\!\equiv\!CH + RONa \longrightarrow RC\!\equiv\!CNa + ROH$

(3) $CH_3C\!\equiv\!CH + NaOH \longrightarrow CH_3C\!\equiv\!CNa + H_2O$

(4) $ROH + NaOH \longrightarrow RONa + H_2O$

5. 给出下列反应的试剂和反应条件。

(1) 戊-1-炔 $\longrightarrow$ 戊烷   (2) 己-3-炔 $\longrightarrow$ Z-己-3-烯

(3) 戊-2-炔 $\longrightarrow$ E-戊-2-烯   (4) 丁-1-炔 $\longrightarrow$ 丁醛

(5) 丁-1-炔 $\longrightarrow$ 丁酮

6. 设计简单的化学实验方法区别乙炔、乙烷、乙烯和氮气四种气体样品。

7. 解释下列事实。

(1) 在与亲电试剂如 Br_2、Cl_2、HCl 等的加成反应上，烯比炔活泼。但是炔与这些试剂作用时，加成可停止在烯烃阶段，生成卤代烯烃，需要更强烈的条件才能进行第二步加成。这是否相互矛盾，为什么？

(2) 乙炔中的 C—H 键比乙烯、乙烷中的 C—H 键键能大，键长短，但酸性却增强了，为什么？

(3) 丁-1-炔、丁-1-烯、丁烷的偶极矩依次减小，为什么？

8. 化合物 A 的分子量是 82，每摩尔 A 能吸收 2mol 的 H_2。当与 Cu_2Cl_2 氨溶液反应时，没有沉淀生成。A 吸收一分子 H_2 后所得烯烃 B 的破裂氧化产物，只有一种羧酸。试写出 A 的结构。

9. 某化合物 A 的分子式为 C_5H_8，在液 NH_3 中与 $NaNH_2$ 作用后，再与 1-溴丙烷作用，生成分子式为 C_8H_{14} 的化合物 B；用 $KMnO_4$ 氧化 B 得到分子式为 $C_4H_8O_2$ 的两种不同的酸 C 和 D。A 在 $HgSO_4$ 存在下与稀硫酸作用，可得酮 E（$C_5H_{10}O$）。试写出 A~E 的构造式及各反应式。

10. A、B 两个化合物互为构造异构体，都能使溴的四氯化碳溶液褪色。A 与 $Ag(NH_3)_2NO_3$ 反应生成白色沉淀，用 $KMnO_4$ 溶液氧化生成丙酸和 CO_2；B 不与 $Ag(NH_3)_2NO_3$ 反应，而用 $KMnO_4$ 溶液氧化只生成一种羧酸。试写出 A 和 B 的构造式及各步反应式。

第三节 二 烯 烃

1. 写出下列多烯烃的系统化学名：

(1) $CH_3CH\!=\!C\!=\!C(CH_3)_2$ (2)

(3)   (4)

2. 写出下列多烯烃的系统名称并标明其构型或构象。

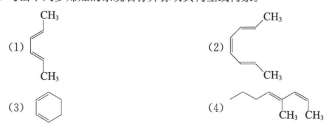

(1)   (2)

(3)   (4)

3. 完成下列反应式。

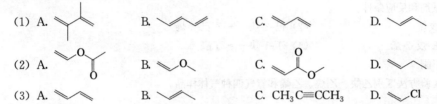

4. 用简便的方法鉴别下列各组化合物。

(1) 庚-1-炔、戊-1,3-二烯、戊-1,4-二烯   (2) 庚-1-烯、庚-1-炔、4,4-二甲基戊-1-炔

5. 己-1,3,5-三烯与 1mol Br_2 反应，可能生成哪几种加成产物？实际上并没有 3,4-二溴产物生成，这是为什么？如果反应是由热力学稳定性控制的，主要产物是哪一种？为什么？

6. 比较下列各组化合物在进行亲电加成反应时的活性。

(1) A.   B.   C.   D.

(2) A.   B.   C.   D.

(3) A.   B.   C. $CH_3C \equiv CCH_3$ D.

7. 将下列化合物与异戊二烯进行 Diels-Alder 反应的活性顺序由大到小排列，并写出形成的主要反应产物。

(1) CH_3 (2) CN (3) CH_2Cl (4) OCH_3

8. 分子式为 C_7H_{10} 的某链烃 A，可发生下列反应：A 经催化加氢可生成 3-乙基戊烷；A 与 $AgNO_3/NH_3$ 溶液反应可生成白色沉淀；A 在 $Pd/BaSO_4$ 作用下吸收 1mol H_2 生成化合物 B；B 可以与顺丁烯二酸酐反应生成化合物 C。试推测 A、B 和 C 的构造。

第四章　芳香烃

芳香族碳氢化合物简称芳香烃或芳烃。这类化合物一般具有高度的不饱和性，但实际上却是比较稳定的。与不饱和的脂肪烃和脂环烃相比，这类化合物比较容易进行取代反应，不易进行加成反应和氧化反应，这种特性曾作为芳香烃的标志——芳香性。随着有机化学的发展，作为芳香族化合物的标志不仅是它们的化学特性，而且有其特有的结构特点，即符合休克尔（Hückel）规则（$4n+2$ 规则），在核磁共振谱中显示有顺磁环流芳环质子的碳环化合物及其衍生物，统称为具有芳香性的芳香族化合物。目前，芳香性的概念已包括化学特性和结构特性双重含义。

芳烃按其结构可分为四类。

（1）单环芳烃　分子中含有一个苯环的芳烃，包括苯及其同系物。例如：

苯　　　　　甲苯　　　　间二甲苯

（2）多环芳烃　分子中含有两个或两个以上独立苯环的芳烃。例如：

联苯　　　　　　三苯甲烷

（3）稠环芳烃　分子中含有两个或多个苯环，彼此间通过共用两个相邻碳原子稠合而成的芳烃。例如：

萘　　　　蒽　　　　菲

（4）非苯芳烃　分子中不含苯环，但具有芳香性的芳烃。例如：

环戊二烯负离子　　　环庚三烯正离子

第一节 单环芳烃

一、苯的结构

现代物理方法测得苯的结构为：苯分子的六个碳原子和六个氢原子都在同一平面上，六个碳原子成正六边形，C—C 键长为 0.140nm，C—H 键长为 0.108nm，∠C—C—C 及 ∠C—C—H 键角均为 120°。

杂化轨道理论认为苯环中碳原子为 sp^2 杂化状态，三个 sp^2 杂化轨道分别与另外两个碳原子的 sp^2 杂化轨道形成两个 C—Cσ 键以及与一个氢原子的 s 轨道形成 C—Hσ 键，而没有杂化的 p 轨道互相平行且垂直于 σ 键所在平面，它们侧面互相重叠形成闭合大 π 键（如图 4-1 所示）共轭体系。大 π 键的电子云像两个救生圈分布在分子平面的上下。

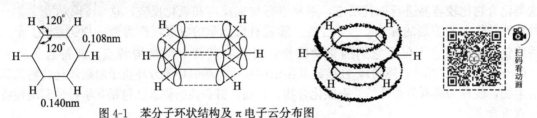

图 4-1 苯分子环状结构及 π 电子云分布图

苯的构造式可用如图 4-2 所示的定域式或离域式两种方法表示：

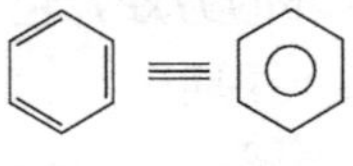

定域式　离域式

图 4-2 苯分子结构式的书写方式

二、苯的同分异构和命名

苯及其同系物的通式为 C_nH_{2n-6}。苯的六个碳原子和六个氢原子是等同的，因此，苯和一取代苯（不包括取代基自身的异构）各只有一种；但当苯环上的取代基（亦称侧链）含有两个或更多碳原子时，与脂肪烃相似，因碳链构造不同，也可以产生构造异构。

苯的二元取代物，因取代基在环上的相对位次不同，有三种（位置）异构体。三元和三元以上的取代苯，因取代基的位次不同和取代基自身的异构而使异构现象较为复杂。具体实例见命名。

单环芳烃的命名是以苯环为母体，烷基作为取代基，称为某烷基苯（"基"字常省略）。当苯环上连有两个或多个取代基时，可用阿拉伯数字标明相对位次。若苯环上仅有两个取代基，也常用邻、间、对或 o-（ortho）、m-（meta）、p-（para）等字头表示。例如：

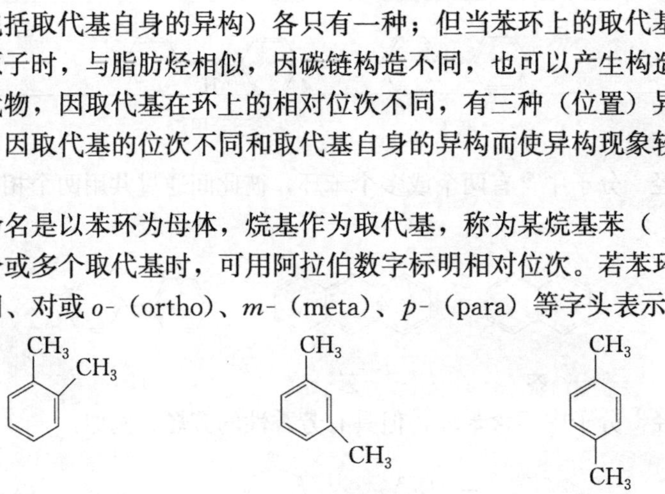

1,2-二甲苯　　　1,3-二甲苯　　　1,4-二甲苯
邻二甲苯　　　　间二甲苯　　　　对二甲苯
o-xylene　　　m-xylene　　　p-xylene

若苯环上连有三个相同的取代基时，也常用连、偏、均等字头表示。

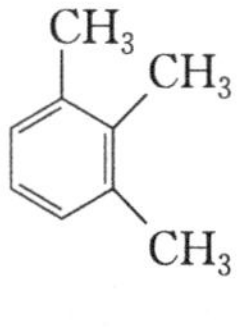

| 1,2,3-三甲苯 | 1,2,4-三甲苯 | 1,3,5-三甲苯 |
| 连三甲苯 | 偏三甲苯 | 均三甲苯 |

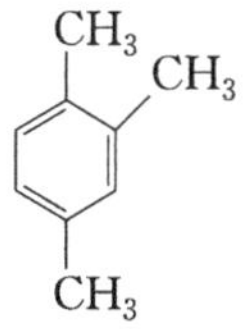

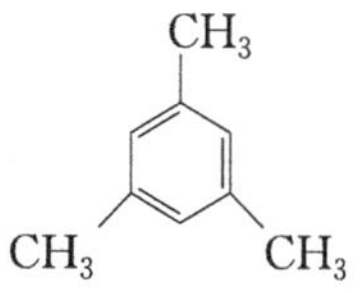

若苯环上所连接的烃基较长、较复杂，或烃链上有多个苯环，或是不饱和烃，命名时，通常以链烃为母体，苯环作为取代基（但例外情况也是有的）。例如：

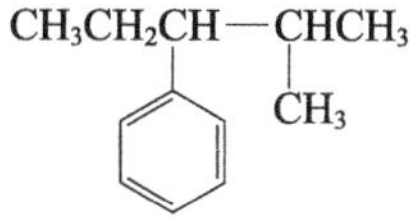

2-甲基-3-苯基戊烷 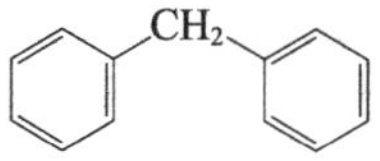　　二苯甲烷 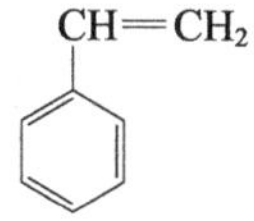　　苯乙烯 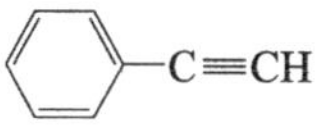　　苯乙炔

芳烃从形式上去掉一个氢原子后所剩下的原子团，称为芳基，常用—Ar 表示。最常见和最简单的芳基为苯基 C_6H_5—，常用 Ph—（phenyl 的缩写）或 ϕ—表示。常见的芳基如下：

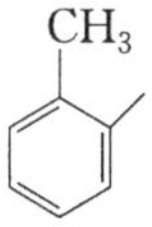

邻甲苯基　　间甲苯基　　对甲苯基　　苯甲基
（$o\text{-}CH_3\text{—}C_6H_5$—）　（$m\text{-}CH_3\text{—}C_6H_5$—）　（$p\text{-}CH_3\text{—}C_6H_5$—）　（或称苄基）

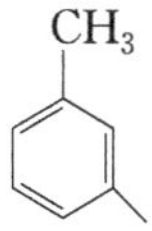

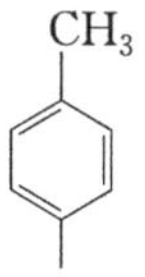

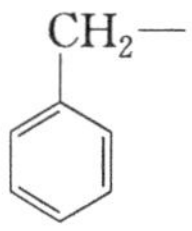

三、苯的物理性质

单环芳烃多为无色液体，不溶于水，易溶于有机溶剂，如乙醚、四氯化碳、石油醚等。一般单环芳烃都比水轻，沸点随分子量升高而升高。熔点除与分子量大小有关外，还与结构有关，通常对位异构体由于分子对称，晶格能较大，熔点较高，溶解度也较小。单环芳烃的蒸气有毒，对呼吸道、中枢神经和造血器官产生损害，大量使用时要特别注意。由于苯及其同系物中含碳量比较多，燃烧时火焰带有黑烟。常见芳烃的物理常数如表 4-1 所示。

表 4-1 常见芳烃的物理常数

名称	熔点/℃	沸点/℃	相对密度(d_4^{20})	名称	熔点/℃	沸点/℃	相对密度(d_4^{20})
苯	5.5	80.1	0.879	正丙苯	−99.6	159.3	0.862
甲苯	−95	110.6	0.867	异丙苯	−96	152.4	0.862
邻二甲苯	−25.2	144.4	0.880	连三甲苯	−25.5	176.1	0.894
间二甲苯	−47.9	139.1	0.864	偏三甲苯	−43.9	169.2	0.876
对二甲苯	13.2	138.4	0.861	均三甲苯	−44.7	164.6	0.865
乙苯	−95	136.2	0.867	苯乙烯	−33	145.8	0.906

四、苯的化学性质

在一般条件下，苯不使溴水和高锰酸钾溶液褪色，但芳环易发生亲电取代反应，由于苯环的稳定性，反应时苯环体系不变。只有在特殊条件下，才能发生加成和氧化反应，使苯环破裂。苯的同系物的侧链烷基仍具有烷基的基本性质，直接与苯环相连的 α-碳上的 α-氢

（或苄氢），具有类似于烯丙氢的反应活性。

（一）亲电取代反应

苯环的 π 电子云分布在碳原子所在的平面上下，是一个富电子体系，在亲电取代反应中，首先是亲电试剂 E^+ 进攻苯环，与离域的 π 电子相互作用形成不稳定的 π-配合物，接着亲电试剂从苯环的 π 体系中获得两个电子，与苯环的一个碳原子形成 σ 键，而生成中间体 σ-配合物（亦称芳镓离子）。这时这个碳原子的 sp^2 杂化轨道也随之变成 sp^3 杂化轨道，苯环原来的 Π_6^6 闭合共轭体系被破坏，体系不稳定。它很容易从 sp^3 杂化碳原子上失去一个质子，从而恢复成原来的 sp^2 杂化状态，重新形成六个 π 电子离域的闭合共轭体系——苯环，并生成热力学稳定的取代苯 Ph-E。

综上所述，芳环亲电取代反应历程可概括表示如下。

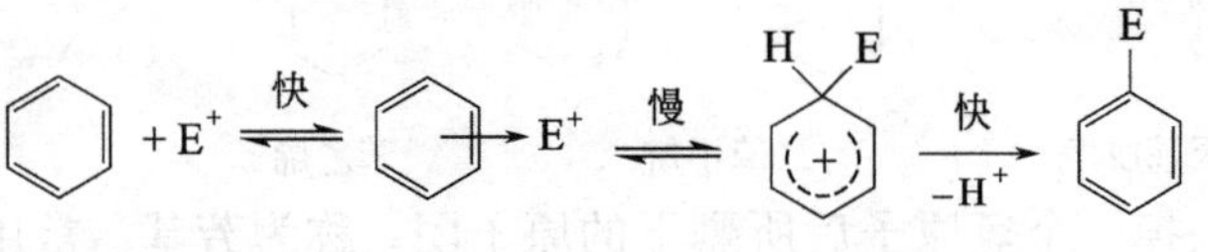

芳香烃亲电取代反应包括卤代、硝化、磺化和傅-克反应等。

1. 卤代反应

在卤化铁等路易斯酸催化下，苯与卤素反应生成卤代苯。

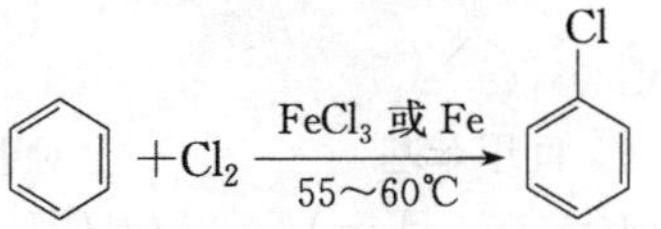

常用的催化剂有：$FeCl_3$、$FeBr_3$、$AlCl_3$、$CuCl_2$、$SbCl_5$ 等路易斯酸。

卤素的活性次序是：氟＞氯＞溴＞碘。

在较强烈条件下，卤代苯可继续与卤素反应，主要生成邻、对位产物。例如：

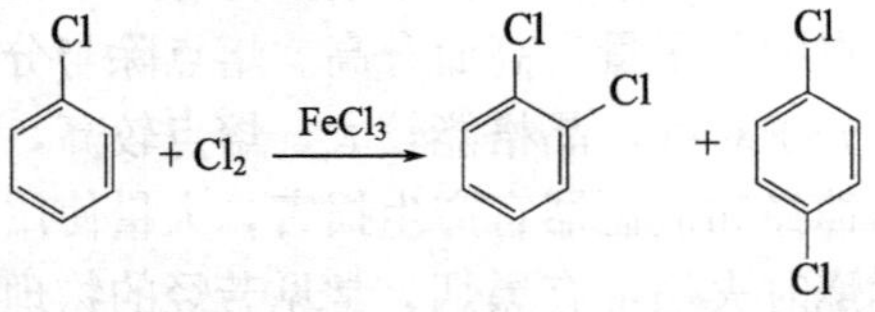

烷基苯在类似条件比苯更容易发生环上的亲电取代反应，主要得邻、对位产物。例如：

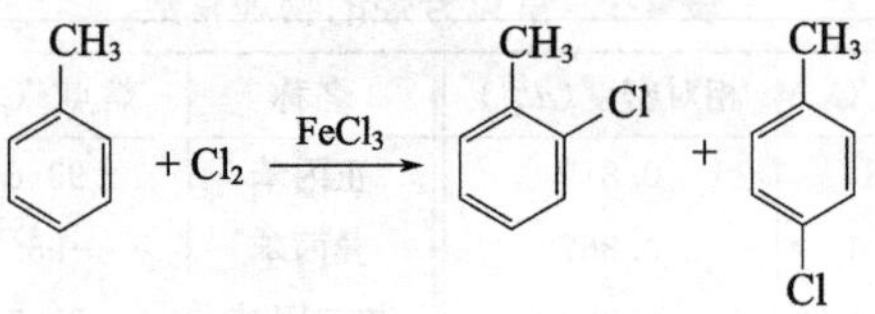

2. 硝化反应

苯与浓硝酸和浓硫酸的混合物（通常称为混酸）于 50～60℃ 反应，生成硝基苯。

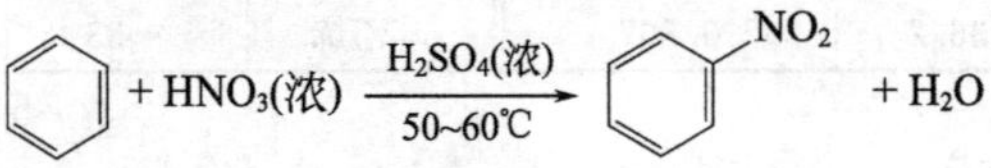

硝基苯进一步的亲电取代将变得比苯要难。

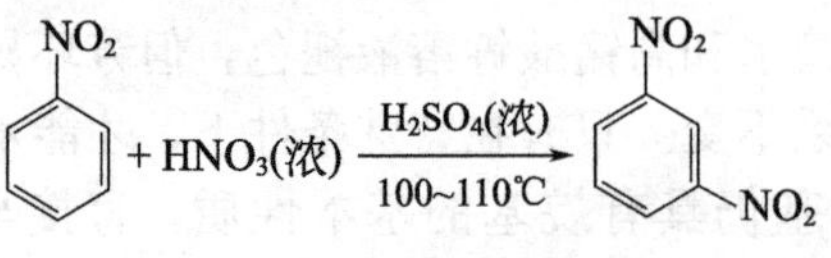

烷基苯在混酸的作用下，也能发生硝化反应，反应比苯还容易进行，主要生成邻位和对位硝基烷基苯。

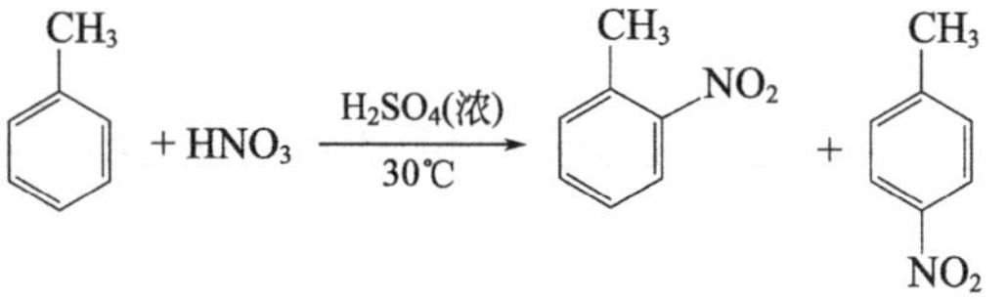

3. 磺化反应

苯与浓硫酸或发烟硫酸作用，生成苯磺酸的反应称为磺化反应。苯磺酸在较高的温度下可以继续磺化，生成间苯二磺酸。

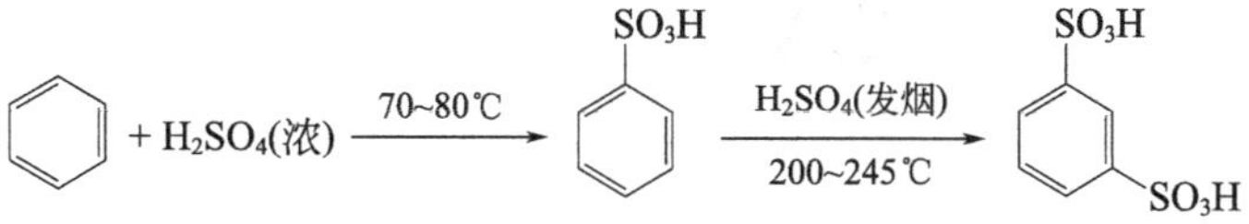

烷基苯比苯容易磺化，生成邻、对位烷基苯磺酸。例如：

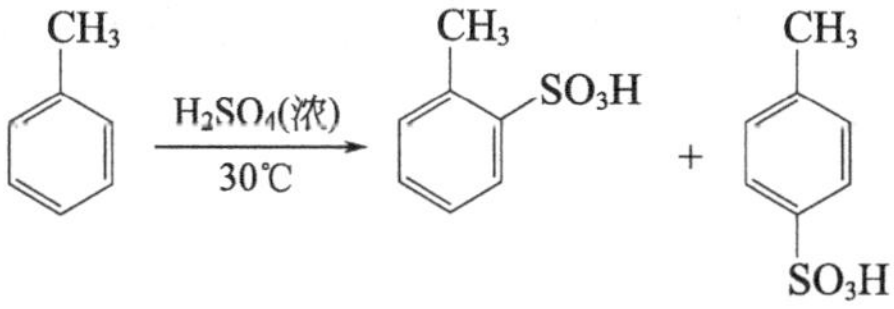

磺化反应高温下是一可逆反应，磺化产物与稀酸共热至 $100\sim150℃$ 时，磺酸基将逆分解脱落。

$$C_6H_5SO_3H + H_2O \xrightarrow[\triangle]{H^+} C_6H_6 + H_2SO_4$$

芳香磺酸是强酸，其酸性与硫酸相仿，可作为有机酸性催化剂。另外芳香磺酸溶于水，可利用苯及其同系物在热硫酸中溶解的特性区别烷烃和单环芳烃，也可利用磺化反应在含有苯环的有机药物分子中引入磺酸基团，以提高药物的水溶性。研究表明，药物分子中引入磺酸基，在改善水溶性的同时其药效基本不变。

4. 傅瑞德尔-克拉夫茨（Friedel-Crafts）反应

1877 年，Friedel 和 Crafts 首先发现在无水 $AlCl_3$ 等路易斯酸或质子酸的催化下，苯环上的 H 可分别被烷基或酰基取代，生成烷基苯和芳酮，简称傅-克烷基化反应（alkylation）和傅-克酰基化（acylation）反应。

（1）傅-克烷基化反应　在无水 $AlCl_3$ 等路易斯酸或质子酸的催化下，苯与卤代烃、醇、烯烃等烷基化试剂反应生成烷基苯。例如：

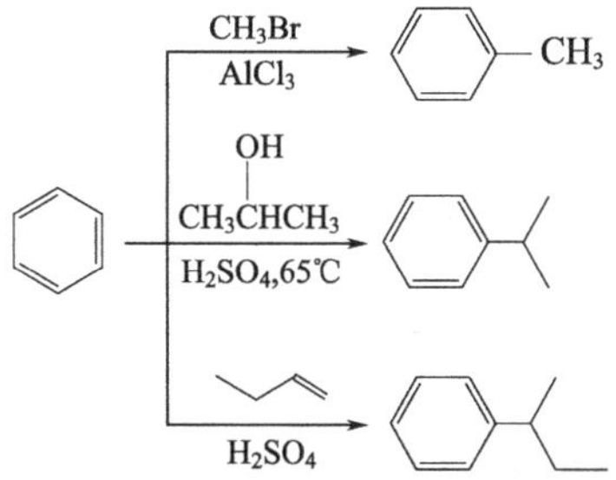

常用的催化剂有无水三氯化铝、三氯化铁、氯化锌、三氟化硼等，其中以无水三氯化铝的活性最高。

由于碳正离子易发生重排，所以使用三个或多个碳原子的卤代烷反应时，会有重排产物。例如：

$$\text{（苯环）} \xrightarrow[\text{无水 AlCl}_3,\triangle]{\text{CH}_3\text{CH}_2\text{CH}_2\text{Cl}} \text{（苯环）CH}_2\text{CH}_2\text{CH}_3 + \text{（苯环）CH(CH}_3)_2$$

因此利用傅-克烷基化反应在芳环上引入直链烷基，一般难以取得好结果。在烷基化反应中，由于产物烷基苯更易反应（烷基是活化基团），因此反应还常伴有多烷基化副产物生成。重排和多烷基化副产物的生成使烷基化反应的应用受到了一定的限制。

（2）傅-克酰基化反应　苯在路易斯酸催化下与酰卤或酸酐等酰化剂反应生成酰基苯即芳香酮。例如：

$$\text{（苯环）}\begin{cases} \xrightarrow[\text{AlCl}_3\triangle]{\text{CH}_3\text{COCl}} \text{（苯环）}\overset{\overset{\text{O}}{\|}}{\text{C}}-\text{CH}_3 + \text{HCl} \\ \xrightarrow[\text{AlCl}_3\triangle]{(\text{CH}_3\text{CO})_2\text{O}} \text{（苯环）}\overset{\overset{\text{O}}{\|}}{\text{C}}-\text{CH}_3 + \text{CH}_3\text{COOH} \end{cases}$$

芳环上如有硝基、磺酸基、酰基和氰基等强钝化基团时，不能发生傅-克烷基化及酰化反应，因此硝基苯常作为此类反应的溶剂。

（二）氧化反应

苯在高温下，用 V_2O_5 作催化剂能顺利地氧化成顺丁烯二酸酐（简称顺酐），是重要的有机合成原料。

$$2\text{（苯环）} + 9\text{O}_2(\text{空气}) \xrightarrow[\text{400~500℃}]{V_2O_5} 2\text{（顺酐）} + 4\text{CO}_2 + 4\text{H}_2\text{O}$$

（三）苯环侧链上的反应

1. 侧链卤代

芳烃侧链的 α-氢与烯烃的 α-氢相似，受苯环的影响比较活泼。在光照或加热的条件下，烷基苯的 α-H 优先被卤素取代，生成 α-卤代烷基苯。

$$C_6H_5CH_3 \xrightarrow[\text{光或热}]{Cl_2} C_6H_5CH_2Cl \xrightarrow[\text{光或热}]{Cl_2} C_6H_5CHCl_2 \xrightarrow[\text{光或热}]{Cl_2} C_6H_5CCl_3$$

α-H 原子的氯代反应为自由基型反应，其活性中间体为苄基自由基（PhCH$_2\cdot$）。由于 p-π 共轭的稳定作用，苄基自由基比叔烷基自由基还要容易形成。例如：

$$\text{（结构式）} \xrightarrow[\text{光或热}]{Cl_2} \text{（结构式）}$$

溴代反应可以用 N-溴代丁二酰亚胺（NBS）作溴代试剂，反应缓和，易控制：

$$\text{（苯环）}-\text{CH}_2\text{CH}_3 + \text{（NBr 结构）} \xrightarrow[\triangle]{\text{CCl}_4} \text{（苯环）}-\text{CHBrCH}_3 + \text{（NH 结构）}$$

2. 侧链氧化

烷基苯比苯容易被氧化，通常是 α-碳上连有氢的取代苯都可以被高锰酸钾或重铬酸钾等氧化剂氧化成苯甲酸。在一般情况下，不论侧链多长，以及侧链上是否还连有其它基团（如—CH$_2$Cl、—CHCl$_2$、—CH$_2$OH、—CHO、—CH$_2$NO$_2$ 等），只要有 α-H 就能氧化成苯甲酸。无 α-H 的烷基苯，如叔丁苯则很难氧化。

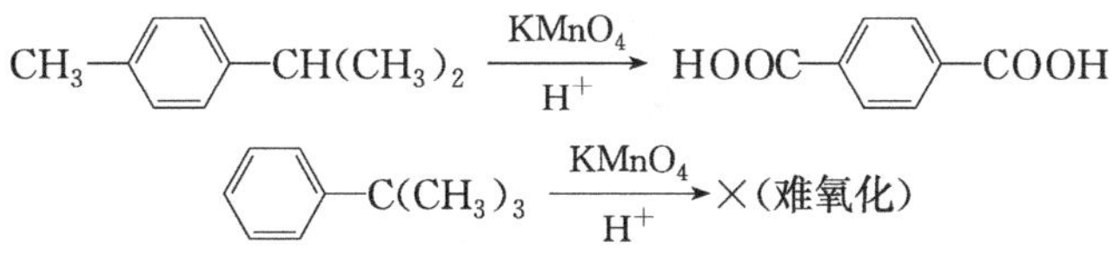
KMnO4
H+
CH3
CH(CH3)2
HOOC
COOH
C(CH3)3
×(难氧化)

五、苯环上取代反应的定位规律

（一）取代基的分类

当苯环上已连有一个基团（Z）时，新引入的取代基进入它的邻位、间位或对位的平均机会如下：

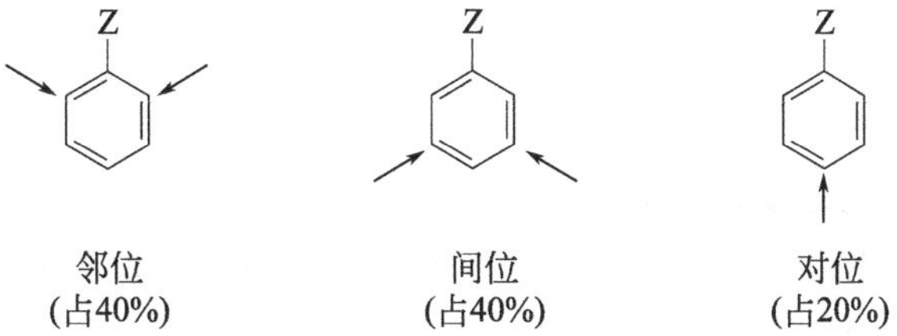
Z
邻位
(占40%)
间位
(占40%)
对位
(占20%)

但事实上，由于受到苯环上已有基团的影响，取代基进入各位置的机会并不是均等的。例如：

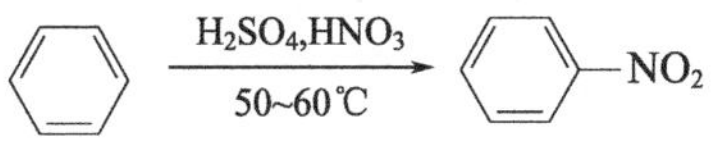
H2SO4,HNO3
50~60℃
NO2

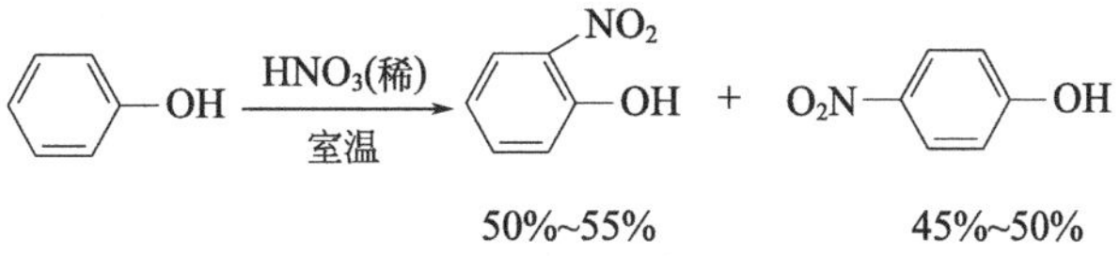
OH
HNO3(稀)
室温
NO2
O2N
50%~55%
45%~50%

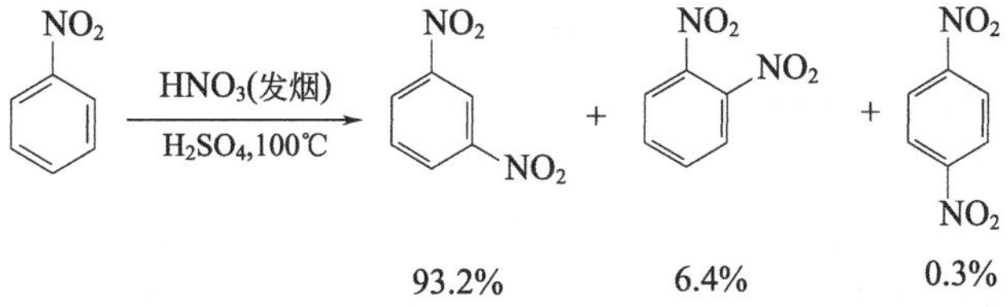
NO2
HNO3(发烟)
H2SO4,100℃
93.2%
6.4%
0.3%

对比苯、酚和硝基苯的硝化条件和反应产物可以看出，酚比苯容易硝化，且硝基几乎100%进入邻、对位。硝基苯比苯难硝化，且硝基主要进入间位（93%）。由此可见，在苯环的亲电取代反应中，苯环上原有取代基不仅对苯环亲电取代反应有活化或钝化作用，而且对新取代基进入的位置有指示定位的制约作用，故把苯环上原有的取代基如酚羟基、硝基等称为定位基。从大量实验事实中归纳出来的这一规律称为苯环亲电取代定位规则（又称定位效应）。

常见的定位基可以分为下面两大类。

1. 邻对位定位基

这类定位基使第二个取代基主要进入它的邻位和对位，并且大多能使苯环活化（卤素除外），使取代反应较容易进行。邻对位定位基在结构上的特征是：定位基中直接与苯环相连的原子不含双键或三键，多数具有未共用电子对，常见的邻对位定位基及其反应活性（相对于苯而言）如下。

强烈致活作用：$—O^-$，$—NH_2$，—NHR，$—NR_2$，—OH。

中等致活作用：—OCH$_3$，—NHCOCH$_3$。

弱致活作用：—C$_6$H$_5$，—CH$_3$（—R）。

致钝作用：—F，—Cl，—Br，—I。

2. 间位定位基

间位定位基使第二个取代基主要进入间位，并可使苯环钝化，使取代反应比苯要困难些。这类定位基在结构上的特征是：定位基中与苯环直接相连的原子一般都含有双键或三键，或带有正电荷。常见的间位定位基及其反应活性如下。

强烈致钝作用：—$\overset{+}{N}R_3$，—NO$_2$。

中等致钝作用：—C≡N，—SO$_3$H。

较弱致钝作用：—CHO，$-\overset{\overset{\displaystyle O}{\|}}{C}-R$，—COOH，$-\overset{\overset{\displaystyle O}{\|}}{C}-OR$。

（二）定位规律的理论解释

苯环上的定位基之所以能影响与决定新取代基进入的位置以及取代反应的难易，这是分子中原子与原子团之间相互影响、相互作用的结果。

从芳烃亲电取代反应历程可知，芳烃亲电取代反应的决速步骤为亲电试剂 NO$_2^+$，R$^+$，X$^+$（X 代表卤素）等进攻苯环上电子云密度比较高的部位，并形成环状碳正离子中间体（σ-配合物）的一步。

中间体(σ-配合物)

因此，凡是能够使中间体稳定的取代基，能够加速苯环的亲电取代速率，并使新的取代基进入原有取代基的邻、对位，反之，吸电子基团则钝化反应，并间位定位。

下面分别讨论两类定位基对苯环的影响及其定位效应。

1. 甲基（烷基）

甲基（或烷基）是斥电子基，具有+I效应，同时甲基和苯环之间存在着 σ-π 超共轭效应（超+C），两种效应都使苯环的电子云密度增加，烷基对苯环的 σ-π 超+C 效应在苯环共轭体系的交替传递使邻、对位处的电子云密度增加较多；因此甲苯或烷基苯的亲电取代比苯要快，且使新取代基主要进入烷基的邻、对位 [图 4-3(a)]。

2. 羟基

羟基连在饱和碳原子上时，是一单纯的吸电子（-I）基，当它连在苯环上时，-I效应通过 C—O σ 键使苯环上电子云密度降低，同时羟基氧上的未共用电子对能与苯环的大 π 键形成 p-π 共轭体系，具有+C效应，且+C>-I，所以羟基使苯环电子云密度增加，并在邻、对位处增加较多。所以苯酚亲电取代反应较易进行，反应速率比苯快，反应主要生成邻、对位产物。烃氧基（—OR）、氨基（—NH$_2$、—NHR、—NR$_2$）对苯环的电子效应和定位效应与羟基相似 [图 4-3(b)]。

3. 卤素

卤素是吸电子（-I）基，当连在苯环上时，-I效应通过 C—X σ 键使苯环上电子云密度总体降低；同时，卤原子也能与苯环中形成 p-π 共轭的+C效应，使苯环上 π 电子云的交替极化情况与烷基苯和苯酚相似。从卤素+C效应来看，它们是邻、对位定位基，但因为

$+C<-I$，所以反应虽然在邻、对位进行，但反应的完成比苯困难。卤素是一个使苯环钝化的特殊邻对位定位基［图 4-3(c)］。

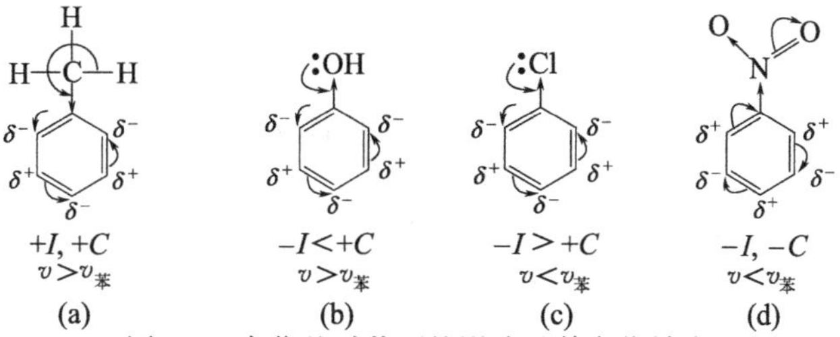

图 4-3　定位基对苯环的影响及其定位效应

4. 硝基

硝基是强吸电子基，其 $-I$ 效应和 $-C$ 效应都使苯环上电子云密度降低，亲电取代活性降低，是一个钝化基团。根据 $-C$ 效应对苯环的正负交替极化作用，硝基的间位成为亲电试剂进攻的主要位置，故硝基是一个间位定位基［图 4-3(d)］。

（三）定位规律的应用

苯环上亲电取代反应的定位规律不仅可以用来解释某种现象，还可以通过它来指导取代苯的合成，包括预测反应主要产物和正确选择合成路线。

1. 预测反应的主要产物

二元取代苯发生取代反应时，综合考虑定位规律最适合位置与空间阻碍等因素，就可以解释和预测许多取代反应的结果。

例如，间甲苯酚分子中的 C-2，C-4，C-6 都是可能被取代的位置，但 C-2 处的空间阻碍比 C-4，C-6 处大，所以硝化时的主要产物是 4-硝基与 6-硝基取代产物。

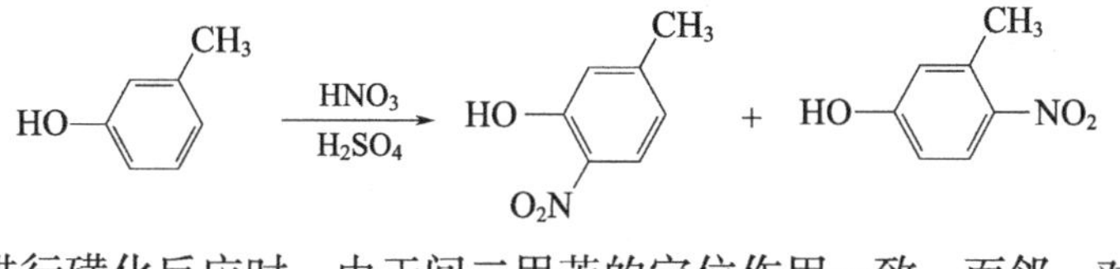

三种二甲苯进行磺化反应时，由于间二甲苯的定位作用一致，而邻、对位二甲苯的定位作用不一致，所以间二甲苯最容易磺化。利用这一特性，可将混合二甲苯在较低温度下经过选择性磺化、分离和水解，得到纯的间二甲苯。

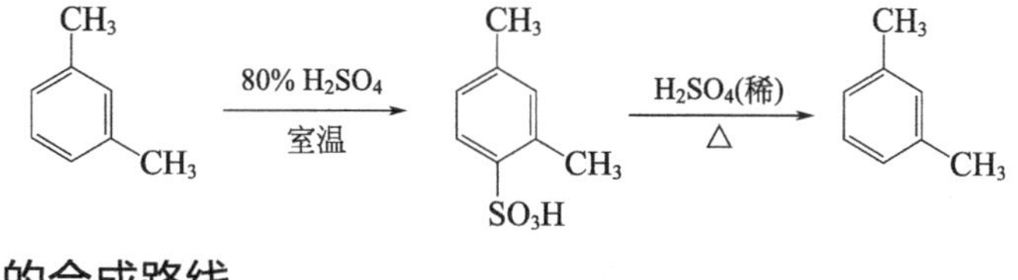

2. 选择合理的合成路线

应用定位规律可以选择可行的合成路线，得到较高的产率和避免复杂的分离手续。例如，以甲苯为原料合成间硝基苯甲酸，应先氧化后硝化，因为甲基氧化成羧基（间位定位基 —COOH），才能使硝基进入其间位。

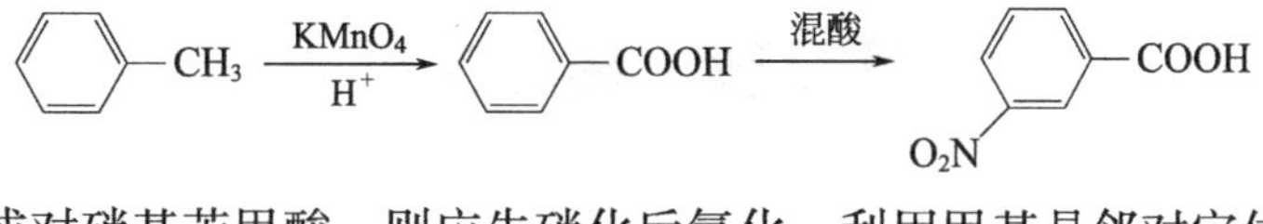

而要合成邻或对硝基苯甲酸，则应先硝化后氧化，利用甲基是邻对定位基，把硝基引向其邻、对位。

又如由对硝基甲苯合成 2,4-二硝基苯甲酸，其合成路线有如下两条。

显然第一条合成路线较合理，可以简化分离步骤，同时硝化一步反应较第二条路线的硝化一步反应易进行。

六、常见代表化合物

1. 甲苯

甲苯是一种无色，带特殊芳香味的易挥发液体。沸点为 110.6℃，甲苯是芳香族化合物的一员，它的很多性质与苯很相似，在应用中常常替代有相当毒性的苯作为有机溶剂使用，还是一种常用的化工原料，可用于制造炸药、农药、苯甲酸、染料、合成树脂及涤纶等。同时它也是汽油的组分之一。

2. TNT

三硝基甲苯（2,4,6-三硝基甲苯），为白色或淡黄色针状结晶，无臭，有吸湿性，难溶于水、乙醇、乙醚，易溶于氯仿、苯、甲苯、丙酮。本品为比较安全的炸药，能耐受撞击和摩擦，但突然受热能引起爆炸。中等毒性，可经皮、呼吸道、消化道侵入。主要危害是慢性中毒，局部皮肤刺激产生皮炎，高铁血红蛋白形成能力比苯胺小，慢性作用主要表现为中毒性胃炎、中毒性肝炎、贫血、中毒性白内障。

3. 联苯

联苯是无色晶体，熔点是 71℃，沸点是 255.9℃，相对密度是 0.886，不溶于水，溶于有机溶剂。联苯是重要的有机原料，广泛用于医药、农药、染料、液晶材料等领域。可以用来合成增塑剂、防腐剂，还可以用于制造燃料、工程塑料和高能燃料等。联苯存在于煤焦油、原油和天然气中。联苯的制备方法有通过苯热解制备联苯等的化学合成法和通过各种煤焦油馏分制联苯的分离提取法。联苯在煤焦油中的质量分数为 0.20%～0.40%，目前煤焦油提取法和化学合成法并存。

第二节　稠环芳烃

1. 萘

萘的分子式为 $C_{10}H_8$，是光亮的片状结晶，熔点 80.2℃，沸点 218℃，有特殊气味，易升华，不溶于水，易溶于有机溶剂。萘是重要的化工原料，也常用作防蛀剂。

萘与苯相似，所有的碳、氢原子处于同一平面，十个碳原子的 p 轨道的对称轴都垂直于 σ 键所在的平面，它们相互平行并在侧面相互交盖，构成了一个形如"8"字的闭合共轭体系，如图 4-4 所示。

萘具有芳香性，因此比较稳定。但分子中各原子的 p 轨道重叠程度不同，π 电子云分布不均匀，因此萘的芳香性比苯差。

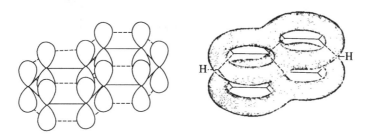

图 4-4　萘的分子轨道示意图

从萘的构造式可知，分子中的碳原子位置不是等同的。1,4,5,8 位是等同的，称为 α 位；2,3,6,7 四个位置也是等同的，称为 β 位。因此萘的一元取代物只有两种位置异构体：α-取代物（1-取代物）和 β-取代物（2-取代物）。

但二元及其二元以上取代物的位置异构体至少有七种，命名时须用阿拉伯数字标明，以示区别。例如：

α-萘酚　　　　β-萘酚　　　　1,2-二甲基萘　　　　2-乙基-6-甲基萘

萘在参与亲电取代反应中，由于 α-碳原子上的电子云密度高于 β-碳原子，中间共用的两个碳原子上电子云密度更小，因此亲电取代反应一般发生在 α 位。

十氢萘是萘的完全还原产物，其系统化学名为二环［4.4.0］癸烷，有两种几何异构体，即两个椅式环己烷分别以顺式（ea）或反式（ee）稠合，如图 4-5 所示。顺式沸点 194℃，反式沸点 185℃。它们都是非常稳定的高沸点溶剂。

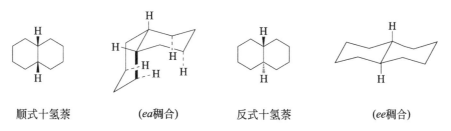

顺式十氢萘　　　　（ea稠合）　　　　反式十氢萘　　　　（ee稠合）

图 4-5　顺式和反式十氢萘的构型和构象

由于环碳链长度的刚性限制，以 ee 稠合的反式十氢萘不可能发生翻环作用，即不存在 aa 稠合的反式十氢萘构象异构体。因此反式十氢萘又称为刚性十氢萘。反式十氢萘上取代

基的 a、e 空间向位被相对固定，不存在 $a \rightleftharpoons e$ 转换构象异构。

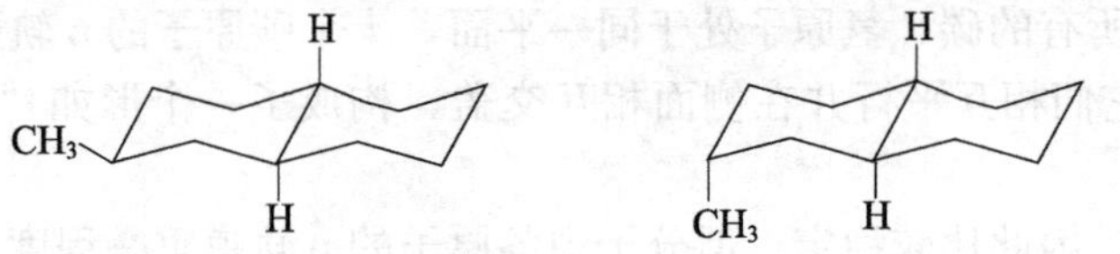

两种独立的构型异构体

以 ea 键稠合的顺式十氢萘可以通过翻环作用转换成 ae 稠合的构象，因此顺式十氢萘又称为柔性十氢萘。顺式十氢萘环上的取代基通过翻环作用有两种 $a \rightleftharpoons e$ 转换构象异构体。

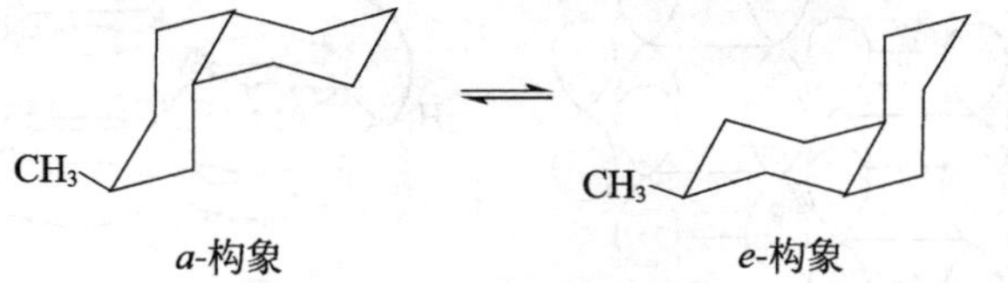

a-构象　　　　　　　e-构象

2. 蒽和菲

蒽和菲的分子式都是 $C_{14}H_{10}$，它们互为构造异构（苯环位置异构）体。它们都是由三个苯环组成，且都在同一平面上，其中蒽的三个苯环成线形稠合，而菲则为角形稠合。与萘相似，蒽和菲均是闭合共轭体系，碳碳键的键长也不完全相等，环上电子云密度的分布也并不完全平均化。它们都具有芳香性，但比萘还差。蒽和菲的构造式及其编号方法如下：

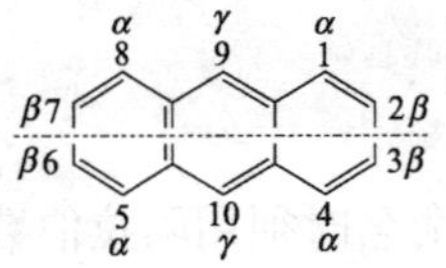

蒽

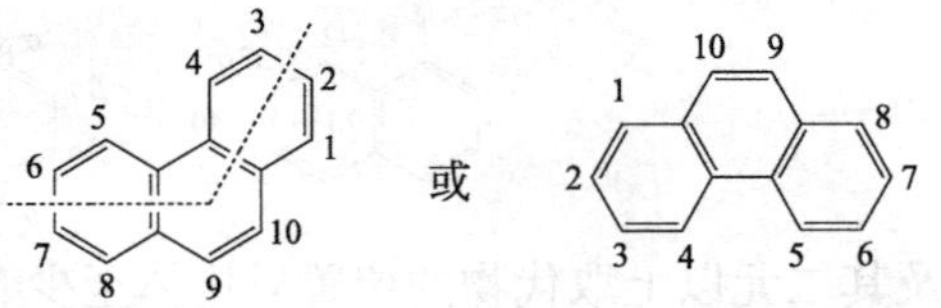

在蒽分子中，1,4,5,8 四个位置相等，称为 α 位；2,3,6,7 四个位置相等，称为 β 位；9,10 两个位置相等，称为 γ 位（或中位）。因此蒽的一元取代物有三种。在菲分子中有五对相互对应的位置，即 1 与 8,2 与 7,3 与 6,4 与 5,9 与 10，因此菲的一元取代物有五种异构体。

蒽和菲的衍生物非常重要，如蒽醌是一类重要的染料，中药中的一类重要活性成分，如大黄、番泻叶等的有效成分，都属于蒽醌类衍生物；菲的某些衍生物，具有特殊的生理作用，例如甾醇、生物碱、维生素、性激素分子中常含有环戊烷（并）多氢菲（甾环）的结构。醋酸可的松分子中就有此种结构。

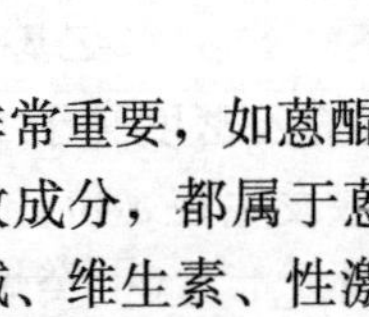

环戊烷(并)多氢菲 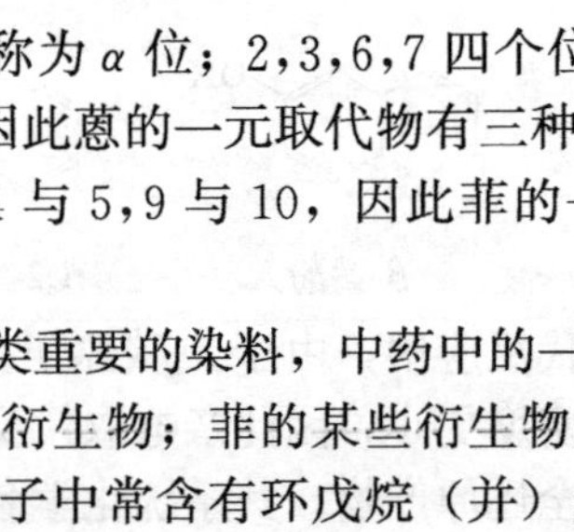　　　　　　　醋酸可的松

3. 致癌芳烃

凡能引起癌症的物质称为致癌原物质。化学致癌原物质通过食物、饮水、药物或吸烟等进入人的机体内，作用于生物大分子如核酸、脱氧核酸或蛋白质等而引起细胞癌变。常见的化学致癌原物质有稠环芳烃、亚硝胺类及芳胺类。研究证明，超过四个苯环的非线形稠合的

稠环芳烃及其衍生物大多是有致癌活性和促进致癌的物质，常称为致癌芳烃，它们都是蒽和菲的衍生物。例如：

茚	芴	苊	四联苯

五苯	芘	蒀

1,2,5,6-二苯并蒽	1,2-苯并芘	3-甲基胆蒽	1,2,3,4-二苯并菲

知识链接

休克尔规则、芳香性与反芳香性

　　自 1825 年迈克尔·法拉第从煤焦油中分离出苯开始，芳香化学的发展已有近 200 年的历史。从凯库勒提出苯的环状结构，并发现苯和类苯化合物有特殊性质（芳香性）以来，人们对芳香性及其和结构之间的关系的研究也逐步深入，芳香性可以通过分子在磁场中维持环电流的能力来定义。1931 年，休克尔提出著名的 $[4n+2]$ 规则（休克尔规则），闭合环状平面型的共轭多烯（轮烯）π 电子数为 $(4n+2)$ 时（其中 n 为 0 或者正整数），具有芳香性，感应磁场与环内磁场相反。但有些分子或离子却由于 π 电子的离域而变得更不稳定。这种因 π 电子的离域导致体系能量升高、稳定性下降的体系称为反芳香性体系。反芳香性体系通常具有 $4n$ 个 π 电子时，具有相反的磁化。该规则能够可靠地预测 π 电子少于 22 个（$n=5$）的小分子行为。牛津大学哈里·安德森院士团队成功合成出了具有高达 162 个 π 电子（$n=40$）的卟啉纳米环，这是史上最大的芳香环。其芳香性可以通过改变组成、氧化态和构象来控制。通过观察环电流发现，休克尔规则仍能够正确预测环电流方向，当卟啉单元具有部分氧化态时，会出现最大的环电流。

习题

1. 用系统命名法命名下列各化合物。

(1) 　　(2) 　　(3) 　　(4)

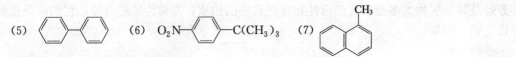

(5)   (6) O_2N—⬡—$C(CH_3)_3$ (7)

2. 比较下列化合物的亲电取代反应的难易。

(1) 苯，甲苯，硝基苯，氯苯

(2) 1,2,3-三甲基苯，硝基苯，氯苯

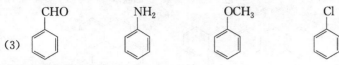

3. 完成下列化学反应式。

(1) ⬡ $+CH_3CH_2CH_2Cl$ $\xrightarrow{AlCl_3}$?

(2) 甲苯 $\xrightarrow[FeCl_3]{Cl_2}$? $\xrightarrow{KMnO_4}$?

(3) (对甲基叔丁基苯) $\xrightarrow{KMnO_4}$? $\xrightarrow[FeCl_3]{Cl_2}$?

(4) ⬡ $\xrightarrow[H_2SO_4（浓）]{HNO_3（浓）}$?

(5) ⬡—⬡—NO_2 $\xrightarrow[AlCl_3]{CH_3Cl}$?

4. 用简单的化学方法区别下列各组化合物。

(1) 苯乙烯，苯乙炔，乙苯

(2) 苯，环己烷，环己烯，乙苯

(3) 乙苯，叔丁基苯，苯乙烯

5. 甲、乙、丙三种芳烃的分子式同是 C_9H_{12}，氧化时甲得到一元羧酸，乙得到二元羧酸，丙得到三元羧酸。但是发生硝化反应时，甲和乙分别得到两种一元硝基化合物，而丙只得到一种一元硝基化合物。试推断甲、乙、丙三种化合物的结构式。

第五章　立体化学基础

分子中各原子间相互连接的顺序和空间排列称为分子的结构（structure）。分子结构包含构造（constitution）、构型（configuration）和构象（conformation）三个层次。化合物具有相同的分子式，但有不同结构和性质的现象称为同分异构现象（isomerism）。具有同分异构现象的化合物称为同分异构体（isomers）。

扫码看课件

同分异构现象普遍存在于有机化合物中，它是构成有机化合物数目庞大的一个重要原因。产生同分异构现象的本质是分子中原子相互连接的顺序和空间排列方式不同。

同分异构一般可分成两大类，而每一大类中又可分成若干种。它们之间的关系可以归纳如下。

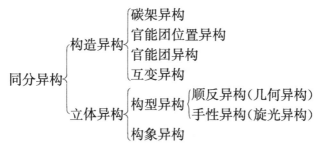

立体化学（stereochemistry）是研究立体异构体的结构与理化性质之间关系的科学。在前面的章节中讨论过顺反异构和构象异构，本章将侧重介绍立体异构中与手性异构相关的基础知识。

第一节　手性异构的基本概念

手性异构又叫对映异构或镜像异构，是另一种立体异构，它和化合物的一种特殊物理性质——旋光性有关。因此也叫旋光异构或光学异构。

一、平面偏振光和旋光性物质

光是一种电磁波，它的振动方向垂直于光波前进的方向。普通的光或单色光的光线里，光波在所有可能的平面上振动。如果使单色光通过一个由方解石（特殊晶形的碳酸钙）制成的尼可尔（Nicol）棱镜，就可以得到只在一个平面上振动的光，这种光就是平面偏振光（如图 5-1 所示），简称偏振光。偏振光前进的方向与其光波振动的方向所构成的平面称为偏振面。

把两块尼可尔棱镜晶轴平行放置，普通光透过第一块棱镜后变成平面偏振光，由于两块

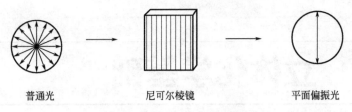

图 5-1 普通光和平面偏振光示意图

尼可尔棱镜晶轴是平行的，偏振光自然也会透过第二块棱镜。如在两块棱镜间放置一个盛有各种液体化合物或溶液的玻璃管，再在第二块棱镜后观察，会出现两种情况：如果管里盛的是水、乙醇、二氯甲烷等化合物时，仍可看到光透过第二块棱镜；如果管里盛的是从肌肉中提取的乳酸或葡萄糖的水溶液等，则观察不到有光透过，只有把第二块棱镜旋转一个角度后，才可以观察到有光透过。这个现象是由于被测物质把偏振光平面旋转了一定的角度所致。物质能使偏振光偏振面发生旋转的特性称为旋光性，由此可把化合物分为两类：能使偏振光偏振面旋转一定角度的物质，有旋光性，称为旋光性物质或称光学活性物质；另一类则无旋光性，称为无旋光性物质。

二、旋光度和比旋光度

各种旋光性物质在一定波长的单色光源照射下，对偏振光偏振面的旋转不仅有角度的差异，还存在旋转方向的差异。这种差异可通过旋光仪测出。旋光仪原理如图 5-2 所示。

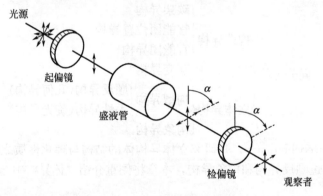

图 5-2 旋光仪原理示意图

凡能使偏振光偏振面发生顺时针方向旋转的物质，称为右旋物质，用符号"＋"或"d"表示；凡能使偏振光偏振面发生逆时针方向旋转的物质，称为左旋物质，用符号"－"或"l"表示。旋光性物质使偏振光偏振面发生旋转的角度称为旋光度，常用 α 表示，如图5-2 所示。

测得的旋光度 α 同盛液管的长度、溶液的浓度、光源的波长、测定时的温度、所用的溶剂都有关系。为了消除浓度、盛液管长度等测试条件的影响，通常用比旋光度 $[\alpha]_\lambda^t$ 来描述物质的旋光性：

$$[\alpha]_\lambda^t = \frac{\alpha}{\rho_B l}$$

式中，α 为从旋光仪测得的旋光度；ρ_B 为质量浓度，$g \cdot mL^{-1}$，如果试样是纯液体，则 ρ_B 改为 ρ（试样的密度），$g \cdot cm^{-3}$；l 为盛液管的长度，dm；t 为测定时的温度，℃；λ 为所用光源的波长（通常用钠光作光源，用 D 表示，波长为 589nm），nm。

比旋光度是在一定温度、一定波长的单色光照射下，1mL 中含有 1g 溶质的溶液放在 1dm 长的盛液管中所测得的旋光度，即单位浓度和单位长度的旋光度。在表示比旋光度时，还要表示出使用的溶剂。例如，在 20℃用钠光源的旋光仪分别测得旋光性物质葡萄糖水溶液的比旋光度为右旋 52.5°，写作$[\alpha]_D^{20}=+52.5°$（水）。

上述公式不仅可以用来计算物质比旋光度，也可以在已知比旋光度时用于测定物质的浓度或鉴别物质的纯度。像物质的熔点、沸点、相对密度、折射率一样，在一定的条件下，比旋光度是旋光性化合物的一种特有的物理常数，可以定量地表示旋光性物质的一个特性——旋光性。

三、手性和手性异构

1. 手性和手性分子

任何物体都有它的镜像。如果把左手放到镜面前，其镜像恰与右手相同，左右手的关系是实物与镜像的关系，相对映但不能重合（如图 5-3 所示）。物质的这种与其镜像不能重合的特征称为物质的手性（chirality）或手征性。有些物质是能与其镜像重合的，这类物质不具手性，称为非手性物质。

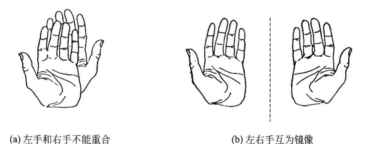

(a) 左手和右手不能重合　　　　　　　　　　(b) 左右手互为镜像

图 5-3　右手和左手的关系

手性不仅是一些宏观物质的特性，有些微观分子也具有手性。如图 5-4 所示为 2-羟基丙酸（乳酸）和乙醇的实物与镜像球棒立体模型。仔细观察会发现，乙醇的两种立体模型可以完全重合，而乳酸的两种立体模型则不能重合。

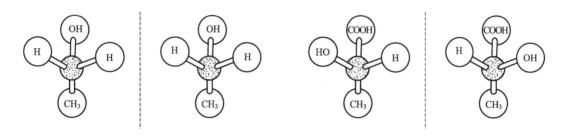

(a) 实物和镜像完全重合　　　　　　　　　　(b) 实物和镜像不能重合

图 5-4　实物和镜像的两种关系

实物和镜像完全重合的分子（如乙醇）不具有手性，这类分子称为非手性分子；像左右手一样与其镜像不能重合的分子（如乳酸）则被称为手性分子（chiral molecules）。凡是手性分子都具有旋光性，也就是说，旋光性物质具有手性的结构特征；凡是非手性分子都无旋光性，也就是说，无旋光性物质不具有手性的结构特征。

2. 手性异构和对映体

像这种具有实物与镜像不重合关系的立体异构体称为对映异构体（enantiomers），简称为对映体。对映体总是成对存在的，即一个手性分子总有一个与其成镜像关系的立体异构体。凡因分子的手性因素而产生的立体异构称为手性异构。手性异构体大多具有旋光性，因此又称为旋光异构体或光学异构体。对映异构属于手性异构中的一种。

呈实物和镜像关系的一对对映异构体，它们的旋光方向相反，而旋光度大小相同。如从肌肉中得到的乳酸为右旋乳酸，特种细菌（左旋乳酸杆菌）作用下，发酵得到乳酸为左旋乳酸；它们的比旋光度分别为$[\alpha]_D^{15}=+3.82°$（水）和$[\alpha]_D^{15}=-3.82°$（水）。

一对对映体因分子空间形象相似，分子能量相同，除旋光方向相反，旋光度相同外，其它的物理性质没有区别，如熔点、沸点、相对密度、溶解度等物理性质完全相同。

等量对映体的混合物称为外消旋体（racemic modification 或 racemate）。一般在化合物名称前加符号（±）或（dl-）表示。如乳酸的外消旋体可用（±）-乳酸或（dl）-乳酸表示。用一般化学方法合成的乳酸都是乳酸的外消旋体，从酸牛奶中获得的乳酸也是外消旋体。外消旋体的化学性质一般与旋光对映体相同，但在熔点和溶解度等物理常数常与单一纯的对映异构体有差异（如表 5-1 所示）。

表 5-1　乳酸的物理常数

化合物	熔点/℃	$[\alpha]_D^{15}$（水）	pK_a(25℃)
（＋）-乳酸	28	＋3.82°	3.79
（－）-乳酸	28	－3.82°	3.79
（±）-乳酸	18	0°	3.79

形成外消旋体的最简单方法是将互为对映体的两种物质等量混合。有些旋光性化合物在受热、光照的影响下，或与某些化学试剂共存，或在一定的酸碱介质中放置时，比旋光度值可能会逐渐减小，直至为零。这种现象一般为单一对映体在一定的理化条件下部分转化为另一对映体直至形成外消旋体所致。这种有旋光性的化合物在一定的理化条件下变成无旋光性的外消旋体的过程常被称为外消旋化（racemization）。

3. 旋光性与手性的关系

为什么非手性分子无旋光性，而手性分子有旋光性呢？实际上，当偏振光通过一个样品时，每个分子都由于其电子的运动而与光波的电场产生微弱的相互作用，使偏振面产生微小的偏转。但是当光束通过非手性分子如二氯甲烷溶液时，每一个二氯甲烷分子在任何方向产生的对偏振光的偏转影响，都能被其周围存在的与其成对映镜像关系的另一分子（也是二氯甲烷）的影响所抵消。因此，就表现为无旋光性，如图 5-5 所示。

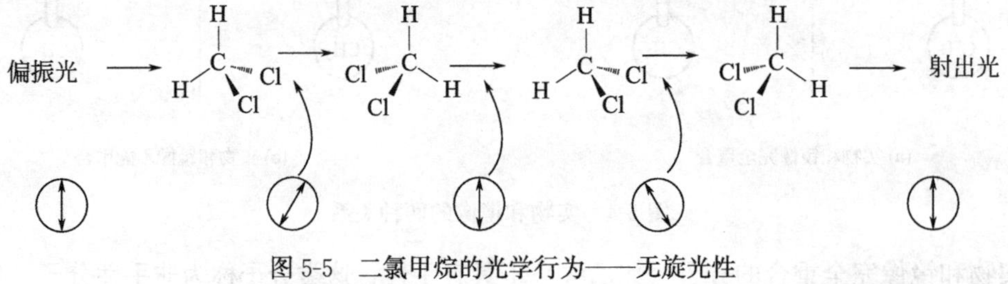

图 5-5　二氯甲烷的光学行为——无旋光性

但是，对一个手性分子的溶液来说，每一个分子的周围不存在与其成对映镜像关系的另一个分子。因此，对于偏振光的影响无法抵消，从而在偏振光光路上表现出随浓度增大、盛液管长度增长而叠加的旋光活性。

四、对称因素和手性因素

（一）对称因素

如何从一个分子本身的立体结构来判断分子是否有手性呢？从立体几何学角度可以证明，实物和镜像不能重合是因为物质缺少对称因素，也就是说，凡具有对称因素的分子与其镜像必然完全重合，属于非手性分子，或称对称分子，反之则为手性分子或不对称分子。因此，可根据分子是否具有对称因素来确定分子是否有手性或旋光性。

分子是否具有对称性，要将分子进行某一项对称操作，看结果是否与它原来的立体形象完全一致。如通过某种对称操作后，和原来的立体形象完全重合，就说该分子具有某种对称因素，它们可以是一个点、一个面或一个轴。

1. 对称面

如果在分子中能找到一个"平面"可把分子切成互为镜像的两半，该分子就是具有对称面的对称分子，如图 5-6 所示。对称面通常用 σ 表示。

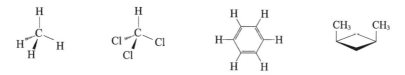

图 5-6　具有对称面的分子

2. 对称中心

若分子中能找到一点"i"，分子中任何一个原子或基团向 i 连线，在其延长线的相等距离处都能遇到相同的原子或基团，则 i 点是该分子的对称中心。具有对称中心的分子与其镜像能重合，属于无旋光性的非手性分子，如图 5-7 所示。

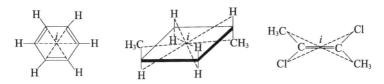

图 5-7　具有对称中心的分子

一个非手性分子可能存在一种或数种对称因素，若能判断出分子中存在着对称面或对称中心，就可以肯定分子为非手性分子。

（二）手性因素

不具有任何对称因素的分子为手性分子，它们和镜像不能重合。手性分子中也存在使分子产生手性的几何因素，这种几何因素称为手性因素。手性因素常常主要与分子中的一个和多个特定原子有关。

1. 手性中心

能引起分子具有手性的一个特定原子或分子骨架的中心称为手性中心。最常见的手性中心为手性碳原子（chiral carbon atoms），即连接四个不同构型（构造可能相同）的原子或基团的 sp^3 型碳原子（以往被称为不对称碳原子）。其它多价杂原子如 N、P、S、Si 等也可形成手性中心。如图 5-8 所示标有"$*$"号者均为手性中心（原子）。

2. 手性轴

分子中若存在由若干原子组成的轴状结构，分子中的一些原子或基团在此轴周围的不对

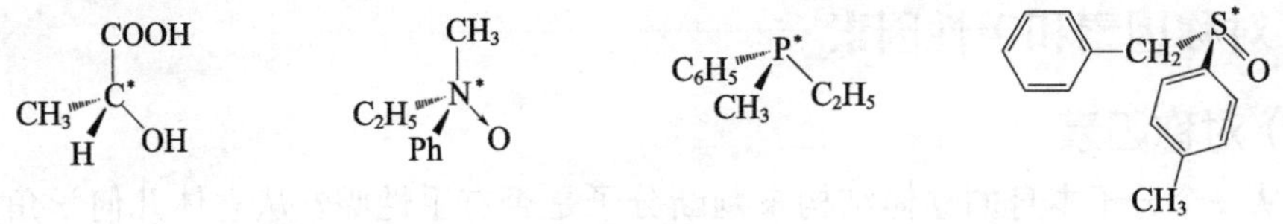

图 5-8 具有手性中心的手性分子

称空间排列而产生手性，此轴即称手性轴。例如当戊-2,3-二烯两个碳原子上各连不同的基团时，分子具有手性。通过 C=C=C 的轴即为手性轴，如图 5-9 所示。

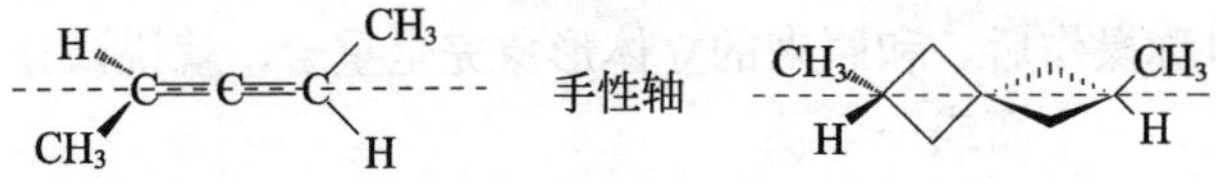

戊-2,3-二烯的对映异构体之一   2,6-二甲基螺[3.3]庚烷的对映异构体之一

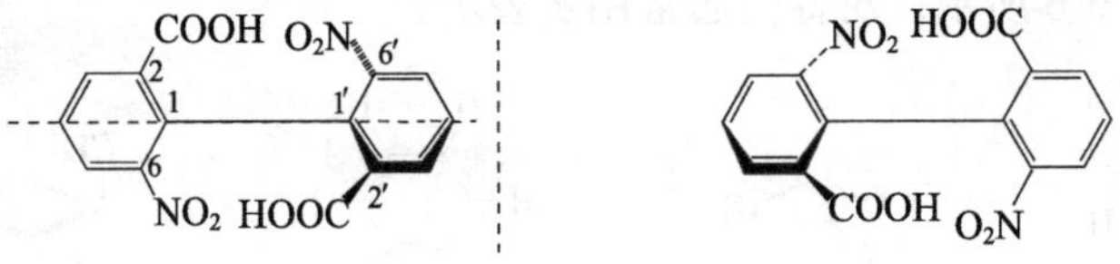

2,2',6,6'-四取代联苯的对映异构体

图 5-9 具有手性轴的手性分子

图 5-9 中的取代螺环化合物——2,6-二甲基螺［3.3］庚烷分子中，两个四元环是刚性的，所在平面是互相垂直的，也属具有手性轴的化合物。

在联苯型化合物中，若 2,2',6,6' 位上有四个足够大的基团时，两个苯环间单键的自由旋转受到阻碍，并使两个苯环不能处在同一平面上。若两个苯环上的取代基都不是对称的，这个化合物就包含一个手性轴，因而可有两种不能相互转化的手性异构体存在［由于单键自由旋转受阻而产生的手性异构体又称"阻旋异构体"（atropisomers）］。

凡具有对称因素的分子必然为非手性分子，而手性分子中必然具有手性因素，但具有手性因素的化合物，并非必然为手性分子。这将在本章后续部分中讨论。

第二节 手性异构体构型的表示式和标记

一、手性异构体的构型表示式

构型异构体常采用投影式来表示它们的空间形象。投影式法是 19 世纪德国有机化学家费歇尔提出的，又称为费歇尔投影式，有楔形式和平面投影式，对于链状手性化合物在多数情况下常采用平面费歇尔投影式。

现以乳酸为例说明球棒模型与费歇尔投影式的变换。

以手性碳为中心，把球棒模型中与手性碳相连的呈四面体分布的四个原子或基团按"横前竖后"的方式（即横向排列的两个放在手性碳的前方，纵向排列的两个放在手性碳的后方）投影于纸面。楔形式中竖直方向用虚线表示，水平方向用楔形线表示。在平面投影式中，用实线表示共价键，其交叉点表示纸平面上的手性碳，即得十字交叉型的平面投影式。因此，这种投影式也可称为十字形投影式。习惯上把碳链放在纵向，且把命名时编号较小的碳放在上方。如图 5-10 所示用三种立体构型表示式表示乳酸的对映异构体构型，同时也可看出费歇尔投影式的投影方式。显然，费歇尔投影式书写起来比球棒式和楔形式方便。

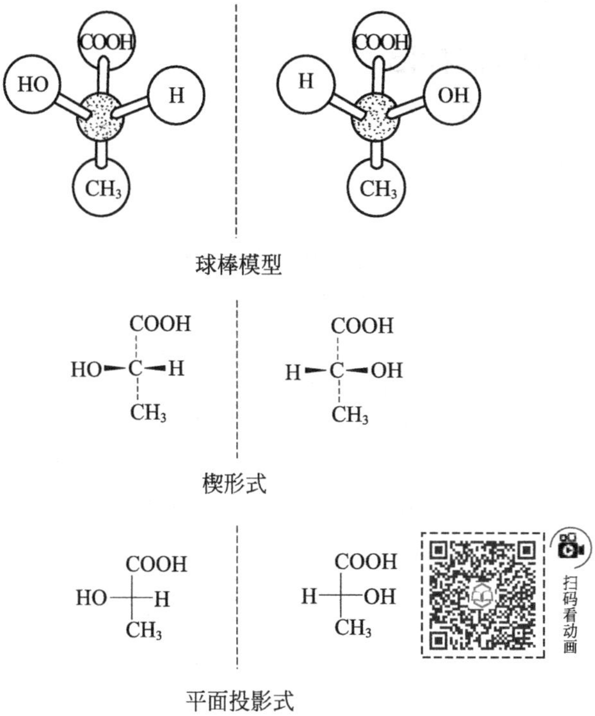

球棒模型

楔形式

平面投影式

图 5-10　三种立体构型表示乳酸的对映异构

含有多个手性碳的分子，可将分子处于重叠式构象，然后按上法逐个进行投影（如图 5-11 所示）。

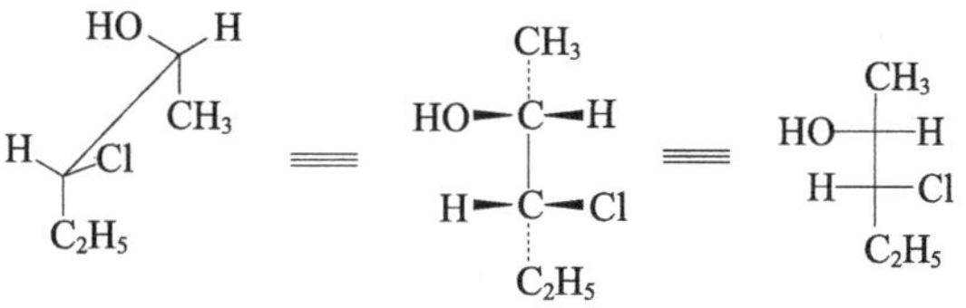

图 5-11　含两个手性碳原子的费歇尔投影操作

在观察和比较费歇尔平面投影式时，不能忘记该投影式"横前竖后"的立体规定，一定要用"立体"的眼光观察、比较费歇尔投影式。特别是在比较几个不同写法的费歇尔投影式是否相同时，应遵守下列规则。

① 不能将投影式"翻离"纸面进行比较。

② 费歇尔投影式在纸面只能"平旋"180°，而不能旋转 90°或 270°。因为，这种比较操作是"违规"的，即违背了"横前竖后"的立体规定。违规操作的结果使分子原来的构型发生了改变，即被篡改为该分子对映体的构型。

③ 费歇尔投影式中同一手性碳原子上连接的原子和基团，可以两两互换偶数次。但不能互换奇数次。例如：

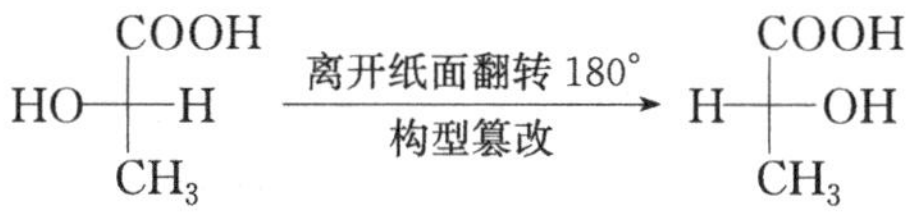

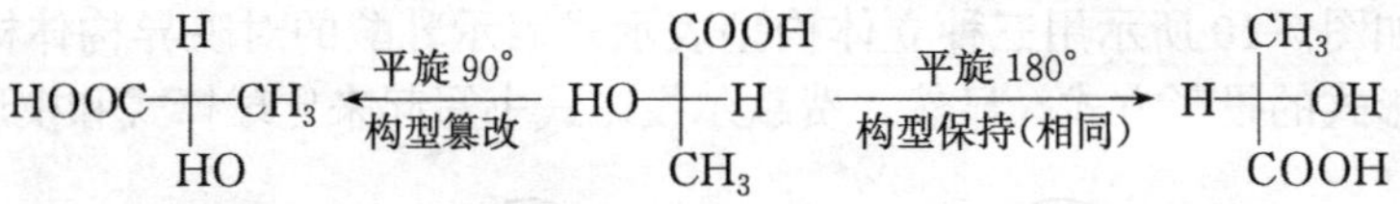

$$\text{HOOC} \overset{\text{H}}{\underset{\text{HO}}{\vert}} \text{CH}_3 \quad \xleftarrow[\text{构型篡改}]{\text{平旋90°}} \quad \text{HO} \overset{\text{COOH}}{\underset{\text{CH}_3}{\vert}} \text{H} \quad \xrightarrow[\text{构型保持（相同）}]{\text{平旋180°}} \quad \text{H} \overset{\text{CH}_3}{\underset{\text{COOH}}{\vert}} \text{OH}$$

二、手性异构体构型的标记

手性分子的立体构型虽可用上述三种表示式书面表示，但还是无法用于口头表示，也不便于命名。因此必须规定构型的标记。手性碳构型的标记法有如下两种。

1. D-L 构型标记法

D-L 构型标记法是以甘油醛（2,3-二羟基丙醛 $HOCH_2 \overset{*}{-} CHOH-CHO$）为参照标准，该法人为规定右旋的甘油醛为 D 型，左旋的甘油醛为 L 型，分子中各基团空间排列状况如图 5-12 所示。其它化合物的构型以甘油醛的构型为参照标准，在保持手性碳构型不变的转变过程中，可由 D 型甘油醛转化来的化合物构型就是 D 型，可由 L 型甘油醛转化来的化合物构型就是 L 型。例如，由 D 型甘油醛氧化成的甘油酸是 D 型的，由 L 型甘油醛氧化成的甘油酸是 L 型。显然这种规定是相对的，用这种方法确定的手性化合物的构型都叫做相对构型。该方法有一定的局限性，仅适用于含有一个手性碳原子的化合物。

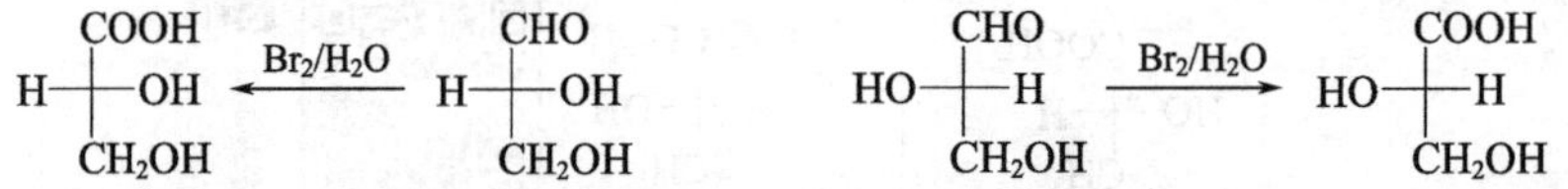

$$\text{H} \overset{\text{COOH}}{\underset{\text{CH}_2\text{OH}}{\vert}} \text{OH} \quad \xleftarrow{\text{Br}_2/\text{H}_2\text{O}} \quad \text{H} \overset{\text{CHO}}{\underset{\text{CH}_2\text{OH}}{\vert}} \text{OH} \qquad \text{HO} \overset{\text{CHO}}{\underset{\text{CH}_2\text{OH}}{\vert}} \text{H} \quad \xrightarrow{\text{Br}_2/\text{H}_2\text{O}} \quad \text{HO} \overset{\text{COOH}}{\underset{\text{CH}_2\text{OH}}{\vert}} \text{H}$$

D-(−)-甘油酸　　　　　D-(+)-甘油醛　　　　　L-(−)-甘油醛　　　　　L-(+)-甘油酸

图 5-12　D-L 相对构型的参照标准

在标记手性异构体的构型时，必须明确构型与旋光方向是两个不同的概念，两者之间无必然联系。

1951 年魏沃特（Bijvoet J M）通过 X 射线衍射成功测定了右旋酒石酸铷钠真实的空间结构称其为绝对构型，发现它的真实构型与相对构型正巧一致。从而过去认为指定的手性化合物的相对构型也就是它的绝对构型。

2. R-S 构型标记法

1970 年凯恩（Cahn R S），英果尔德（Ingold），普瑞洛格（Prelog）提出了一种更具普遍性，并能明确表示绝对构型的命名法，即目前广泛使用的 *R-S* 构型标记法。它是依据手性碳上四个不同原子或基团在"次序规则"中排列的次序来表示手性碳原子的构型的。这种方法不需要选定参照标准，而是直接对手性化合物的立体结构式或投影式进行构型判断。其原则如下。

① 将连在手性碳上的四个基团按次序规则从大到小排列成序：a＞b＞c＞d。

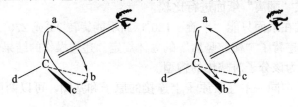

R-构型　　　　　　　　　　*S*-构型
(a→b→c按顺时针方向排列)　　(a→b→c按逆时针方向排列)
图 5-13　确定 *R-S* 构型的方法

② 将次序最小的基团（d）置于观察者视线的远方，其余三个基团置于离观察者较近的平面上（如图5-13所示），观察三个基团的排列顺序，若a→b→c按顺时针方向排列，该手性碳为 R-构型（R来自拉丁文Rectus的词头，意为"右"）；若以逆时针方向排列，则为 S-构型（S来自拉丁文Sinister的词头，意为"左"）。

按此规则，含有一个手性中心的手性异构体只可能有两种空间排列，异构体之一为 R-构型，其对映体的构型必然为 S-构型。例如，手性分子2-丁醇 $CH_3C^*HOHCH_2CH_3$ 中手性碳C2相连的四个基团按次序规则的排列是：$OH>C_2H_5>CH_3>H$，它的两个对映体的构型一个为 R-构型，另一个必为 S-构型，如图5-14所示。

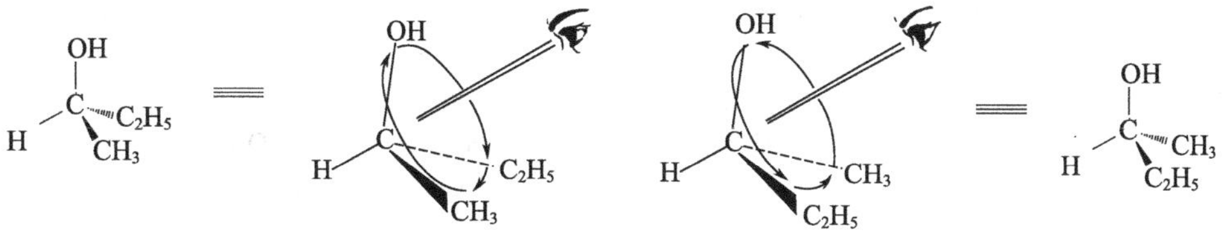

R-丁-2-醇　　　　　　　　　　　S-丁-2-醇

图5-14　丁-2-醇镜像异构体的 R-S 构型

在第三章关于烯烃几何异构体的 Z-E 构型标记法中，已介绍过原子和基团的一般次序规则。现将次序规则中一些规则补述如下：

当手性碳上两个取代基构造相同但构型不同时，若为手性异构关系，则 R-构型优于 S-构型；若为几何异构关系，则 Z-构型优于 E-构型。例如：

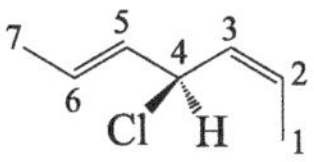

(2Z,4S,5E)-4-氯庚-2,5-二烯

当采用费歇尔投影式表示分子构型时，其 R-S 构型的识别不一定要将投影式改画成模型或立体透视式，根据投影式的投影特点，可归纳出对费歇尔投影式进行 R-S 构型标记的一般规则如下。

① 若最小基团（d）处于竖立键上时，可根据其它三个基团（a，b，c）在平面内的排列顺序直接确定分子的 R-S 构型。

② 若最小基团处于水平方向的横键上时，平面判断为顺时针排列的分子构型实际是 S-构型；平面判断为逆时针排列的分子构型实际是 R-构型，如图5-15所示。

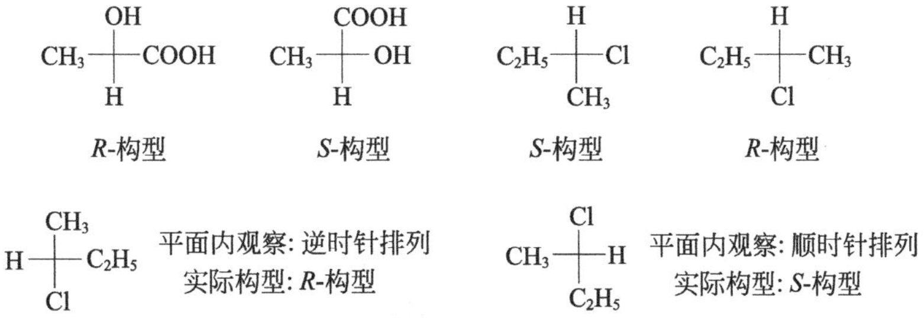

图5-15　费歇尔投影式判断 R-S 构型的规则

根据上述规则，一般能很快识别镜像异构体费歇尔投影式的 R-S 绝对构型，因此，比较几个镜像异构体的不同方位的费歇尔投影式时，不必用平旋、翻转、键交换等操作方式来比较，用上述规则标记 R-S 构型就能快捷识别费歇尔投影式构型的异同。

第三节 非对映手性异构体和内消旋体

前面讲述过含有一个手性碳原子的化合物必定有一对具有旋光性的对映的手性异构体。有机化合物随着分子中手性碳原子数目的增加，手性异构现象变得复杂，手性异构体数目增多。分子中含有多个手性碳时，手性碳原子可能相同，也可能不相同。分别讨论如下。

一、含两个不同手性碳的手性异构

2-氯-3-羟基丁二酸（氯代苹果酸）含有两个构造不同的手性碳，它们有四个手性异构体，即：

$$
\begin{array}{cccc}
\text{COOH} & \text{COOH} & \text{COOH} & \text{COOH} \\
\text{HO}\!-\!\text{H} & \text{H}\!-\!\text{OH} & \text{HO}\!-\!\text{H} & \text{H}\!-\!\text{OH} \\
\text{Cl}\!-\!\text{H} & \text{H}\!-\!\text{Cl} & \text{H}\!-\!\text{Cl} & \text{Cl}\!-\!\text{H} \\
\text{COOH} & \text{COOH} & \text{COOH} & \text{COOH} \\
(2R,3R) & (2S,3S) & (2S,3R) & (2R,3S) \\
(1) & (2) & (3) & (4)
\end{array}
$$

异构体（1）和（2）、（3）和（4）都互为对映异构体。（1）、（2）和（3）、（4）之间不具有镜像关系，属于非对映异构体（diastereoisomers）。与非对映的几何异构体一样，非对映手性异构体具有不同的理化性质。其物理常数如表 5-2 所示。

表 5-2　氯代苹果酸光学异构体的物理常数

异构体	构型	$[\alpha]_D^{20}$	熔点/℃
（1）	$(2R,3R)$	$-31.3°$（乙酸乙酯）	$173 \left.\right\}(\pm)_{\text{体}} 146$
（2）	$(2S,3S)$	$+31.3°$（乙酸乙酯）	173
（3）	$(2R,3S)$	$-9.4°$（水）	$167 \left.\right\}(\pm)_{\text{体}} 153$
（4）	$(2S,3R)$	$+9.4°$（水）	167

分子中所含手性碳原子数越多，手性异构体数目越多。根据一般规律，当一个分子含有 n 个不相同的手性碳原子时，将可能有 2^n 个手性异构体，并可组成 2^{n-1} 个外消旋体。例如，2,3,4-三氯己烷，含有三个构造各不相同的手性碳原子，有 8 个手性异构体，其中有 4 对互为对映体，4 对对映体之间互为非对映异构体。

二、含有构造对称点化合物的手性异构

含有两个或多个手性碳原子的化合物中，若同时存在一个分子构造对称点（或面）时，因潜在对称因素的出现，手性异构体的数目将会＜2^n 个。例如，2,3-二羟基丁二酸（俗称酒石酸）也含有两个手性碳，似乎也有四个手性异构体，但实际上只存在三个。

$$
\begin{array}{ccccc}
\text{COOH} & \text{COOH} & \text{COOH} & & \text{COOH} \\
\text{HO}\!-\!\text{H} & \text{H}\!-\!\text{OH} & \text{HO}\!-\!\text{H} & & \text{H}\!-\!\text{OH} \\
\text{H}\!-\!\text{OH} & \text{HO}\!-\!\text{H} & \text{H}\!-\!\text{OH} & = & \text{HO}\!-\!\text{H} \\
\text{COOH} & \text{COOH} & \text{COOH} & & \text{COOH} \\
(2S,3S) & (2R,3R) & (2S,3R) & = & (2R,3S) \\
(1) & (2) & (3) & & (4) \\
\text{(+)-酒石酸} & \text{(−)-酒石酸} & \text{\textit{meso}-酒石酸} & &
\end{array}
$$

（1）和（2）互为对映体，其等量混合物为外消旋体。（3）和（4）是同一物质，因为若将（3）不离开纸面平旋 180°，可与（4）完全重合。由于分子中构造对称点的存在，使

（3）＝（4）的这种空间排列产生了一个对称面，因此为非手性分子，无旋光性。习惯上将这种既有手性因素又有对称因素的化合物称为内消旋体，用"*meso-*"或"*m-*"表示，命名为*meso*-2,3-二羟基丁二酸（或*meso*-酒石酸）。

内消旋体与外消旋体都无旋光性，但本质不同，前者是一非手性的化合物，后者是两个手性对映体的等量混合物，并能用特殊方法拆分出一对有旋光性的手性异构体。内消旋体虽然无旋光性，但它仍然是因为分子的手性因素而产生的一种空间排列，所以它也是手性异构体之一。

由内消旋体的产生可以看出，分子中存在手性因素的分子不一定产生旋光性。只有当分子在具有手性因素的同时又不具有任何对称因素时，分子才可能是手性的和有旋光性的。具有旋光性的化合物必然属于一种手性异构体，但却不能说手性异构体必然有旋光性。

三、脂环化合物的立体异构

在脂环化合物中，常有几何异构与手性异构共存的现象，一般来说，当脂环化合物环上连有两个取代基时，可能具有手性异构体，这与取代基在环上的相对位置有关。例如：顺-1,4-二甲基环己烷和反-1,4-二甲基环己烷由于分子中不含有手性碳原子，所以它们不存在手性异构体，只有顺反异构体。

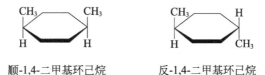

顺-1,4-二甲基环己烷　　　　　　反-1,4-二甲基环己烷

而1,2-二甲基环己烷中，其顺式异构体中虽然含有两个相同的手性碳原子，但分子中同时存在一个对称平面，故顺式异构体是一个内消旋体，不显示旋光性。其反式异构体分子中不存在对称因素，故有一对对映的手性异构体，并都显示旋光性。

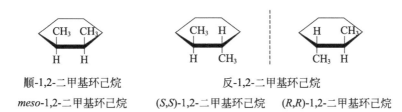

顺-1,2-二甲基环己烷　　　　　　反-1,2-二甲基环己烷

meso-1,2-二甲基环己烷　　　(*S,S*)-1,2-二甲基环己烷　　　(*R,R*)-1,2-二甲基环己烷

这类化合物立体构型用顺-反构型标记法是不恰当的，因为它们的顺式或反式立体异构体可能同时包含了一对对映体。因此，这类化合物的立体构型宜用 *R-S* 构型标记法表示。此法比顺-反构型标记法更确切，更具唯一性。

四、手性异构和生物医学的关系

在生物体内，具有重要生理意义的有机化合物绝大多数是具有旋光性的。如生物体中构成蛋白质的氨基酸、天然单糖、机体的代谢和调控过程中的酶及受体都具有手性。许多有生物活性的有机化合物（如葡萄糖、药物）都具有旋光性，实践表明这些起活性作用的分子往往是其对映体中的一种。如右旋葡萄糖在动物代谢中能起独特的作用，具有营养价值，而左旋葡萄糖则不能被动物代谢所利用；左旋抗坏血酸（维生素 C）有抗坏血病的效用，而右旋体则没有；多巴[2-氨基-3-(3,4-二羟基)苯基丙酸]的右旋体无生理活性，而左旋体则被用于帕金森氏综合征。

知识链接

第五类手性的发现与合成：3D 多面的手性

手性是核酸、蛋白质、糖类化合物等生物大分子的重要特征，可以说，地球上的生命起源是从手性开始的。在化学、材料以及药物合成等领域，手性都起着重要作用，因此，手性相关研究一直是研究的热点。迄今为止，科学界已经发现了 4 种主要的手性类型：中心手性、轴手性、螺旋手性、双平面手性。其中前 3 种手性存在于自然界中，而双平面手性是人工合成发现的，例如加州理工学院化学家 G. Fu 开发的手性二茂铁。最近，美国与中国的科学家合作，并提出不对称合成了第五类手性：具有 C2-和 pseudo C2-对称性的 3D 多面手性 (multi-layer 3D chirality)。X 射线结构分析证实，这种多层 3D 手性产物中存在着几乎平行的三层结构：顶层、中层和底层。其中顶层和底层的自由化学键旋转相互限制，从而形成有别于双平面手性或轴手性的第五类手性。该研究中合成的 3D 多面手性产物具有宏观手性现象，不需要借助显微镜设备，肉眼即可直接观察到。当含有这些样品的溶液暴露在空气中，经过几天的蒸发，在 365nm 紫外光照射下会在玻璃容器中形成逆时针绿色的螺旋环图案。类似结构的 3D 产物溶液在 365nm 紫外光照射下，能够表现出各种颜色的荧光。即随着 3D 多面手性产物分子中官能团的变化，其发光颜色也会改变，可以由金色变为深绿色。这些产物还表现出很强的聚集诱导发光，其中水的比例越高，发光强度越强。在合成的 3D 多面手性产物中，有几种产物表现出了不同寻常的高旋光性，这说明它们在光学材料与技术领域中拥有巨大的应用潜力。

习题

1. 下列各化合物中有无手性碳原子（用 * 表示手性碳）。

(1) $CH_3CHDC_2H_5$ (2) $CH_2BrCH_2CH_2Cl$ (3) $BrCH_2CHDCH_2Br$

(4) $CH_3CHCH_2CH_2CH_3$ (下方 CH_2CH_3) (5) $CH_3CHClCHClCHClCH_3$ (6)

(7) (8) (9)

(10) CH_3—环—COOH (HO) (11) (12)

2. 回答下列问题。

(1) 旋光方向与 R、S 构型之间有什么关系？

(2) 内消旋体和外消旋体之间有什么本质区别？

(3) 手性（旋光）异构体是否一定有旋光性？

3. 将下列纽曼投影式改写成费歇尔投影式。

(1)	(2)	(3)	(4)

4. 用系统命名法命名下列化合物，并指出各构型式间的相互关系（对映体、非对映体或相同）。

(a)	(b)	(c)	(d)

5. 写出下列化合物的立体结构式或费歇尔投影式。

    (1)（R)-3-甲基戊-1-炔   (2)（$2R,3R$)-3-羟基-2-甲基戊醛

    (3)（$2R,3S$)-2,3-二甲氧基丁烷   (4) S-2-氯代丙酸

    (5)（$2E,4S$)-2-溴-4-氯戊-2-烯

6. 某化合物 A 的分子式为 C_6H_8，具有光学活性。可与碱性硝酸银的氨溶液反应生成白色沉淀。若以 Pt 为催化剂催化氢化，则 A 转变为 C_6H_{14}（B），B 无光学活性。试推测 A 和 B 的结构式。

7. 一个具有旋光性的酒石酸衍生物水解后生成无旋光性的酒石酸和苄醇，写出此化合物的结构（在水解条件下不引起外消旋化）。

8. 某化合物的分子式为 $C_5H_{10}O$，没有旋光性，分子中有一个环丙烷环。请写出它可能的结构式。

第六章　卤代烃

烃分子中的一个或几个氢原子被卤素取代而成的化合物，称卤代烃，简称卤烃，卤原子是卤烃的官能团。一般所说的卤烃只是指氯代烃、溴代烃和碘代烃。

扫码看课件

卤代烃是非常重要的有机化合物。自然界中含卤素的有机物并不多见，主要分布在海洋生物（如海藻）中。多数卤化物是通过化学合成获得的。卤烃是化学合成的重要中间体，也是常用的溶剂、杀虫剂、制冷剂。有些卤代烯烃的聚合物是有用的塑料材料。

第一节　卤代烃的分类和命名

一、卤代烃的分类

按卤素所连接的烃基不同卤烃可分为饱和卤烃、不饱和卤烃、芳香卤烃。

按卤烃分子中所含卤原子的数目，可分为一卤烃、二卤烃和多卤烃。

按卤原子所连接的 α-碳原子可分为伯（一级、1°）卤代烃、仲（二级、2°）卤代烃或叔（三级、3°）卤代烃。

$$CH_3CH_2CH_2Br \qquad\qquad CH_3CHCH_3 \qquad\qquad CH_3CCH_3$$

伯卤代烃　　　　　仲卤代烃　　　　　叔卤代烃

二、卤代烃的命名

简单的卤代烃可根据相应的烃称为卤（代）某烃。例如：

$$CH_3I \qquad\qquad CH_2{=}CHCl$$

碘甲烷　　　　　氯乙烯　　　　　溴苯

复杂的卤代烃，可用系统命名法，把卤烃看作是母体化合物烃的衍生物，把卤原子作为取代基，按最低系列原则对母体进行编号，然后按取代基英文名称字母顺序依次把取代基的位置、名称写在某烃名称的前面。例如：

$$\underset{\text{2-氯-3-甲基丁烷}}{CH_3\underset{\underset{Cl}{|}}{CH}\underset{\underset{CH_3}{|}}{CH}CH_3}$$

$$\underset{\text{3-氯-4-碘己烷}}{CH_3CH_2\underset{\underset{Cl}{|}}{CH}\underset{\underset{I}{|}}{CH}CH_2CH_3}$$

$$\underset{\text{3-溴-2-氯-4-甲基戊烷}}{CH_3\underset{\underset{Cl}{|}}{CH}\underset{\underset{Br}{|}}{CH}\underset{\underset{CH_3}{|}}{CH}CH_3}$$

当双键和卤素并存时应使双键有最小编号，例如：

$$\underset{\text{3-氯丙-1-烯}}{CH_2\!=\!CHCH_2Cl}$$

5-氯-1-乙基环己烯

芳香卤烃，通常是根据卤原子在苯环上的位置而命名，例如：

邻二溴苯
(1,2-二溴苯)

邻溴甲苯
(2-溴甲苯)

α-溴萘
(1-溴萘)

有时也用俗名，如：氯仿，碘仿，氯苄等。

$$\underset{\text{氯仿}}{CHCl_3} \qquad \underset{\text{碘仿}}{CHI_3} \qquad \underset{\text{氯苄}}{}$$

第二节 卤代烃的性质

一、卤代烃的物理性质

在常温常压下，四个碳以下的氟代烷、两个碳以下的氯代烷和溴甲烷为气体。常见的卤代烷均为液体。随着分子量的增加，熔点升高，十五个碳原子以上的卤代烷为固体。在卤代烷分子中，随卤原子数目的增多，化合物的可燃性降低。某些含氯和含溴的烃或其衍生物还可作为阻燃剂，如含氯量约为 70% 的氯化石蜡主要用作阻燃剂，可作为合成树脂的不燃性组分，以及不燃性涂料的添加剂等。多氯代烷及多氯代烯对油污有很强的溶解能力，可用作干洗剂。

除氟代烃外，相同烃基，不同卤素的卤烃，其沸点随卤素的原子序数增加而升高，即沸点以氯代烃最低，碘代烃最高。同系列中卤烃随碳链增加而沸点升高。同分异构体中一般也是直链卤烃沸点较高，支链越多沸点越低。

所有卤烃都不溶于水，但能溶于大多数有机溶剂，除一氯代烃比水轻外，溴代烃、碘代烃都比水重。卤代烃的相对密度是一个较重要的物理性质，在卤代烃的分离和提纯中是不可忽视的。不少卤代烷具有香味，其蒸气有毒，一些卤烃对皮肤有强烈刺激作用，使用时应注意防护。

当卤代烃放在铜丝上燃烧时，会放出绿色的火焰。这是由于卤代烃中的卤素在高温下和铜作用生成卤化铜 Cu_2X_2。卤化铜蒸气的火焰是绿色的。所以平时常用这个铜丝火焰试验（又称 Beiltein 试验）来鉴别卤代物（不包括氟代物）。

一些卤代烷的物理常数见表 6-1。

表 6-1　一些卤代烷的物理常数

名称	沸点/℃	相对密度(d_4^{20})	名称	沸点/℃	相对密度(d_4^{20})
氯甲烷	−24	0.920	溴乙烷	38.4	1.430
氯乙烷	12.2	0.910	1-溴丙烷	71	1.351
1-氯丙烷	46.2	0.892	1,2-二溴乙烷	131	2.17
二氯甲烷	40	1.336	碘甲烷	42.5	2.279
三氯甲烷	61.2	1.489	碘乙烷	72.3	1.933
四氯化碳	76.8	1.595	1-碘丙烷	102.4	1.747
1,2-二氯乙烷	83.5	1.257	三碘甲烷	升华	4.008
溴甲烷	3.5	1.732			

二、卤代烃的化学性质

卤代烷中的卤素电负性比碳原子大，由于吸电子（$-I$）诱导效应的结果，碳卤键的一对共用电子对偏向卤素，使卤原子带有部分负电荷，α-碳上带部分正电荷。

$$-\overset{|}{\underset{|}{C}}{}^{\delta^+}-X^{\delta^-}$$

因此 C—X 键是极性共价键。当试剂与卤代烷作用时，碳卤键很容易断裂而发生一系列的化学反应。

（一）亲核取代反应

对于卤代烷来说，其分子中的碳卤键决定了它的化学性质。由于极性的碳卤键导致了 α-碳原子具有明显的缺电子性，是缺电子中心，容易被带有负电荷或带有未共用电子对的试剂（如 OH^-，CN^-，RO^-，ROH，H_2O，NH_3等）进攻，由这些试剂提供一对电子与卤代烷中带正电荷的 α-碳原子形成新的共价键，而卤原子则带着一对电子，以负离子的形式离去，最后形成产物。这种带有负电荷或未共用电子对的试剂，称为亲核试剂（nucleophile，简写为 Nu）。由亲核试剂进攻而引起的取代反应叫亲核取代反应（nucleophilic substitution reaction），简称为 S_N。在卤代烷 S_N 反应中，被亲核试剂取代的卤原子称为离去基团（leaving group 常用 L 表示）。

$$:Nu^- + R\overset{\delta^+}{CH_2} - \overset{\delta^-}{X} \longrightarrow Nu-CH_2R + :X^-$$

在卤代烷的亲核取代反应中，亲核试剂可分为两大类：一类是带有孤对电子的电中性的分子（属路易斯碱），如 H_2O，ROH，NH_3，RNH_2，R_2NH，R_3N 等；另一类是带有负电荷的负离子（属于共轭碱），如 OH^-，RO^-，X^-，$RCOO^-$ 等。

1. 水解反应

卤代烷与水作用，可水解成醇。由于离去基团 X^- 的亲核性及碱性比水分子强，所以这个反应是可逆的。

$$RX+H_2O \rightleftharpoons ROH+HX$$

为了加快反应的速率，并使反应进行到底，一般是将卤代烷与强碱的水溶液共热来进行水解。

$$RX+NaOH \longrightarrow ROH+NaX$$

相同烷基不同卤原子的卤代烷，它们的水解反应活性是：RI＞RBr＞RCl＞RF。

卤代烷一般是由相应的醇制得的，因此这个反应似乎没有什么合成价值，但实际上在一些比较复杂的分子中要引入一个羟基常比引入一个卤原子更困难。因此在合成上往往可以先引入卤原子，然后通过水解再引入羟基。

2. 醇解反应

卤代烷与醇分子作用，发生醇解反应，生成的产物是醚，该反应也是可逆的。常采用醇或酚的碱金属盐（如醇钠、醇钾）为亲核试剂，而醇起溶剂作用，与卤代烷之间进行的亲核取代反应称为威廉姆森（Willianmson）合成法：

$$RX + R'ONa \longrightarrow ROR' + NaX$$

但此方法一般是使用伯卤代烷，而不能使用叔卤代烷，否则得到的主产物将不是醚而是烯烃（见卤代烷的消除反应）。例如，CH_3CH_2—O—$C(CH_3)_3$ 的合成，宜用 CH_3CH_2X 和 $NaOC(CH_3)_3$ 制备，而用 $(CH_3)_3CX$ 和 $NaOCH_2CH_3$ 反应则产率很低。

3. 氨解反应

卤代烷与浓氨水反应时先生成铵盐，经氢氧化钠处理后可制得伯胺。

$$RX + NH_3 \longrightarrow R\overset{+}{N}H_3X^-$$

$$R\overset{+}{N}H_3 + OH^- \rightleftharpoons RNH_2 + H_2O$$

由于产物是胺类，其亲核能力比氨更大，会与反应体系中的卤代烷发生进一步的取代。所以，反应中实际上常得到各级胺（RNH_2、R_2NH、R_3N 等）的混合物。

4. 氰解反应

伯卤烷或仲卤烷与氰化钠或氰化钾在醇溶液中反应，生成腈（RCN）。

$$RX + NaCN \xrightarrow{\text{醇溶液}} RCN + NaX$$

通过这个反应，分子中增加了一个碳原子，在有机合成中常作为增长碳链的一个方法。例如：

$$CH_3CH_2X + NaCN \longrightarrow CH_3CH_2CN + NaX$$

此反应不仅可用于合成腈，而且通过氰基可转变成其它官能团（如羧基—COOH、酰胺基—$CONH_2$ 等），而用于合成其它化合物。但由于氰化钠（钾）有剧毒，因此应用受到很大限制。

（二）亲核取代反应历程

卤代烷与亲核试剂发生 S_N 反应在有机合成中有重要应用，通过卤代烃的取代可以获得各种类型的有机化合物，其产物多为有机合成中的重要中间体和目标化合物。为充分发挥 S_N 反应在有机合成中的作用，人们对 S_N 反应的历程进行了较为深入的研究，并获得了较为系统的反应历程知识。大量实验事实和动力学数据研究，建立了目前人们公认的两种亲核取代反应历程。

1. 双分子亲核取代反应（S_N2）

对于溴甲烷在碱性条件下的水解反应，目前认为按下列反应历程进行：

过渡态

在反应过程中，亲核试剂 OH^- 从远离 C—Br 键的背面进攻 α-碳原子，随着 OH^- 的靠近，sp^3 杂化的 α-碳原子逐渐成为 sp^2 杂化的平面结构，三个氢原子和碳原子处于同一平面内，空的 p 轨道分别与氢氧根和溴相连，带有部分负电荷的 HO^{δ^-} 和 Br^{δ^-} 与 α-碳原子处在同一条直线上，碳原子具有接近五价的形成配合物的状态，随后发生的碳溴键彻底断裂和碳氧键的完全生成，中心碳原子恢复成 sp^3 杂化态，生成水解产物。

在上述历程中，过渡态的形成涉及了两种分子间的碰撞，这与二级动力学的数据是一致的。此历程常称为 S_N2 反应，"2"是指双分子。S_N2 反应是一步完成的过程。

从化合物的构型考虑，亲核试剂 OH^- 从离去基团溴原子背面进攻中心 α-碳原子，生成产物后，羟基处于原来溴原子的对面，这种现象就像雨伞被大风吹翻过去一样，这种构型反转的转化常称为瓦尔登（Walden）转化。瓦尔登转化（构型反转）是 S_N2 反应的一个重要立体化学特征。

S_N2 反应机理的特点是：①反应是一步完成的，旧键的断裂和新键的形成同时进行；②反应速率和卤代烷及亲核试剂的浓度都有关；③反应过程伴随着构型转化。

2. 单分子亲核取代反应（S_N1）

一个多步骤反应中，反应速率最慢的步骤称为该反应的速率控制步骤或决速步骤。叔卤代烷在碱性水溶液中的水解反应速率只取决于叔卤代烷的浓度而与氢氧根离子的浓度无关，意味着该反应的决速步骤（亦就是最慢的一步）与 OH^- 无关。只有叔卤代烷参与了反应速率的控制步骤。因此可以设想叔卤代烷的水解反应有下面的历程：

第一步

$$(CH_3)_3C-Br \xrightarrow{\text{慢}} \left[(CH_3)_3\overset{\delta^+}{C}\cdots\cdots\overset{\delta^-}{Br}\right] \longrightarrow (CH_3)_3C^+ + Br^-$$
过滤态 T1

第二步

$$(CH_3)_3C^+ + OH^- \xrightarrow{\text{快}} \left[(CH_3)_3\overset{\delta^+}{C}\cdots\cdots\overset{\delta^-}{OH}\right] \longrightarrow (CH_3)_3C-OH$$
过滤态 T2

反应的第一步是溴代叔丁烷首先解离成叔丁基碳正离子和溴负离子，C—Br 共价键解离成离子需要的能量较高，故这一步反应是慢的，是反应的决速步骤。反应的第二步是能量较高而有较大的活性的中间体叔丁基碳正离子与亲核试剂 OH^- 作用生成产物并释放出能量，反应是很快的。由于在决定反应速率的慢步骤中只有反应物（如溴代叔丁烷）参加，与 OH^- 无关，所以将按这种机理进行的反应，称为单分子亲核取代反应，常用符号 S_N1 表示。

经由 S_N1 历程的产物基本上是外消旋体。由于生成的碳正离子具有平面结构，因此在第二步反应时，亲核试剂可从平面的两侧接近碳正离子，且概率相等，故可以得到等量的一对对映体即外消旋体。

S_N1 反应机理的特点是：①反应是分步完成的；②反应速率仅与卤代烷的浓度有关；③有反应活性中间体碳正离子生成，反应过程伴随着外消旋化。

必须指出，一个亲核取代反应完全按 S_N1 历程或 S_N2 历程进行是比较少见的，对于一般卤代物的亲核取代反应来讲，这两种历程往往是并存的。

3. 影响亲核取代反应的因素

一个卤代烷的取代反应究竟是按 S_N1 还是 S_N2 进行，决定于卤烷的分子结构、亲核试剂、离去基团以及溶剂的性质等的影响，现分别讨论如下。

（1）烷基的影响　卤烷烷基的结构，从电子效应和空间效应两方面明显地影响反应速率，烷基结构对反应历程的影响可简单概括为：

以空间效应为主　　　　　S_N2 增加
$$\longleftarrow$$
$RX = CH_3X, 1°RX, 2°RX, 3°RX$
$$\longrightarrow$$
S_N1 增加　　　　以电子效应为主

通常情况下，这两种历程总是同时存在并互相竞争的，只有伯卤代烷主要按 S_N2 反应进行，叔卤代烷主要按 S_N1 反应进行；仲卤代烷则既按 S_N1 反应又按 S_N2 反应进行。

（2）离去基团的影响　底物中离去基团的离去能力越强，无论对 S_N1 机理还是 S_N2 机理都是有利的，但 S_N1 机理受离去基团离去能力的影响更大。因为 S_N1 的反应速率主要取决于离去基团从底物中离去这一步骤；而 S_N2 机理，还有亲核试剂的进攻参与作用，不同离去基团所产生的影响相对较小。

实验结果表明，烷基相同时，卤代烷的亲核取代反应的活性顺序是 $RI>RBr>RCl>RF$。其中，I^- 是最好的离去基团，F^- 的离去能力最差。因为卤原子的电负性越大，原子半径越小，变形性越小，对成键价电子的约束力也越强，在外电场的影响下键的极化性较小。因此无论在 S_N1 或 S_N2 反应中，烷基结构相同而卤素原子不同的卤代烷的反应速率次序都为：$RI>RBr>RCl>RF$。

也可从离去基团共轭酸碱的酸碱性判断离去基团离去的难易，即离去基团 X^- 的碱性越弱或共轭酸的酸性越强越易离去。

（3）试剂的影响　亲核试剂的强度和浓度，都会影响卤代烷以何种历程发生反应。亲核能力强的试剂（如氢氧根、烷氧负离子等），有利于向缺电碳原子处进攻，发生 S_N2 反应。浓度越高，反应速率越快。亲核能力弱的试剂（如水、醇、硝酸根等）主动进攻的能力较差，只有等待碳正离子形成后再反应，因此易发生 S_N1 反应。

（三）消除反应

卤代烷与强碱（NaOH 或 RONa）的醇溶液共热时，分子内可脱去 β-H 和卤原子而生成烯烃，这种反应称为消除反应（elimination），简称 E 反应。通过消除反应可在分子内引入双键。

$$R-\underset{H}{\overset{\beta}{CH}}-\underset{X}{\overset{\alpha}{CH_2}} + NaOH \xrightarrow{乙醇} RCH=CH_2 + NaX + H_2O$$

不同级别的卤代烷消除 HX 生成烯烃的反应活性次序为：3°>2°>1°。

实验还表明，不同卤原子的 RX 消除 HX 的活性为：$RI>RBr>RCl>RF$。

某些卤代烷在消除时仅产生单一的产物。例如，1-溴丙烷或2-溴丙烷在氢氧化钾醇溶液中只生成丙烯：

$$CH_3CH_2CH_2Br \xrightarrow[乙醇]{KOH} CH_3CH=CH_2 \xleftarrow[乙醇]{KOH} CH_3\underset{Br}{CH}CH_3$$

但卤代烷含有两种不同的 β-氢原子时，其消除反应产物是混合物。例如，2-溴丁烷消除时，由于有两种 β-氢原子可供消除，因此产物是混合物，但以 2-丁烯为主。2-溴-2-甲基丁烷的消除产物也是混合物：

$$CH_3CH_2\underset{Br}{CH}CH_3 \longrightarrow CH_3CH=CHCH_3 + CH_3CH_2CH=CH_2$$

2-溴丁烷　　　　　丁-2-烯(81%)　　　　丁-1-烯(19%)

$$CH_3CH_2\underset{Br}{C}(CH_3)_2 \longrightarrow CH_3CH=C(CH_3)_2 + CH_3CH_2\underset{CH_3}{C}=CH_2$$

2-溴-2-甲基丁烷　　　2-甲基丁-2-烯(70%)　　2-甲基丁-1-烯(30%)

大量实验事实证明，当分子中存在两种可供消除的 β-氢原子时，优先的产物是双键碳上连有较多烷基的烯烃（优先脱去含氢较少的 β-碳上的氢原子）。这种现象首先在 1875 年被俄国化学家 A. Saytzeff 发现，因此称为查依采夫（Saytzeff）规则。

（四）与金属镁的反应

卤代烷能与锂、钠、钾、镁等金属直接化合，生成金属直接与碳相连的一类化合物，这类化合物通称为有机金属化合物。

卤代烷在无水乙醚（通称干醚或纯醚）中与金属镁作用，生成有机金属镁化合物，这种产物称为格利雅（Grignard）试剂，简称格氏试剂。这是有机合成上非常重要的试剂之一。

$$RX + Mg \xrightarrow{\text{无水乙醚}} R—Mg—X \qquad \text{烷基卤化镁}$$

格氏试剂生成的难易与烷基的结构和卤素的种类有关。一般来说，卤代烷的反应活性是：$RI > RBr > RCl$，但因碘代烷较贵，故常用反应活性中等的溴代烷。三种卤代烷以伯卤代烷产率最好，仲卤代烷次之，叔卤代烷最差。

格氏试剂是一种性质非常活泼的有机金属化合物，能起多种化学反应。遇含活泼氢的化合物，如水、醇、氨等则分解产生烷烃。例如：

$$RMgX + HOH \longrightarrow RH + Mg \begin{matrix} X \\ OH \end{matrix}$$

$$RMgX + R'OH \longrightarrow RH + Mg \begin{matrix} X \\ OR' \end{matrix}$$

由于格氏试剂遇水就分解，因此在反应过程中要保证绝对无水，并使反应系统免受潮气的影响。其中的 R^- 由于带部分负电荷，因此是一个亲核试剂，可以与正离子或与某些分子中具有部分正电荷的部位发生反应，能与二氧化碳、醛、酮等多种试剂发生反应，生成羧酸、醇等一系列产物，因此格氏试剂在合成和分析上都有广泛的应用。例如：

$$CO_2 \xrightarrow[\text{干醚}]{RMgX} R—\overset{O}{\overset{\|}{C}}—OMgX \xrightarrow{H_2O} R—\overset{O}{\overset{\|}{C}}—OH + Mg(OH)X$$

第三节　常见的卤代烃

1. 三氯甲烷

氯仿（$CHCl_3$）是无色透明液体，稍有甜味，熔点 $-64℃$，沸点 $62℃$，不易燃。$CHCl_3$ 是常用的有机溶剂，可用来萃取中草药的有效成分和精制抗生素，也可以用于合成原料。它对大多数有机化合物有良好的溶解性。氯仿有麻醉性，在临床上曾用作麻醉剂，但对人体的肝脏有毒害作用，现已被其它药物（如三氟氯溴乙烷）所替代。由于氯仿遇光容易产生有毒的光气，因此需保存在棕色瓶中。

$$CHCl_3 \xrightarrow[\text{光照}]{[O]} O=C \begin{matrix} Cl \\ Cl \end{matrix}$$
$$\text{光气}$$

2. 氟氯烷

常见的氟氯甲烷有：CCl_3F，CCl_2F_2，$CHClF_2$，$CClF_3$，它们是商品名为氟利昂（freon）的各种化合物，其代号分别是 F-11、F-12、F-22、F-13。CCl_2F_2 由于它的沸点低、易压缩性和膨胀时大量吸热的特点，广泛用作电冰箱及空调机的制冷剂。

研究表明人工合成的氟氯烷进入到高空对流层中，在光的作用下发生分解，放出的氯原子使高空的臭氧层遭到破坏，这就破坏了臭氧层对太阳辐射紫外线的有效屏障作用。结果将导致全球性气候恶化，紫外线过多地透过大气层辐射到地面，使人类免疫系统失调，造成患白内障、皮肤癌的人增多，农作物减产，影响海洋浮游生物的生存等，对人类的生存及动植物的生长将带来严重的灾难。这方面已引起世界各国政府和环境科学工作者的极大关注。现已签订有关国际协定，到 20 世纪末，禁止使用和生产氟利昂。

3. 氟烷

氟烷的化学名是 2-氯-1,1,1-三氟乙烷，它是无色透明液体，沸点 49～51℃，不能燃烧。氟烷是一种全身麻醉剂，麻醉效果比乙醚高 4.5 倍，停药后短时间即可苏醒。氟烷对皮肤和黏膜无刺激作用，对肝肾功能无持续性损害，但对心血管系统有抑制作用，可降低血压。

此外，某些氟化物，如全氟萘烷、全氟三丁基胺都是氧的良好运输体，可作血液的替代品。

4. 多卤代芳烃

二氯代苯有邻、间、对三个异构体，它们的化学性质都很稳定，常作为高沸点有机溶剂。

多氯联苯在工业上多用于机械润滑油、电气绝缘油及橡胶或塑料的添加剂等。由于它对水土、海洋都有极强的毒性污染作用，对动植物和人类的生存已经产生了明显的负性效应，许多国家现在已禁止了它的生产和使用。

多溴代苯系化合物一般都有良好的阻燃性，可用于有机合成材料的阻燃剂，如六溴苯、十溴联苯醚、四溴苯酐等。氟代苯则主要用于制备医药和农药的中间体，如 2,4-二氯氟苯、2,6-二氟苯甲腈及二氟苯酮等。

多碘代苯是不稳定的化合物，它易于分解，如果在环上有吸电子基存在时，多碘代苯可以有较好的安定性。下面的反应所得产物是合成甲状腺素的中间体：

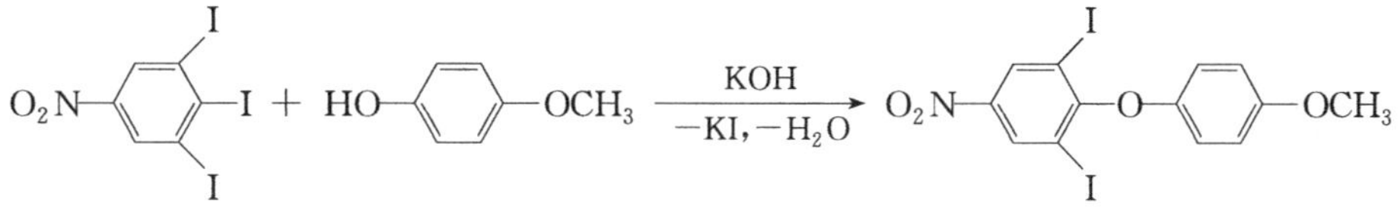

知识链接

氢键"驯服"无机盐，不对称亲核氟化反应开启新篇章

以氟化物矿石形式存在的氟是地壳中含量最丰富的卤素，但是由于氟独特的化学性质以及在地表水中的含量较低，该元素在生命体系中并不常见。引入氟元素通常会改变化合物的性质，含氟化合物在药物、诊断试剂、农药中有着广泛的应用和特殊的表现。碱金属氟化物是一种传统的亲核氟源，与其它亲核氟化试剂相比，具有安全、原料廉价易得、反应后处理简单等优点，但该类氟源由于难溶于有机溶剂而使得氟离子的亲核性减弱，大大限制了其在有机合成中的应用。

由于通过生物催化进行的氟化反应十分稀少，目前已知的含氟天然有机化合物仅有十几种，因此，这十几种含氟天然有机化合物如何实现生物合成一直是个谜。直到 2002 年，第一种、也是迄今为止唯一一种合成 C—F 键的天然氟化酶被英国科学家 O'Hagan 首次从天然链霉菌中分离鉴定得到。研究发现其可以促使氟离子与 S-腺苷-L-蛋氨酸（S-adenosyl-L-methionine，SAM）发生 S_N2 亲核取代反应，与氟离子形成富含氢键的酶-氟复合物，并作为亲核试剂进攻 SAM 核糖的 5′-碳原子，甲硫氨酸作为离去基团，最终形成 5′-氟-5′-脱氧腺苷。上述研究发现为设计出适合氟离子参与的不对称 C—F 键形成反应的化学催化剂提供了重要思路。受生物催化氟化反应的启发，英国科学家设计了一种新型的手性双脲催化剂，该催化剂可通过多重氢键作用识别碱金属氟化物中的氟离子形成三氢键配位的脲-氟复合物，从而增强其在有机溶剂中的溶解性及亲核性，并能在手性基团的控制下高对映选择性地实现卤代烷烃的不对称亲核氟化反应。该研究通过氢键识别阴离子，促进无机盐衍生的阴离子参与不对称亲核氟化反应，为溶性差及惰性无机盐亲核试剂的活化提供了新的策略。这一突破必将推动亲核氟化反应在有机氟化学中的应用。

❓ 习题

1. 卤代烷的 β-消除反应和亲核取代反应有何联系？又有何不同？
2. 用系统命名法命名下列化合物。

   (1) $CH_3CHCHCH_2CH_2CH_3$（带 CH_2Cl 及 Br 取代基）

   (2) 苯基$CHCH_2CH_3$（带 Br 取代基）

   (3) 环己烯基-Br

   (4) CH_3、CH_2Br 取代的 C=C 双键，H、H

3. 写出下列化合物的结构式。

   (1) 3-溴丙-1-烯
   (2) 4-氯-2,3-二甲基-1-环戊基己烷
   (3) 碘仿
   (4) α-溴萘
   (5) 3-氯环己-1-烯
   (6) 5-溴-4-甲基戊-2-炔

4. 完成下列反应式。

   (1) 苯基CH_2Cl $\xrightarrow[H_2O]{KOH}$?

   (2) $CH_3CH_2I + (CH_3)_3CONa \longrightarrow$?

   (3) 苯环（邻位 CH_2Br 和 $C=CHBr$）$\xrightarrow{NaCN}$?

   (4) 环己烷（CH_3、Br）$\xrightarrow[\triangle]{KOH,\ C_2H_5OH}$?

   (5) 苯基$CH=CH_2$ $\xrightarrow{HBr}$? $\xrightarrow[\text{无水乙醚}]{Mg}$? $\xrightarrow[H^+,\ H_2O]{CO_2}$?

5. 按要求回答下列问题。

   (1) 比较下列物质在 KOH 的醇溶液中脱 HBr 的速率。

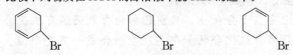

   (2) 比较下列化合物进行 S_N2 反应时的反应速率。

   (a) 环己基$CHBrCH_3$ 环己基CH_2Br 环己基$CBr(CH_3)_2$

(b)

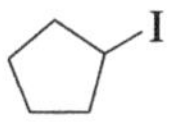

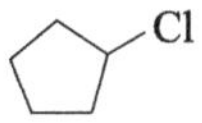

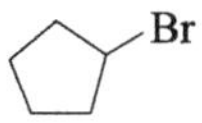

(c) $CH_3CH_2CH_2CH_2Cl$ $CH_3CH_2CHCH_2Cl$ $CH_3CH_2CCH_2Cl$ 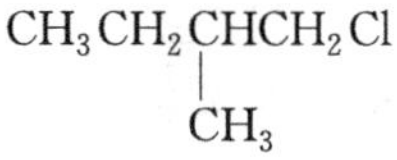 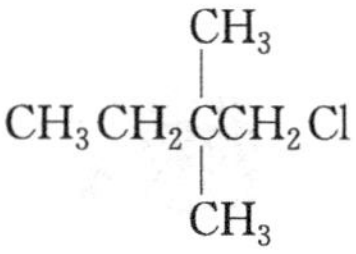

（3）比较下列化合物进行 S_N1 反应时的反应速率。

$CH_3CH_2CBr(CH_3)_2$ $BrCH_2CH_2CH_2CH_3$ $CH_3CHBrCH_2CH_3$

（4）卤代烷与 NaOH 在水与乙醇混合物中进行反应，请指出哪些属于 S_N2 反应历程，哪些属于 S_N1 反应历程？

(a) 产物的构型完全转化   (b) 有重排产物

(c) 碱的浓度增大反应速率明显加快   (d) 叔卤代烷反应速率大于仲卤代烷

(e) 增加水量反应速率加快   (f) 反应分两步进行

(g) 进攻试剂的亲核性愈强反应愈快   (h) 发生外消旋化

6. 某化合物 A，分子式为 $C_6H_{13}Br$，用 NaOH 醇溶液处理后，主要产物再用臭氧氧化水解得到化合物 $(CH_3)_2CHCHO$ 和 CH_3CHO，试推测化合物 A 的结构。

7. 某烃 A，分子式为 C_5H_{10}，与溴水不发生反应，在紫外线照射下与等物质的量的溴作用得到物质 B（C_5H_9Br）。B 用 NaOH 醇溶液加热处理后得到 C（C_5H_8），C 用酸性高锰酸钾氧化得到戊二酸，拭推测化合物 A、B、C 的结构。

第七章　醇、酚、醚

　　醇、酚、醚都是烃的含氧化合物。

　　醇与酚的结构中都含羟基（—OH）。羟基与脂肪或脂环烃基、芳烃侧链碳相连的化合物称醇（alcohols），其羟基称为醇羟基。羟基与芳环碳相连的化合物称酚（phenols），此羟基称为酚羟基。

扫码看课件

$$醇:ROH \qquad ArCH_2OH \qquad 酚:ArOH$$

　　羟基是极性基团，含有羟基的有机分子可因极性增大而产生各种化学反应。醇与酚虽都含羟基，但由于羟基连接的烃基不同，在性质上有较大的区别。本章将分别对它们加以讨论。

　　醚（ethers）可看成是醇或酚分子中羟基上的氢被烃基取代而生成的化合物。

$$R—O—R \qquad Ar—O—R$$

第一节　醇

一、醇的分类

　　醇的分类主要有以下几种。

　　根据醇羟基所连碳原子类型的不同可将醇分为伯（1°）醇、仲（2°）醇及叔（3°）醇。根据醇羟基所连烃基不同，醇类可分为饱和醇、不饱和醇、芳香醇、脂环醇。例如：

$CH_3CH_2CH_2OH$　　$CH_3CHCH_2CH_2OH$　　$CH_3CHCH_2CH_3$　　$CH_3—\overset{\overset{CH_3}{|}}{\underset{\underset{CH_3}{|}}{C}}—OH$

　　伯醇(1°醇)　　　　　伯醇(1°醇)　　　　　仲醇(2°醇)　　　　　叔醇(3°醇)

$R—CH_2—OH$　　$R—CH=CH—CH_2OH$　　$Ar—CH_2—OH$　　脂环醇

　　饱和醇　　　　　　　不饱和醇　　　　　　　芳香醇　　　　　　　脂环醇

　　芳香醇的羟基连在芳环的侧链上。不饱和醇的羟基一般与饱和碳原子直接相连，如羟基直接与 C=C 相连则形成烯醇，烯醇是一类不稳定的不饱和醇，脂肪族烯醇主要是以其互变异构体——羰基化合物的形态存在的，只有在特殊的结构条件下，烯醇式结构才能在平衡体系中以一定量存在。

$$\text{C}=\text{C}—\text{OH} \rightleftharpoons \text{CH}—\text{C}=\text{O}$$

　　根据分子中醇羟基数目醇类可分为一元醇、二元醇、三元醇、四元醇等，通常把二元和二元以上的醇通称为多元醇。多元醇分子中的多个羟基只能分别与不同碳原子相连，同一个碳原子上连接两个羟基的二元醇称为胞二醇（偕二醇或同碳二元醇），胞二醇一般不稳定，它会自行脱水形成羰基化合物。只有当强吸电子基存在于 α-碳上时才能稳定存在，如水合三氯乙醛和水合茚三酮。

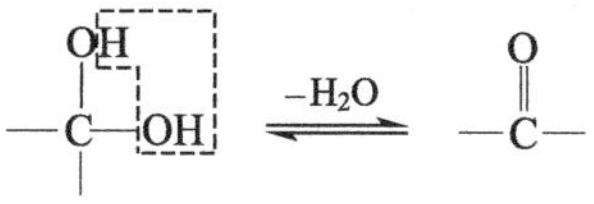

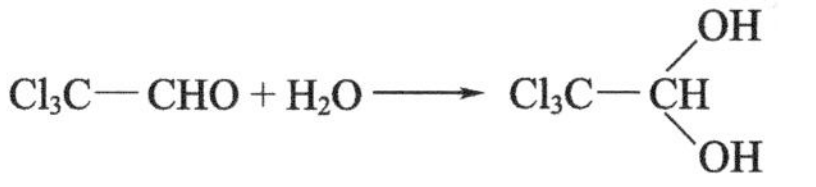

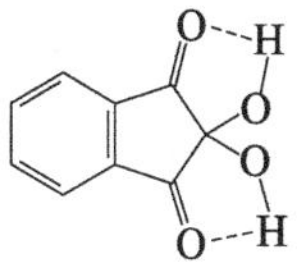

$$Cl_3C—CHO + H_2O \longrightarrow Cl_3C—CH{\overset{OH}{\underset{OH}{}}}$$

三氯乙醛　　　　　　水合三氯乙醛　　　　　水合茚三酮

二、醇的命名

醇的异构现象有三种：①碳链异构；②位置异构；③官能团异构。

对于结构较简单的醇类可用普通命名法，命名时可按照烃基的名称，后面再加上"醇"即可，"基"字一般被省去。例如

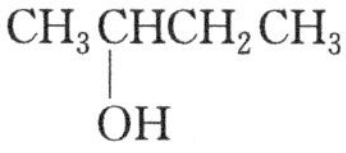

$$CH_3CHCH_2CH_3 \qquad CH_3CH_2CH_2OH \qquad CH_3CHCH_3$$

仲丁醇　　　　　　　　正丙醇　　　　　　　异丙醇

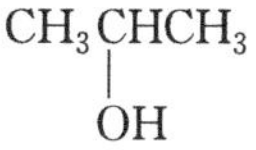

一些简单的醇还可根据它们的来源或物理特性采用俗名，例如：乙醇又叫酒精，丙三醇又叫甘油。

系统命名法适用于任何醇类的命名，通常遵照下列规则。

选择包括连接羟基的碳在内的最长碳链为主链，按主链所含碳原子数称为"某醇"，并从靠近羟基的一端依次编号，再将表示羟基位置的编号放在该名称的前面。取代基位置编号与名称，都放在母体醇名称的前面。若有不同种类取代基时，取代基先后按照取代基英文名称字母顺序依次列出。

脂环醇的命名，可按脂环烃基的名称后加"醇"字来命名，再从连接羟基的环碳原子开始编号，并尽量使环上其它取代基的编号处于较小的位置。

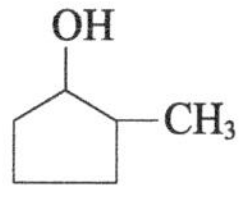

2-甲基环戊-1-醇 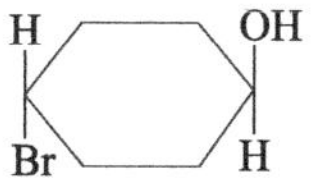　　　　　反-4-溴环己-1-醇

不饱和醇的命名，应选择同时含有羟基和不饱和键在内的最长碳链为主链，编号时尽可能使羟基的位置最小。芳醇的命名是以芳基作为取代基，以醇为母体命名。例如：

$$CH_3CH=CHCH_2CH_2OH \qquad CH_3CH_2CHCH_2CH_2CH_2OH \qquad$$

戊-3-烯-1-醇　　　　4-乙基己-5-烯-1-醇 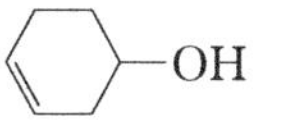　　　　环己-3-烯-1-醇

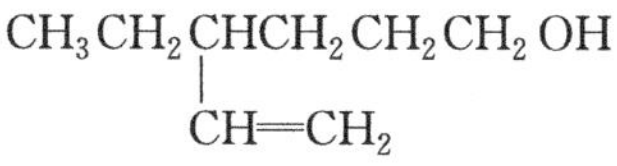

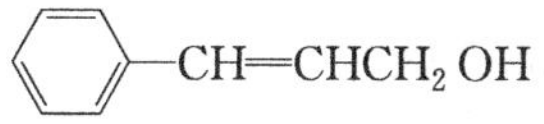

3-苯基丙-2-烯-1-醇（桂皮醇） 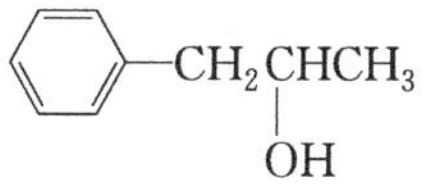　　　　1-苯基丙-2-醇

多元醇的命名应尽可能选择包含多个羟基在内的最长碳链作为主链，并把羟基的数目和

位次放在醇名之前表示出来，例如：

$$
\begin{array}{ccc}
\underset{\underset{\text{OH}}{|}}{CH_2}CH_2\underset{\underset{\text{OH}}{|}}{CH_2} & \underset{\underset{\text{OH}}{|}}{CH_2}CH\underset{\underset{\text{OHOH}}{|}}{CH_2} & \\
\text{丙-1,3-二醇} & \text{丙-1,2,3-三醇(俗名: 甘油)} & \text{顺-环丙-1,2-二醇}
\end{array}
$$

三、醇的物理性质

低级直链饱和一元醇中，C_4 以下的为无色具有辛辣酒味的中性液体，$C_5 \sim C_{11}$ 的醇为具有不愉快气味的油状液体，C_{12} 以上的醇为无嗅无味的蜡状固体。一些醇的物理常数见表 7-1。

表 7-1　一些醇的物理常数

名称	构造式	熔点/℃	沸点/℃	d_4^{20}	溶解度/g·(100g 水)$^{-1}$
甲醇	CH_3OH	−97.8	65.0	0.7914	∞
乙醇	CH_3CH_2OH	−114.7	78.5	0.7893	∞
丙醇	$CH_3(CH_2)_2OH$	−126.5	97.4	0.8035	∞
异丙醇	$(CH_3)_2CHOH$	−89.5	82.4	0.7855	∞
正丁醇	$CH_3(CH_2)_3OH$	−89.5	117.3	0.8098	8.0
异丁醇	$(CH_3)_2CHCH_2OH$	—	107.9	0.8063	11.1
仲丁醇	$CH_3CH_2CH(OH)CH_3$	114.7	99.5	0.8021	12.5
叔丁醇	$(CH_3)_3COH$	25.5	82.8	0.7887	∞
正戊醇	$CH_3(CH_2)_4OH$	−79	138	0.8144	2.2
新戊醇	$(CH_3)_3CCH_2OH$	53	114	0.8120	∞
正己醇	$CH_3(CH_2)_5OH$	−46.7	158	0.8136	0.7
正庚醇	$CH_3(CH_2)_6OH$	−34	176	0.8220	0.2
正辛醇	$CH_3(CH_2)_7OH$	−15	195	0.8270	0.05
正壬醇	$CH_3(CH_2)_8OH$	−8	215	0.8270	—
正癸醇	$CH_3(CH_2)_9OH$	6	232.9	0.8290	—
环戊醇	C_5H_9OH	−17	141	0.9480	微溶
环己醇	$C_6H_{11}OH$	25	161	0.9620	3.6
苯甲醇	$PhCH_2OH$	−15	205	1.0400	4
乙二醇	$HOCH_2CH_2OH$	−17.4	197.5	1.1150	∞
丙-1,2-二醇	$HOCH_2CH(OH)CH_3$	−59	189	1.0380	∞
丙-1,3-二醇	$HO(CH_2)_3OH$	−30		1.0530	∞
丙三醇	$HOCH_2CH(OH)CH_2OH$	−17.9	290	1.2600	∞
季戊四醇	$C(CH_2OH)_4$	260	276	1.0500	6

醇在水中的溶解度与烷烃不同。低级醇、常见的二元醇、三元醇可与水混溶，原因是低级醇分子和水分子之间也能形成氢键，促使了醇分子在水中的分散。随着分子量的增大，烃基的比例也增大，在水中的溶解度也会逐渐降低。芳醇由于芳环的存在，溶解度都很小。

饱和直链一元醇的沸点随分子量的增加而有规律地增高，每增加一个 CH_2 系差，沸点约升高 18~20℃。随着烃基的增加，烃基对醇分子间的缔合有阻碍作用，烃基数目越多、支化度越大，阻碍作用越大，所以支链醇比直链醇的沸点低。

低级醇与水相似，能与某些无机盐如氯化钙、氯化镁等形成结晶醇配合物，它们可溶于水而不溶于有机溶剂。例如：

$$CaCl_2 \cdot 4C_2H_5OH \qquad\qquad MgCl_2 \cdot 6CH_3OH$$

因此在制备无水乙醇时，不能用氯化钙或氯化镁作干燥剂。

四、醇的化学性质

醇的化学性质主要由它所含的官能团羟基决定。醇羟基一般是与饱和碳原子相连，氧原子为 sp^3 杂化状态，氧原子上的未共用电子对具有一定的亲核性和碱性。由于分子中的氧原子电负性较强，与氧原子直接相连的键均显极性，因此醇在不同条件下可以在 O—H 键、C—O 键和 α-C—H 键三个部位发生反应。当醇发生分子内脱水反应时，β-C—H 键也会断裂。

$$R-\underset{\beta}{\overset{\overset{\displaystyle H}{|}}{CH}}-\underset{\alpha}{\overset{\overset{\displaystyle H}{|}}{C}}\overset{\delta^+}{\underset{|}{}}\overset{\delta^-}{O}\overset{\delta^+}{-}H$$

（一）与活泼金属的反应

醇与水相似，能与钾、钠、镁、铝等活泼金属反应，生成醇的金属化合物（又称醇淦），并放出氢气和一定的热量。

$$2HOH+2Na \longrightarrow 2NaOH+H_2\uparrow+热量$$
$$2CH_3CH_2OH+2Na \longrightarrow 2CH_3CH_2ONa+H_2\uparrow+热量$$

由于烷基的 +I 效应使醇分子中的 O—H 键极性小于水分子中的 O—H 键，即醇的酸性弱于水，因此，醇与金属钠的反应比金属钠与水的反应要缓和，放出的热量不会使氢气燃烧，可利用该反应去除某些反应中剩余的金属钠。随着烃基支化程度和体积的增大，烃基对羟基的 +I 效应依次增强，导致 O—H 键的极性有所下降，各类醇与金属钠反应的速率是：

$$甲醇>伯醇>仲醇>叔醇$$

故醇的酸性顺序是：$1°>2°>3°$

因为饱和脂肪醇是酸性弱于水的酸，所以它的共轭碱醇钠是比氢氧化钠更强的强碱。醇钠是白色固体，溶于醇中，但遇水即分解成原来的醇和氢氧化钠，并存在解离平衡：

$$RONa + H_2O \rightleftharpoons ROH + NaOH$$

不同结构的醇钠其碱性强弱次序是：

$$R_3CONa>R_2CHONa>RCH_2ONa$$

（二）与 HX 的反应

醇与氢卤酸反应，醇羟基被卤素取代，生成卤烃和水，反应是可逆的，反应速率与氢卤酸的类型和醇的结构有关。

$$ROH+HX \longrightarrow RX+H_2O \quad (X=Cl、Br、I)$$

对氢卤酸来说反应速率为：HI>HBr>HCl，

而醇的反应速率为：烯丙型醇≈苄醇>叔醇>仲醇>伯醇

利用不同类型的醇与浓盐酸反应的速率不同，可以区别不多于六个碳的伯、仲、叔醇。所用的试剂为由浓盐酸与无水氯化锌配制成的溶液，叫做卢卡斯（Lucas）试剂，氯化锌为催化剂，由于在反应中生成的氯代烃不溶于酸，因此呈现浑浊或分层。反应速率是叔醇最快，立即浑浊，仲醇次之在五分钟左右浑浊，伯醇最慢数小时无变化，加热后浑浊。

在一般情况下烯丙型醇、叔醇、仲醇可能是按 S_N1 历程进行，因为烯丙型碳正离子、叔碳正离子、仲碳正离子都比较稳定。而伯醇一般则按 S_N2 历程进行，因为伯醇很难形成碳正离子。

（三）与无机含氧酸的反应

醇与含氧的无机酸作用，可生成无机酸酯和水，这种醇与酸作用生成酯和水的反应叫酯化反应。

醇与硫酸反应，随反应温度、反应物比例和反应条件的不同可以生成酸性或中性硫酸酯：

$$CH_3OH \underset{H_2SO_4}{\overset{H_2SO_4}{\rightleftharpoons}} CH_3\overset{+}{\underset{H}{\overset{H}{O}}} \overset{H_2SO_4}{\underset{}{\rightleftharpoons}} CH_3OSO_3H + H_2O$$

硫酸氢甲酯

$$CH_3OSO_3H + HOSO_2OCH_3 \xrightarrow{\text{加热}} CH_3OSO_2OCH_3$$

硫酸二甲酯

硫酸二甲酯是一种无色油状有刺激性气味的液体，不溶于水，沸点为187℃，有剧毒，对呼吸器官和皮肤有强烈刺激性，在制备和应用时都要特别小心，应当在通风良好的环境下进行操作。

醇与硝酸反应生成硝酸酯，硝酸酯是极不稳定的物质，它受热后会发生快速分解甚至引起爆炸。多元醇的硝酸酯是烈性炸药。

$$RCH_2OH + HNO_3 \longrightarrow RCH_2ONO_2 + H_2O$$

$$\begin{array}{l} CH_2-O-H \\ | \\ CH-O-H \\ | \\ CH_2-O-H \end{array} + \begin{array}{l} H-O-NO_2 \\ H-O-NO_2 \\ H-O-NO_2 \end{array} \xrightarrow[10℃]{H_2SO_4} \begin{array}{l} CH_2ONO_2 \\ | \\ CHONO_2 \\ | \\ CH_2ONO_2 \end{array} + 3H_2O$$

甘油三硝酸酯
（硝化甘油）

在吡啶存在下，醇与三氯氧磷反应，可生成磷酸三酯。例如：

$$3CH_3CH_2CH_2CH_2OH + POCl_3 \xrightarrow{\text{吡啶}} (CH_3CH_2CH_2CH_2O)_3PO + 3HCl$$

正丁醇磷酸酯可用作萃取剂、增塑剂和杀虫剂；组成细胞的重要成分如核酸、磷脂，它们都含有磷酸酯的结构；DNA 和 RNA 均属于多聚的磷酸二酯，而体内的某些代谢过程也往往通过形成磷酸酯作为中间产物。甘油与磷酸反应可得到磷酸甘油酯，它在人体的代谢过程中有着重要的生理作用，它和钙离子形成的甘油磷酸钙，可在人体内调节钙磷的比例，用来防治佝偻病。

（四）脱水反应

醇与无机含氧酸的反应不仅可以生成酯，随着反应温度的不同以及所用酸的浓度和强度的不同，还可以发生分子内脱水反应与分子间脱水反应。例如，乙醇在不同温度下的反应主产物是不同的：

$$CH_3CH_2OH \xrightarrow[-H_2O]{H_2SO_4} \begin{cases} \xrightarrow{<100℃} CH_3CH_2OSO_3H \\ \xrightarrow{<140℃} (CH_3CH_2)_2O \\ \xrightarrow{170℃} CH_2=CH_2 \end{cases}$$

醇在硫酸、氧化铝等脱水剂存在下加热，分子内脱水成烯烃。不同结构的醇，其分子内脱水的难易是不同的，在同样条件下：叔醇＞仲醇＞伯醇。

在酸催化下，醇的脱水反应主要按 E1 历程进行：先发生醇羟基的质子化，再脱水形成碳正离子中间体，最后消去 β-碳上的氢原子而成烯烃。

$$R-\overset{\underset{\displaystyle H}{|}}{\underset{\underset{\displaystyle H}{|}}{C}}-\overset{\underset{\displaystyle H}{|}}{\underset{\underset{\displaystyle OH}{|}}{C}}-H \xrightleftharpoons{H} R-\overset{\underset{\displaystyle H}{|}}{\underset{\underset{\displaystyle \overset{+}{O}H_2}{|}}{C}}-\overset{\underset{\displaystyle H}{|}}{C}-H \xrightleftharpoons{-H_2O} R-\overset{\underset{\displaystyle H}{|}}{\overset{+}{C}}-\overset{\underset{\displaystyle H}{|}}{\underset{\underset{\displaystyle H}{|}}{C}}-H \xrightleftharpoons{-H^+} R-CH=CH_2$$

当仲醇或叔醇脱水成烯有两种可能的取向时，主要遵照查依采夫规则进行脱水，即氢从含氢较少的 β-碳上消除，形成较稳定的烯烃。例如：

(84%)　　　　(16%)

$$CH_3CH_2CH_2-\underset{\underset{\displaystyle OH}{|}}{C}HCH_3 \xrightarrow[\triangle]{H} \begin{cases} CH_3CH_2CH=CHCH_3 \text{（主要产物）} \\ CH_3CH_2CH_2CH=CH_2 \text{（次要产物）} \end{cases}$$

（五）氧化反应

由于羟基的影响，醇分子中的 α-氢原子比较活泼，容易被氧化或脱氢，生成醛、酮、羧酸等化合物。

常用的氧化剂有 $K_2Cr_2O_7$-H_2SO_4、CrO_3-HAc 和 $KMnO_4$ 等。不同结构的醇氧化产物不同，伯醇氧化成醛，进一步氧化成羧酸；仲醇氧化成酮；叔醇因无 α-氢原子，所以在相同条件下一般不被氧化，在硝酸等强氧化剂作用下，则碳链断裂，生成小分子产物，如羧酸等。

$$R-CH_2OH \xrightarrow[H_2SO_4]{K_2Cr_2O_7} R-\overset{\overset{\displaystyle O}{\|}}{C}-H \xrightarrow{[O]} R-\overset{\overset{\displaystyle O}{\|}}{C}-OH$$
醛　　　　羧酸

$$\underset{\underset{\displaystyle R}{|}}{\overset{\overset{\displaystyle R}{|}}{C}}H-OH \xrightarrow[H_2SO_4]{K_2Cr_2O_7} \underset{\underset{\displaystyle R}{|}}{\overset{\overset{\displaystyle R}{|}}{C}}=O$$

$$R-\underset{\underset{\displaystyle R}{|}}{\overset{\overset{\displaystyle R}{|}}{C}}-OH \begin{cases} \xrightarrow[\text{或} KMnO_4,H_2O]{K_2Cr_2O_7,H_2SO_4} \text{不反应} \\ \xrightarrow[\triangle]{HNO_3} \text{小分子化合物} \end{cases}$$

上述反应可用作醇的鉴别，伯醇和仲醇在数秒内即起反应，使橙色的重铬酸钾溶液很快变为浑浊的蓝绿色，而叔醇则不变色。也可用中性 $KMnO_4$ 试剂与醇反应后，紫红色的消褪来鉴别醇类。

三氧化铬及吡啶的配合物是一种称为 PCC（pyridinium chlorochromate）的氧化剂，可溶于 CH_2Cl_2，使用很方便，在室温下便可将伯醇氧化为醛，而且基本上不发生进一步的氧化作用：

桂皮醇　　　　　　　　　　　　　　　桂皮醛

PCC 氧化剂也称为沙瑞特（Sarret）试剂，由于其中的吡啶是碱性的，因此对于在酸性介质中不稳定的伯、仲醇氧化为醛（或酮）时，是很好的方法，不但产率高，而且对分子中存在的 C=C、C=O、C=N 等不饱和键不发生破坏作用。

（六）多元醇的特性

多元醇具有一元醇的一般化学性质，例如它也能与碱金属作用，生成碱金属的醇化物；与酸作用生成酯；其醇羟基可被氧化、也可被卤素置换。由于多元醇分子中有几个羟基，故其反应可以在一个羟基上进行，也可以在几个羟基上进行，因此反应产物复杂。由于多个羟基之间的相互影响，多元醇还有如下的特殊性质。

1. 与氢氧化铜的反应

多元醇随着羟基的增多，酸性增强，例如乙二醇和丙三醇等邻二醇类化合物能和新制的絮状氢氧化铜生成绛蓝色溶液，这个反应可用于鉴别邻二醇。

$$
\begin{array}{c}
CH_2OH \\
| \\
CHOH \\
| \\
CH_2OH
\end{array}
+ Cu(OH)_2 \longrightarrow
\begin{array}{c}
CH_2-O \\
| \\
CH-O \\
| \\
CH_2OH
\end{array}
Cu + 2H_2O
$$

2. 多元醇的脱水反应

二元醇可以发生分子内脱水反应，随着两个羟基的相对位置不同，可以得到不同的脱水产物。如邻二醇分子内脱水生成不稳定的烯醇，再重排成醛或酮。

$$
\begin{array}{cc}
CH_2-CH_2 \\
| \quad | \\
OH \quad OH
\end{array}
\xrightarrow[H_2SO_4,\triangle]{-H_2O}
[CH_2{=}CH{-}OH]
\xrightarrow{重排}
CH_3CHO
$$

$$
\begin{array}{c}
CH_3CH-CHCH_3 \\
| \quad\quad | \\
OH \quad OH
\end{array}
\xrightarrow[H_2SO_4,\triangle]{-H_2O}
\left[
\begin{array}{c}
OH \\
| \\
CH_3C{=}CHCH_3
\end{array}
\right]
\xrightarrow{重排}
CH_3\overset{O}{\overset{\|}{C}}CH_2CH_3
$$

烯醇

1,3-二醇分子内脱水后形成共轭二烯，例如：

$$
\begin{array}{c}
CH_3CHCH_2CH_2 \\
| \quad\quad | \\
OH \quad\quad OH
\end{array}
\xrightarrow[\triangle]{H_2SO_4}
CH_2{=}CH{-}CH{=}CH_2
$$

1,4-和1,5-二醇分子内脱水形成环醚，例如：丁-1,4-二醇脱水生成四氢呋喃，戊-1,5-二醇脱水，则生成四氢哌喃。

$$
\begin{array}{c}
CH_2CH_2CH_2CH_2 \\
| \quad\quad\quad\quad | \\
OH \quad\quad\quad OH
\end{array}
\xrightarrow[\triangle]{H_2SO_4}
\ \bigcirc\!\!\text{O} + H_2O
$$

$$
\begin{array}{c}
CH_2CH_2CH_2CH_2CH_2 \\
| \quad\quad\quad\quad\quad\quad | \\
OH \quad\quad\quad\quad\quad OH
\end{array}
\xrightarrow[\triangle]{H_2SO_4}
\ \bigcirc\!\!\text{O} + H_2O
$$

五、常见代表化合物

1. 甲醇（CH₃OH）

甲醇最早由木材干馏而得，故又称木醇或木精。

甲醇为无色液体，沸点 64.7℃，易燃，有毒性。甲醇蒸气与眼接触可引起失明，饮用也会致盲。甲醇用途很广，经氧化可制备甲醛。在有机合成中甲醇常用作甲基化试剂和溶剂。

2. 乙醇（CH₃CH₂OH）

乙醇是无色、易燃液体，沸点 78.3℃。乙醇的用途很广，在医药上用作消毒剂，以

70％浓度的乙醇杀菌能力为最强。在制药工业中极广泛地用作溶剂和原料。特别是在中药制剂中，乙醇是一个最常用的溶剂，因为中草药中的大多数有效化学成分都能溶于乙醇，并且乙醇浓度可任意调节，价钱也较便宜，还可以回收重复使用。

在人体内，乙醇在醇脱氢酶的催化下在肝脏内氧化成乙醛，乙醛又可以进一步在酶的催化下氧化成可被肌体细胞所同化的乙酸。这就是人体可承受适量酒精的原因。但乙醇的氧化速率不管其在体内的浓度多大，对某个人是恒定的。酒精中毒就是摄入乙醇的速率大大超过其氧化速率，结果造成乙醇在血液内潴留所致。某种用于戒酒的药物，就是使体内乙醛氧化成乙酸所需的酶失活，结果服药者即使饮极少量的酒也会因乙醛的积聚感到不适而戒酒。

3. 乙二醇（甘醇）$\left(\begin{array}{cc} CH_2-CH_2 \\ | \quad | \\ OH \quad OH \end{array}\right)$

乙二醇是多元醇中最简单、工业上最重要的二元醇。为无色黏稠液体，沸点197℃，具有甜味。与水混溶，在乙醚中几乎不溶。含40％乙二醇的水溶液，冰点为−25℃，60％乙二醇的水溶液的冰点为−49℃，由于水溶液的冰点低、在水中的溶解度大，所以是一个很好的防冻剂。乙二醇还是合成聚酯纤维涤纶和聚乙二醇的原料。

4. 丙-1，2-二醇 $\left(\begin{array}{ccc} CH_3-CH-CH_2 \\ \quad | \quad | \\ \quad OH \quad OH \end{array}\right)$

丙-1,2-二醇为无色透明糖浆状液体，在空气中吸湿性比甘油强，防腐能力也大于甘油，能溶解许多不溶于水的药物，在人体内毒性很小，常用作注射剂、内服药的溶剂、防腐剂，也可作为喷雾剂供室内空气消毒用。

5. 丙三醇（甘油）$\left(\begin{array}{ccc} CH_2-CH-CH_2 \\ | \quad | \quad | \\ OH \quad OH \quad OH \end{array}\right)$

甘油为无色黏稠的液体，沸点290℃，能与水、酒精混溶，不溶于乙醚、氯仿、石油醚等溶剂。在药物制剂中常用作助溶剂，以增加某些药物在水中的溶解度。稀释的甘油可润滑皮肤，但高浓度（88％以上）的甘油因脱水能力太强，局部刺激性过大，不能用于皮肤。50％的甘油可作为轻泻剂。

甘油在脱水剂如浓硫酸的作用下，可发生分子内脱水，生成有刺鼻特臭的丙烯醛，该反应在药典上用作甘油的鉴别。

$$\begin{array}{ccc} CH_2-CH-CH_2 \\ | \quad | \quad | \\ OH \quad OH \quad OH \end{array} \xrightarrow[\text{加热}]{\text{浓 } H_2SO_4} CH_2=CH-CHO$$

6. 苯甲醇 $\left(\bigcirc\!\!-CH_2OH\right)$

苯甲醇又名苄醇，无色液体，沸点205.2℃，具有芳香气味，难溶于水，易溶于乙醇等有机溶剂。因具有微弱的麻醉作用，可加入注射剂中作为止痛剂，如青霉素的稀释液就是2％的苯甲醇水溶液。还具有微弱的防腐能力，可用于液体中药制剂的防腐剂。

7. 肌醇

肌醇为白色结晶性粉末，无臭，味甜，易溶于水。因能促进肝脏和其它组织中的脂肪代谢，可用作肝脏疾病的辅助治疗药物。

第二节 酚

一、酚的分类和命名

羟基直接连在芳环上的化合物称为酚，通式为 Ar—OH。

按酚类所含羟基数，可分为一元酚和多元酚；按芳环的不同，可分为苯酚、萘酚、蒽酚和菲酚等。苯酚是酚类中最简单的一个，其它酚可以看作是苯酚的衍生物。命名时，以酚作母体，芳环上连接的其它基团作为取代基。但当取代基的官能团序列优先于酚羟基时，则按取代基官能团排列顺序的先后来选择母体。羟基直接连在其它芳环上的化合物，其命名与苯酚相似。

一元酚：

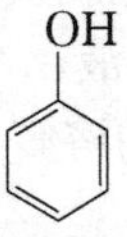

苯酚 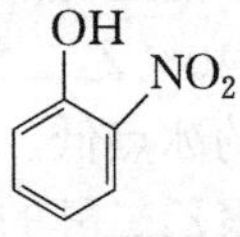　　　　邻硝基苯酚 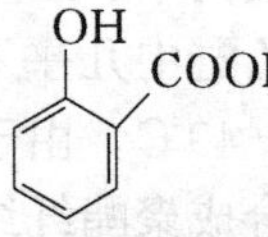　　　　邻羟基苯甲酸

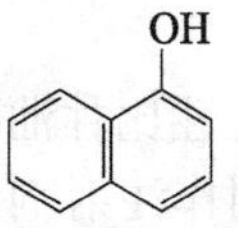

萘-1-酚（α-萘酚） 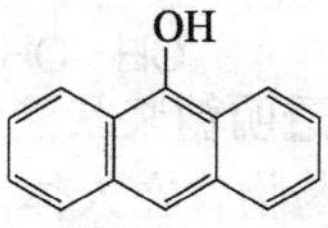　　　　　蒽-9-酚

二元酚：

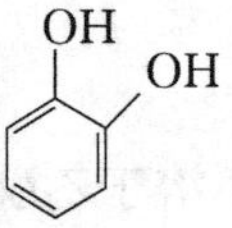

邻苯二酚（儿茶酚） 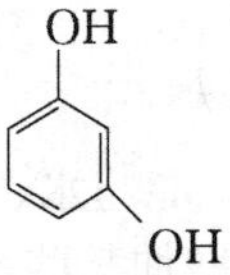　　间苯二酚（雷锁辛） 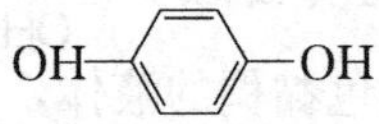　　对苯二酚（金鸡钠酚）

三元酚：

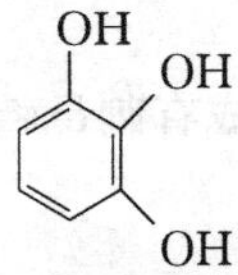

苯-1,2,3-三酚　　　　苯-1,2,4-三酚　　　　苯-1,3,5-三酚

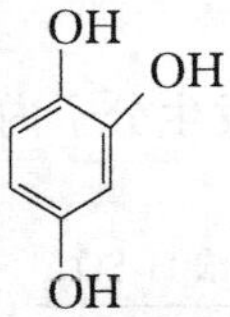

（连苯三酚）　　　　　（偏苯三酚）　　　　　（均苯三酚）

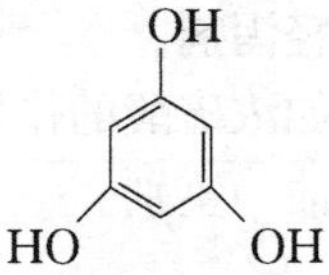

二、酚的物理性质

大多数的酚类在室温为固体，由于酚分子间、酚与水分子间可以氢键缔合，因此酚的沸点和熔点都比分子量相近的烃要高；酚类在水中也有一定的溶解度，多元酚的水溶性一般大于一元酚，但对称的多元酚因分子极性较小，其水溶性小于一元酚。纯净的酚为无色有机物，由于其易被氧化成醌类物质，所以常常具有粉红色。多数酚具有强烈气味，有一定的挥发性，尤其对眼睛、呼吸道黏膜、皮肤等有强烈的刺激和腐蚀作用，在使用时应注意安全保护措施。酚的毒性很大，如苯酚口服致死量为 $530mg \cdot kg^{-1}$。有的酚类还具有较强的杀菌能力，如医院中使用的消毒水"来苏儿"，就是混合甲酚的水溶液。常见酚的物理常数见表 7-2。

表 7-2　常见酚的物理常数

名　称	熔点/℃	沸点/℃	溶解度 /g·(100g水)⁻¹	pK_a(25℃)
苯酚	43	181	9.3	9.98
邻苯二酚	104	246	45.1	9.4
间苯二酚	110	281	123	9.4
对苯二酚	173	286	8	10.0
α-萘酚	94	279	难溶	9.31
β-萘酚	123	286	0.1	9.55
邻氯苯酚	9	173	.2.5	8.48
间氯苯酚	33	214	2.6	9.02
对氯苯酚	43	217	2.7	9.38
邻硝基苯酚	45	214	0.2	7.23
间硝基苯酚	96	—	1.4	8.40
对硝基苯酚	114	279(分解)	1.6	7.15
2,4-二硝基苯酚	113	分解	0.56	4.03
2,4,6-三硝基苯酚（苦味酸）	122	分解（300℃爆炸）	1.4	0.71(强酸)

三、酚的化学性质

酚羟基中的氧原子是 sp² 杂化，与 sp² 杂化的碳原子相连，羟基中氧原子上的未共用 p 电子对与苯环的大 π 键形成 p-π 共轭体系，结果使：

① 酚的碳氧键比醇分子中的碳氧键结合得更加牢固，难以断裂，酚中的羟基难以被取代和消除；

② 由于酚羟基与苯环形成 p-π 共轭体系，氧上的 p 电子向苯环方向转移，苯环上的电子密度相对增大，环上的亲电取代反应容易进行；

③ 氧原子的电子密度相对较低，氢氧键的极性增大，使氢原子更易解离，解离后的氧上的负电荷得到分散，使苯氧基负离子趋于稳定，因此酚的酸性比醇强。

这说明酚羟基对苯环产生的 p-π 共轭＋C 效应大于自身对苯环的－I 效应。羟基连在苯环上是一个以斥电子为主的活化基。苯酚和苯酚氧负离子中的诱导效应和共轭效应如图 7-1 所示。

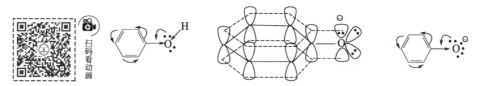
图 7-1　苯酚和苯酚氧负离子中的电子效应

（一）酚羟基的反应

1. 酸性
酚类化合物有较强的酸性，例如苯酚能与氢氧化钠的水溶液作用，生成苯酚钠。

$$\text{C}_6\text{H}_5\text{—OH} + \text{NaOH} \longrightarrow \text{C}_6\text{H}_5\text{—ONa} + \text{H}_2\text{O}$$

苯酚的酸性比碳酸（$pK_a = 6.8$）弱，所以苯酚不溶于碳酸氢钠水溶液。将二氧化碳通入苯酚钠水溶液，可使苯酚游离出来。

$$Ph—ONa + CO_2 \xrightarrow{H_2O} Ph—OH + NaHCO_3$$

取代酚类的酸性，其强弱取决于不同的结构，主要与苯环上所连取代基的种类有关。当苯环上连有斥电子基团时（如甲基），可使苯环上电子云密度增加，致使羟基氧上的负电荷更稠密，不利于羟基中氢的解离，一旦解离后形成的取代苯氧负离子其负电荷得不到较好分散，不稳定，因此酸性减弱；反之当苯环上连有吸电子基团时，使酚的酸性增强。

2. 与三氯化铁的显色反应

大多数酚与其它含有烯醇式结构的化合物类似，可与三氯化铁溶液发生显色反应。随着酚类结构的不同，呈现不同的颜色。如苯酚、间苯二酚、苯-1,3,5-三酚显蓝紫色，对苯二酚显暗绿色，苯-1,2,3-三酚显棕红色等。这种特殊的显色反应可作为酚的定性检验，也可用于区别醇与酚。酚与三氯化铁的反应一般认为是生成下列配合物：

$$C_6H_5OH + FeCl_3 \longrightarrow [Fe(OC_6H_5)_6]^{3-} + 6H^+ + 3Cl^-$$
$$\text{蓝紫色}$$

（二）氧化反应

酚容易被氧化，产物很复杂。如将酚长期与空气接触或在光的照射下，能被空气中的氧氧化而颜色逐渐变深。酚用 $Na_2Cr_2O_7$-H_2SO_4、CrO_3-CH_3COOH 等氧化剂氧化生成对苯醌，这些氧化反应具有制备意义：

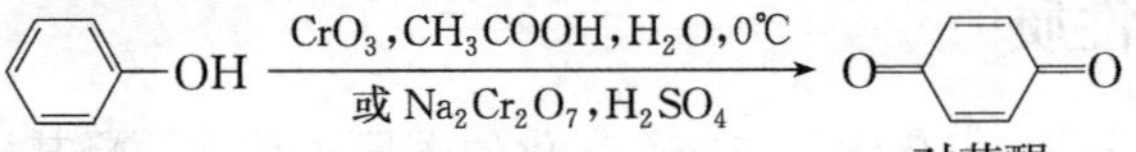

多元酚更容易氧化，如邻苯二酚和对苯二酚在室温即可被弱氧化剂如新制的氧化银氧化成邻苯醌和对苯醌。

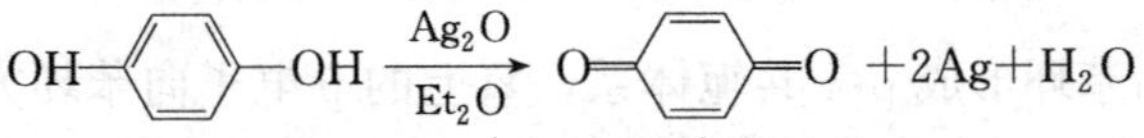

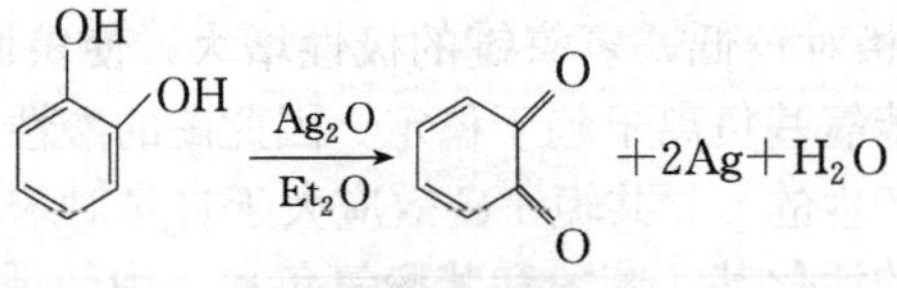

冲洗照相底片时常用多元酚作显影剂，就是利用其可将底片上的银离子还原成金属银的性质。邻苯二酚是合成香兰素（香草醛）的原料，苯-1,2,3-三酚常用作摄影工作中的显影剂。由于多元酚具有较强的还原性，常被用作抗氧剂。

四、常见代表化合物

1. 苯酚

简称酚，又名石炭酸，在自然界存在于煤焦油中。纯净的苯酚为有特殊气味的无色针状结晶，熔点 $43℃$，沸点 $181℃$。对皮肤有强烈腐蚀性。易溶于乙醚、乙醇、氯仿等有机溶剂，室温下微溶于水，$68℃$ 以上可完全溶于水。医药上苯酚可用作外用消毒剂和防腐剂，如 $0.5\% \sim 3\%$ 的苯酚水溶液可用于消毒外科手术器械。工业上苯酚是制造水杨酸、苦味酸、酚醛塑料等的原料。

2. 甲酚

因来源于煤焦油，又称煤酚，是邻、间、对三种甲酚的混合物，因三种异构体沸点相近，不易分离，所以常使用其混合物。煤酚难溶于水，能溶于肥皂溶液，通常配成 47%～53% 的肥皂溶液，称煤酚皂溶液，俗称"来苏儿（Lysol）"。煤酚杀菌能力比苯酚强，2% 煤酚皂溶液常用作医院环境消毒。

3. 苯二酚

有三种异构体，邻苯二酚，又叫儿茶酚，熔点 105℃，易溶于水，是强还原剂，可用作显影剂。邻苯二酚最重要的一个衍生物是肾上腺素，它是升压和止喘的重要药物。

肾上腺素

间苯二酚，又称雷锁辛、树脂酚，熔点 110℃，可用于治疗皮肤病如湿疹、疣症等，还是合成药物和染料的原料。对苯二酚，又称金鸡钠酚、对氢醌，熔点 170℃，也是强还原剂，易被氧化为对苯醌，可用作显影剂。如将黄色的对苯醌酒精溶液加入无色的对苯二酚溶液中，就生成深绿色的氢醌分子化合物。此溶液可作氧化还原电极。

4. 麝香草酚 (H_3C—○—OH—CH(CH$_3$)$_2$)

化学名为 5-甲基-2-异丙基苯酚，又名百里香酚，存在于某些植物的香精油中，在麝香油中含量尤高。为无色晶体，熔点 51℃，在水中溶解度很小，具有芳香气味，在医药上用作防腐剂、消毒剂、驱虫剂。

5. 苯-1,2,3-三酚

化学名 苯-1,2,3-三酚（焦培酸）又叫做焦性没食子酸，无色小叶状结晶，能溶于水，熔点 133℃，可升华。遇三氯化铁显红色。苯-1,2,3-三酚还原性很强，能从金、银和汞盐的溶液中析出金属，因此常用作显影剂。苯-1,2,3-三酚对皮肤有轻度的腐蚀作用，在医药上常用它的水溶液配制成膏药以医治干癣、头癣等皮肤病。

6. 丹皮酚 (CH_3O—○—OH—COCH$_3$)

化学名 1-(2-羟基-4-甲氧苯基) 乙-1-酮，为无色针状结晶，微溶于水，熔点 49.5～50.5℃，有特殊的香味，味辛辣。为中药徐长卿和牡丹皮中的有效成分，具有镇痛作用。将徐长卿全草或根进行水蒸气蒸馏可提取丹皮酚。

7. 维生素 E

维生素 E 是一种天然存在的酚类化合物，广泛存在于植物中。因它和动物的生殖有关，故又叫做生育酚。生育酚在自然界有多种，其中以 α-生育酚即维生素 E 活性最高。

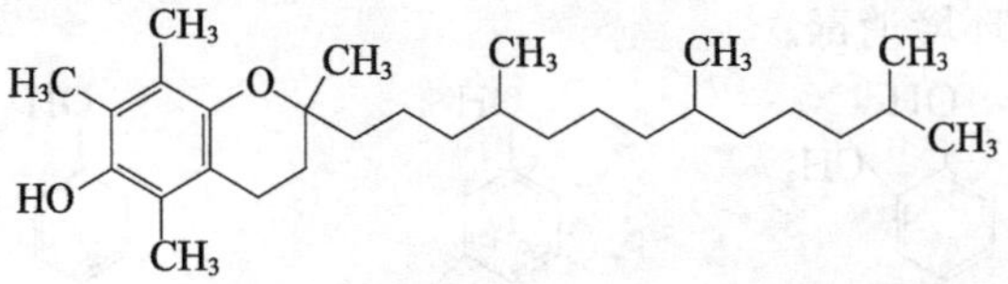

近年来，维生素 E 的临床研究范围不断扩大，大量研究表明其具有延年益寿的作用。但长期大剂量服用可产生疲劳、恶心、血栓静脉炎、肌萎缩和糖代谢紊乱等不良反应。

第三节　醚

醇或酚羟基中的氢被烃基替换后的化合物称为醚，醚分子中的氧（—O—）称醚键，是醚的官能团。

一、醚的分类和命名

根据醚键所连烃基分类，可把醚分为脂肪醚（R—O—R）、芳香醚（Ar—O—Ar）和芳脂醚（Ar—O—R）三类；根据醚键所连两个烃基是否相同又可分为对称醚（两个烃基相同，又称单醚）和不对称醚（两个烃基不相同，又称混醚）；在脂肪醚中，根据烃基的不同结构又分成饱和醚、不饱和醚、环醚、冠醚等；根据醚键的数目，还可以把醚分为一元醚及多元醚等。

醚的命名比较简单，单醚命名时，烃基名＋"醚"字即可，表示相同烃基的二字一般可省略，例如：

$$CH_3OCH_3 \qquad CH_3CH_2OCH_2CH_3$$

（二）甲醚　　　　　（二）乙醚　　　　　　　二苯醚

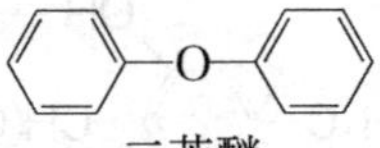

混醚命名时要把两个烃基都表示出来，也可将 RO 作为取代基，并且将较小的烃基名称放在前面，芳脂醚则要把芳烃基的名称放在前面，例如：

$$CH_3OCH(CH_3)_2$$

异丙甲醚　　　　　　苯甲醚 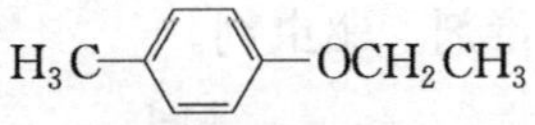　　　　　　　　对甲苯乙醚

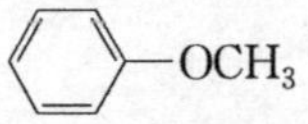

环醚以烷为母体，称为氧杂环某烷，也可按杂环化合物的名称命名，例如：

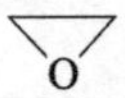

氧杂环丙烷 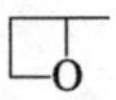　　2-甲基氧　　氧杂环戊烷　　1,4-二氧杂环己烷
　　　　　　　杂环丁烷　　（四氢呋喃）　　（二噁烷）

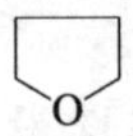

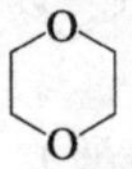

二、醚的物理性质

大多数醚在室温下为无色液体，有特殊气味，比水轻，易挥发。醚的沸点比相同分子量的醇低得多，与分子量相近的烷烃接近。低级醚在水中有一定的溶解度，四氢呋喃和1,4-二氧杂环己烷能与水混溶。醚可溶于有机溶剂，很多有机物也能溶于醚，而醚本身化学性质较稳定，所以醚是常用的弱极性有机溶剂。常见醚的物理常数见表7-3。

表 7-3 常见醚的物理常数

名称	构造式	熔点/℃	沸点/℃	名称	构造式	熔点/℃	沸点/℃
甲醚	CH_3OCH_3	-139	-24.9	氧杂环丙烷		-111	13.5
乙甲醚	$CH_3OCH_2CH_3$	—	10.8				
乙醚	$(CH_3CH_2)_2O$	-116	34.5				
乙丙醚	$CH_3CH_2OCH_2CH_2CH_3$	-79	63.6	四氢呋喃		-65	67
正丙醚	$(CH_3CH_2CH_2)_2O$	-112	91				
异丙醚	$(CH_3)_2CH_2OCH_2(CH_3)_2$	-86	68	1,4-二氧杂环己烷		12	101
正丁醚	$(CH_3CH_2CH_2CH_2)_2O$	-65	142				

三、醚的化学性质

醚分子的极性很小，化学性质不活泼，其稳定性仅次于烷烃，在室温下与氧化剂、还原剂、强碱、稀酸都不反应，故许多有机反应可用乙醚作溶剂。醚的化学性质虽然比较稳定，但醚键的氧上具有未共用电子对，使醚能发生下列一些反应。

（一）钅羊盐的生成

醚在低温下能溶于强酸，并与酸根结合形成类似盐类结构的化合物"䥽盐"：

$$R—\ddot{O}—R + H_2SO_4 \longrightarrow \left[R—\overset{\overset{H}{|}}{\underset{+}{O}}—R \right] HSO_4^-$$

这是因为醚键氧上的未共用电子对能以配位键的方式与强酸中的 H^+ 结合，该过程类似铵盐形成的过程。醚只能在低温下与强酸成盐，所形成的䥽盐为不稳定的强酸弱碱盐，只能存在于冷的浓酸中，温度升高或加水，就能使䥽盐分解为原来的醚。䥽盐溶于浓酸，但不溶于有机溶剂，用冰水处理又分解为原来的醚。利用这一性质可将醚、烷烃区别开来，并与之分离。其它的含氧化物如醇、醛、酮等也有类似的性质。

醚还能与 BF_3、$AlCl_3$ 等路易斯酸生成配合物，这使 BF_3、$AlCl_3$ 等路易斯酸在有机合成中作为催化剂使用变得更为方便。

$$(C_2H_5)_2\ddot{O} \xrightarrow{AlCl_3} (C_2H_5)_2\ddot{O} \longrightarrow AlCl_3$$

（二）过氧化物的生成

醚虽然对氧化剂稳定，但如长期接触空气，可被空气中的氧氧化，生成氢过氧化醚。这是一种发生在醚的 α-碳氢键上的自由基型反应，并且可以自聚成爆炸性极强的过氧化醚聚合物。例如：

$$CH_3CH_2—O—CH_2CH_3 \xrightarrow{O_2} CH_3CH_2—O—\underset{\underset{OOH}{|}}{CHCH_3}$$

氢过氧化乙醚

过氧化聚醚不易挥发，但是它极不稳定，受热时迅速分解并可引起爆炸，因此醚的存放应避光，密封存放于阴凉处。蒸馏醚类时应先检查是否含有过氧化物。检查的方法是：①用碘化钾-淀粉试纸，如有过氧化物存在，碘化钾被氧化成碘，从而使淀粉试纸变蓝色；②在样品中加入硫酸亚铁和硫氰酸钾溶液，如有过氧化物存在，可将 Fe^{2+} 氧化成 Fe^{3+}，Fe^{3+} 与硫氰酸钾生成 $[Fe(CNS)_6]^{3-}$ 配离子而显红色。蒸馏含过氧化物的醚类时，应先加入还原剂（如硫酸亚铁的稀硫酸溶液）除去过氧化物；在蒸馏醚的过程中，不应将醚蒸干。如果将液态的醚长期存放，可加入抗氧剂以防止过氧化物生成。

四、常见代表化合物

氧杂环丙烷是无色具有乙醚气味的气体，浓度高时有刺激气味，易燃，沸点 10.5℃，溶于水。是一种穿透力很强的消毒剂，常用于医疗器械的消毒。

环氧乙烷是最小的环醚，分子内存在着相当大的环张力（114kJ·mol^{-1}），又因氧原子的强吸电子诱导效应，使环氧乙烷及其衍生物的化学性质很活泼，在酸或碱的催化下，可与很多含活泼氢的化合物以及某些亲核试剂反应，结果氧环打开，生成相应的产物。此类反应均为亲核取代反应，它是由亲核试剂进攻环氧乙烷中带部分正电荷的碳原子所致，环氧乙烷与亲核试剂作用，结果都是在亲核试剂的分子中引入了 β-羟乙基(—CH$_2$CH$_2$OH)，因此环氧乙烷是一种常用的羟乙基化试剂。

$$
\begin{array}{lll}
\text{H}_2\text{O} \xrightarrow[\text{或 OH}^-]{\text{H}^+} & \text{CH}_2\text{—CH}_2 & \text{乙二醇} \\
& \quad |\quad\quad| & \\
& \text{OH}\quad\text{OH} & \\
\text{C}_2\text{H}_5\text{OH} \xrightarrow[\text{或 OH}^-]{\text{H}^+} & \text{CH}_3\text{CH}_2\text{OCH}_2\text{CH}_2\text{OH} & \text{2-乙氧基乙醇} \\
\text{C}_6\text{H}_5\text{OH} \longrightarrow & \text{C}_6\text{H}_5\text{OCH}_2\text{CH}_2\text{OH} & \text{2-苯氧基乙醇} \\
\text{HX} \longrightarrow & \text{CH}_2\text{—CH}_2\text{OH} & \text{2-卤代乙醇} \\
& \quad |\quad\quad & \\
& \text{X} & \\
\text{NH}_3 \longrightarrow & \text{NH}_2\text{CH}_2\text{CH}_2\text{OH} & \text{2-氨基乙醇} \\
\text{HCN} \longrightarrow & \text{NC—CH}_2\text{CH}_2\text{OH} & \text{2-氰基乙醇} \\
\text{RMgX} \longrightarrow & \text{R—CH}_2\text{CH}_2\text{OMgX} \xrightarrow{\text{H}_2\text{O}} \text{R—CH}_2\text{CH}_2\text{OH} &
\end{array}
$$

CH$_2$—CH$_2$ （O）+

知识链接

2016 年诺贝尔化学奖：分子机器

2016 年诺贝尔化学奖颁给了三位设计和合成分子机器的化学家。他们分别是法国斯特拉斯堡大学的 Jean-Pierre Sauvage、美国西北大学的 Sir J. Fraser Stoddart、荷兰格罗宁根大学的 Bernard L. Feringa。1983 年，Jean-Pierre Sauvage 完成迈向分子机器的第一步，他成功地将两个环形分子连接在一起，形成一个链条，称为索烃（catenane）。通常情况下，原子通过共用电子形成强共价键而连接成为分子，但是在这种链条中，这两部分由一个自由的"机械键"结合在一起。通常机器中的部件必须能够发生相对移动，这两个互锁的分子环正好符合这一要求。1991 年，Fraser Stoddart 迈出了第二步，他研发出了轮烷（rotaxane）。他将一个分子环系到一个很细的分子轴上，并展示了这个分子环能够沿着这个轴移动。基于轮烷，他研发出了分子电梯、分子肌肉和基于分子的计算机芯片。1999 年，Bernard Feringa 是第一个研发分子马达的人，他得到了一种向同一方向不断旋转的分子马达叶片。通过使用分子马达，他能够旋转比分子马达本身大 1 万倍的玻璃圆筒。

三位诺贝尔化学奖得主领导的科研团队发现通过电化学或光化学控制的准轮烷、轮烷和索烃结构，即通过金属离子模板法合成轮烷或索烃的结构，再通过外界刺激诸如光化学或电化学或热能，可以使套在一起的两个分子发生位移或旋转。利用轮烷来构筑各种分子机器，分子机器实际上就是能进行受控运动的分子，在外界施加能量时可完成某种具体的任务，例如分子开关、分子肌肉、轮烷分子存储等。"分子开关"通过对线型分子上的两个富电子位点中其中一个进行了修饰，从而形成了强弱两个识别位点，这样便可以以氧化还原的方式或者 pH 的改变控制大环在线型分子上的落点；

"人造分子肌肉"通常为菊环链的结构，分子菊链是由多个单体分子组装形成，这些单体分子一般具有一个环型（主体）和线型（客体）单元，可以通过分子间作用力自组装为环状或链状的超分子，在外界的刺激下，二聚物的两个单体可以来回穿梭，就像是肌肉的伸展和收缩一样；"轮烷分子存储"通过分子两端的大位阻基团一个亲水一个疏水，将其接在微电子器件电极的两端，通过施加适当电压改变分子的状态就能实现在其上"读"和"写"的功能。最终制备的分子器件大概能存储160kbit的信息，存储密度为100Gbit/cm^2。

？习题

1. 用系统命名法命名下列化合物或写出化合物的结构式。

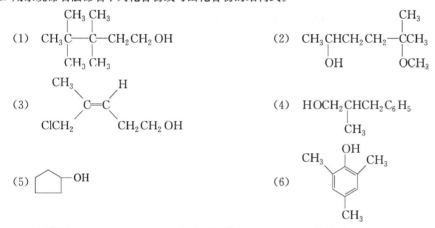

(7) 新戊醇　　　(8) 1,4-二氧杂环己烷　　　(9) 苦味酸

2. 按照指定要求，将下列化合物排序。

(1) 对 HBr 的反应活性次序

1-苯基丙-1-醇、1-苯基丙-2-醇、3-苯基丙-1-醇

(2) 酸性强弱

(3) 脱水速度

3. 用简便化学方法区别下列化合物。

(1) 间甲基苯酚、苯甲醚、苯甲醇

(2) 丙三醇、异丙醇、正丙醇

(3) 戊烷、乙醚、正丙醇

4. 试用化学方法提纯下列化合物。

(1) 苯甲醚中含有少量的苯酚　　　(2) 正庚烷中含有少量的乙醚

5. 写出下列化合物的结构式，将它们按照沸点从高到低的顺序进行排列。

(1) 正丁醇　(2) 异丁醇　(3) 仲丁醇　(4) 叔丁醇　(5) 正戊醇

6. 用 Williamson 合成法制取下列各醚，试选择合适的反应物，并写出反应式。

(1) ⬡—O—CH$_2$CH$_3$　　　　　(2) (CH$_3$)$_3$C—O—CH$_2$—⬡

(3) CH$_2$=CH—CH$_2$—O—CH(CH$_3$)$_2$

7. 写出下列反应的主要产物。

(1) ⬡—CH$_2$O—⬡ $\xrightarrow{Br_2/FeCl_3}$? $\xrightarrow{HBr}$?

(2) ⬡—OH $\xrightarrow{Br_2}$?

(3) 　⬡ CH$_3$CH(OH)CH$_2$CH(⬡)CH$_3$ $\xrightarrow[\triangle]{H_2SO_4/H_2O}$?

8. 化合物 A 和 B 的分子式都是 C$_{10}$H$_{12}$O，两者都不溶于水、稀酸和稀碱，但能使溴的 CCl$_4$ 溶液褪色。A 和 B 经高锰酸钾氧化都生成对甲氧基苯甲酸，经催化氢化也得到同一化合物，试写出 A 和 B 的构造式。

第八章 醛和酮

碳原子以双键和氧原子相连的基团称为羰基（carbonyl group）$\left(\begin{matrix}\diagdown\\\diagup\end{matrix}C{=}O\right)$，含有羰基的化合物称为羰基化合物。羰基碳与一个烃基和一个氢原子相连的化合物称为醛，—CHO 称为醛基，羰基碳与两个烃基相连的化合物称为酮。酮分子中的羰基也称为酮基。

醛和酮是一类重要的有机化合物，它们不仅在自然界广泛存在，而且在工业生产和实验室合成中也是重要的原料和试剂。它们有些是香料，如苯甲醛、苯乙酮、紫罗兰香酮等；有些是重要的药物或合成药物的原料，如糠醛、苯乙酮、维生素 A、丙烯醛、环己酮等。

第一节 醛、酮的分类和命名

一、醛、酮的分类

按不同的分类方式，可以将醛、酮作如下分类。

（1）根据分子中所含羰基的数目，醛、酮可分为一元醛、酮，二元醛、酮和多元醛、酮；如：

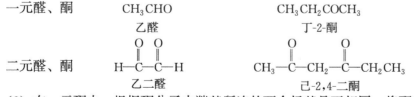

（2）在一元酮中，根据酮分子中羰基所连的两个烃基是否相同，将酮分为简单酮和混合酮。两个烃基相同的称简单酮，两个烃基不同的称混合酮。如：

简单酮　　　　CH₃COCH₃
　　　　　　　　丙酮

二苯酮

混合酮　　　CH₃CH₂—CO—CH₃
　　　　　丁-2-酮

苯乙酮

（3）根据羰基所连的烃基饱和与否，分为饱和醛、酮或不饱和醛、酮。如：

饱和醛、酮　　　　CH_3CH_2CHO　　　　　　$CH_3CH_2COCH_2CH_3$
　　　　　　　　　　　丙醛　　　　　　　　　　　　戊-3-酮

不饱和醛、酮　　　$CH_3CH=CHCHO$　　　　$CH_3CH=CH-CO-CH_2CH_3$
　　　　　　　　　　丁-2-烯醛　　　　　　　　　　　己-4-烯-3-酮

（4）根据羰基所连烃基的类别，分为脂肪族醛、酮，脂环族醛、酮和芳香族醛、酮。如：

脂肪族醛、酮　　　CH_3CHO　　　　　　　$CH_3CH_2-CO-CH_3$
　　　　　　　　　　　乙醛　　　　　　　　　　　　丁-2-酮

脂环族醛、酮　　　⬡-CHO　　　　　　　⬡-CO-CH₃
　　　　　　　　　环己基甲醛 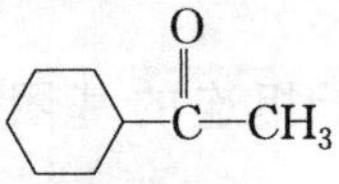　　　　　　　　环己基乙酮

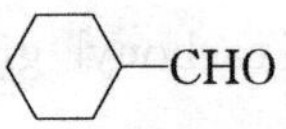

芳香族醛、酮　　　⬡-CHO　　　　　　　⬡-CO-CH₃
　　　　　　　　　　苯甲醛 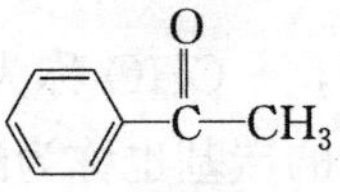　　　　　　　　　　苯乙酮

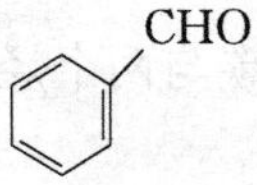

二、醛、酮的命名

下面主要介绍醛、酮的系统命名法，其命名原则和步骤如下。

（1）选主链　选择含羰基的最长的碳链作为主链，根据主链上碳原子数称为某醛或某酮。

（2）编号　给主链碳原子编号，从醛基一端或靠近酮基一端开始，使羰基尽量有最小位次，在此前提下，使不饱和键和取代基有较小位次。对于醛，醛基处于链端，总是在第一位。

（3）命名　将取代基位次、数目和名称写在母体之前，并把羰基的位次写在母体某酮的前面（醛基总是第一位，不必标出）；碳原子的位置还可以用希腊字母来表示，直接与羰基相连的碳原子用α表示，其次是β、γ…表示。例如：

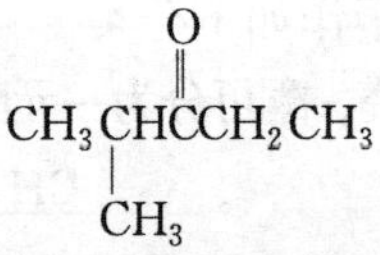

$$CH_3CHCOCH_2CH_3$$
（下方 CH_3）

2-甲基戊-3-酮　　α-甲基戊-3-酮

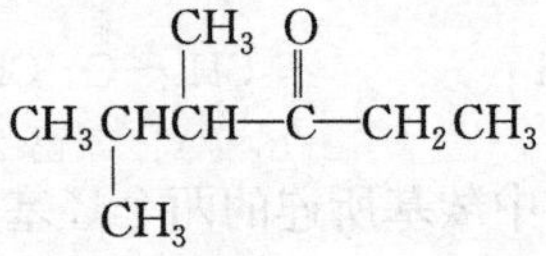

$$CH_3CHCOCHCH_2CH_3$$

4,5-二甲基己-3-酮　　α',β'-二甲基己-3-酮

不饱和醛、酮中羰基的编号应最小，例如：

$$CH_3CH=CHCOCH_3$$

戊-3-烯-2-酮

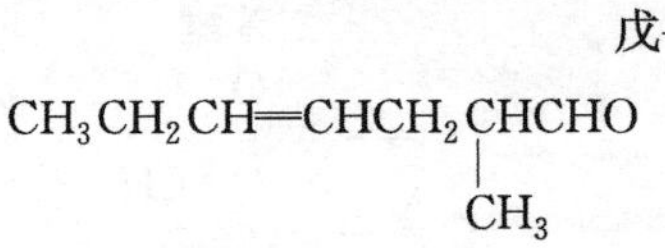

$$CH_3CH_2CH=CHCH_2CHCHO$$
（下方 CH_3）

2-甲基庚-4-烯醛

芳香醛酮和脂环酮则把环系当作取代基，把脂肪醛或脂肪酮作母体，按脂肪醛、酮的系统命名法命名。例如：

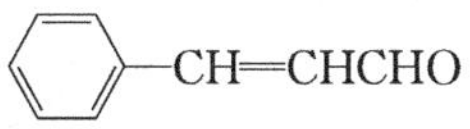

3-苯基丙烯醛 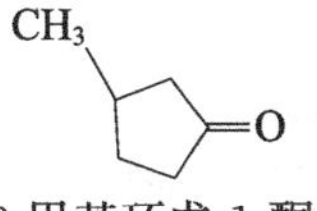   3-甲基环戊-1-酮 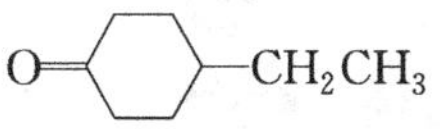   4-乙基环己-1-酮

另外，还有一些醛和酮，由于习惯，还按其最初的来源保留了其相应的俗名，例如，甲醛俗名又叫蚁醛，呋喃甲醛又叫糠醛，邻羟基苯甲醛俗名又叫水杨醛，3-苯基丙烯醛又叫桂皮醛等。

第二节　醛、酮的物理性质

1. 物理状态

常温下，甲醛是气体，其余低级饱和醛、酮都是液体，高级醛、酮是固体。低级醛具有强烈刺激气味，取代芳醛和芳酮、$C_6 \sim C_{10}$ 的中级脂肪醛和 $C_7 \sim C_{13}$ 的中级脂肪酮多数具有特定的花果香和清香气味，可用于各种高级香精的配制；$C_{14} \sim C_{19}$ 的脂环酮类（如麝香酮、灵猫酮）则是麝香香料的香气成分，在化妆品和医药工业中广泛应用。

2. 沸点

由于羰基具有较强的极性，分子之间偶极的静电引力比较大，故醛、酮的沸点一般比分子量相近的非极性化合物（如烷烃和醚）高。但因为羰基本身不能形成氢键，没有缔合现象，所以醛、酮的沸点一般又比分子量相近的醇低。如表 8-1 所示。

表 8-1　分子量相近的化合物沸点

化合物	正丁烷	乙甲醚	丙醛	丙酮	丙醇
分子量	58	60	58	58	60
沸点/℃	0.5	8	49	56	97

3. 溶解性

醛、酮中羰基的氧原子能与水分子形成氢键，所以低级醛、酮可溶于水，当分子中烃基部分增大时，溶解度迅速降低。甲醛、乙醛、丙酮都能和水混溶，市售的福尔马林（Formalin）是 40% 甲醛水溶液。六个碳以上的醛、酮在水中几乎不溶，而易溶于苯、乙醚、四氯化碳等有机溶剂中。有些酮（比如丙酮）是常用的有机溶剂。

第三节　醛、酮的化学性质

羰基是醛、酮的官能团，是醛酮类化合物的化学反应中心。羰基是由碳与氧以双键结合，碳原子以 sp^2 杂化，与其它的原子形成三个 σ 键（其中一个与氧原子成键），这三个 σ 键处于同一个平面，键角大约 120°。氧原子也为 sp^2 杂化，氧原子的 p 轨道与碳原子的 p 轨道相互重叠形成 π 键，并与三个 σ 键构成的平面相垂直。氧原子的两对孤对电子分处两个 sp^2 杂化轨道上，与羰基碳原子上的两个取代基共平面，如图 8-1 所示。

由于氧原子的电负性大于碳原子，故双键上的 π 电子明显偏向氧原子，氧原子附近电子密度较高，带有部分负电荷，而碳原子则带部分正电荷，因此，羰基具有较大的极性。由于带负电荷的氧比带正电荷的碳稳定些，所以，醛酮中的羰基碳原子很容易与带负电荷或带有

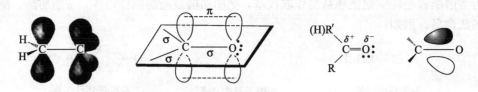

图 8-1　羰基的结构和电子云分布图

未共用电子对的亲核试剂发生亲核加成反应。

羰基是一个吸电子基，其 $-I$ 效应使 α 位置上的 C—H 键的极性明显强于其它位置的 C—H 键，从而表现出一定的反应活性。此外，由于醛酮处于氧化还原的中间状态，既可以被氧化，又可被还原，所以氧化还原也是醛酮的一类重要反应。这些反应在有机合成和生物转化中有重要的意义。

总的来说，羰基化合物的化学性质，如图 8-2 所示。

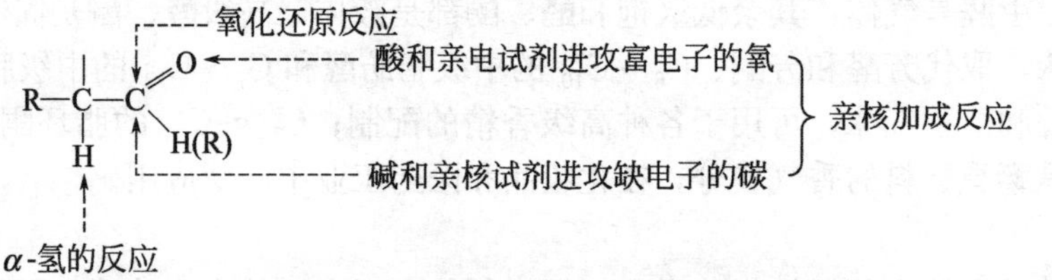

$$R-\underset{\underset{H}{|}}{\overset{\overset{O}{\|}}{C}}-\overset{\|}{C}-H(R)$$

氧化还原反应
酸和亲电试剂进攻富电子的氧
碱和亲核试剂进攻缺电子的碳　} 亲核加成反应
α-氢的反应

图 8-2　羰基化合物的化学性质

但醛和酮由于结构上的差异，在化学性质和反应活性表现上有一定程度的差别。

一、亲核加成反应

羰基中的 π 键和碳碳双键中的 π 键相似，也易断裂，因此它与碳碳双键类似可以断开双键而发生加成反应，不同的是羰基易于发生亲核加成反应（nucleophilic addition reaction）。

羰基的亲核加成反应机理分两步进行：第一步是亲核试剂中的亲核部分（Nu⁻）首先进攻羰基碳，与之成键，同时 π 键断开，形成一个 sp³ 型的四面体中间体；第二步是试剂中的亲电部分（A⁺）与中间体中带负电荷的氧原子结合，生成最终的加成产物。由于反应的第一步，即亲核的一步属于反应速率较慢的决速步骤，所以称为亲核加成反应。

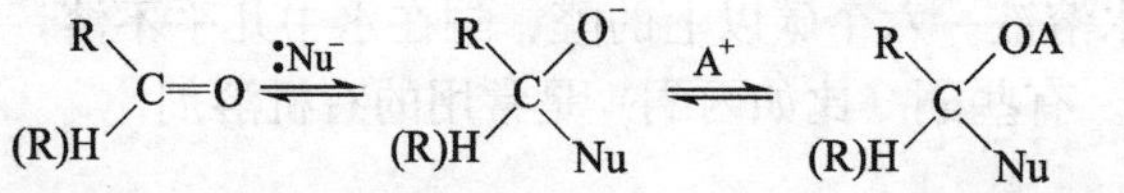

醛、酮的亲核加成反应的难易取决于羰基碳原子部分正电荷的多少、空间位阻的大小、以及亲核试剂亲核性的强弱。例如：酮的羰基连有两个具有供电子效应的烷基，可以降低羰基碳原子的正电荷，同时也增大了羰基的空间位阻，它的加成通常比醛困难。此外，亲核试剂越强，反应越易进行。亲核试剂种类很多，往往是含有极性很强的、带负电荷的碳、氧、硫、氮等元素的试剂。

1. 与氢氰酸的加成

氢氰酸能与醛以及大多数脂肪族酮加成，生成 α-羟基腈（或叫 α-氰醇）：

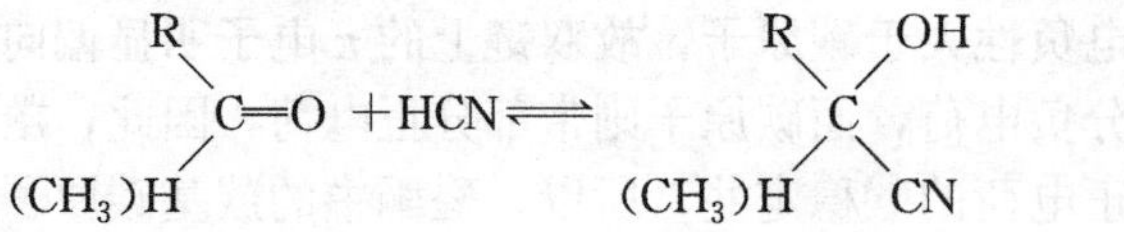

该反应一般在碱催化下进行。这是因为该反应起决定作用的是亲核试剂 CN¯ 的浓度，因 HCN 是一个弱酸，在酸性环境中 CN¯ 的浓度较低，故反应速率较慢，在加入碱的情况下，可加速 HCN 的解离，增加 CN¯ 的浓度，从而加快反应的速率。

$$HCN \underset{H^+}{\overset{OH^-}{\rightleftharpoons}} H^+ + CN^-$$

此加成反应，所有的醛都能进行。能参与反应的酮则是脂肪族甲基酮或少于 8 个碳的环酮。而芳香族甲基酮都难以反应。原因是羰基与芳环直接相连，可构成一个 π-π 共轭体系，电子由芳环向羰基转移，减少了羰基碳的正电性。所以下列酮类化合物不会和 HCN 发生加成反应：

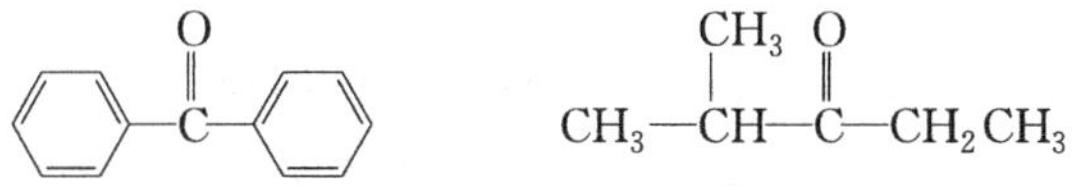

在自然界中也存在氰醇类化合物。如桃、杏等果核中的苦杏仁苷就是一种氰醇类化合物。某些昆虫体内也有苯乙醇氰，当机体受到袭击时，就释放一种酶，促使苯乙醇氰分解成苯甲醇和氢氰酸的混合物，进行有效的防御。

2. 与亚硫酸氢钠加成

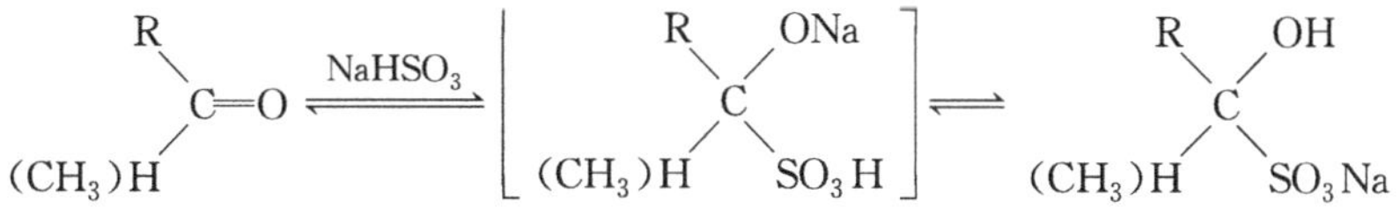

醛、脂肪族甲基酮及少于 8 个碳的环酮能与亚硫酸氢钠的饱和溶液（约 40%）反应，析出无色结晶加成物——α-羟基磺酸钠。

醛、酮的亚硫酸氢钠加成物为无色结晶，它易溶于水，但不溶于饱和的亚硫酸氢钠溶液中，因而析出结晶。所以这个反应可用来鉴别醛、脂肪族甲基酮或少于 8 个碳的环酮。此外，这个反应又是可逆反应。当向加成物中加入稀酸或稀碱并加热时，都会使产物分解而再游离出原来的醛或酮。因此可以利用这一性质来分离或提纯醛、脂肪族甲基酮和 8 个碳以下的脂环酮。

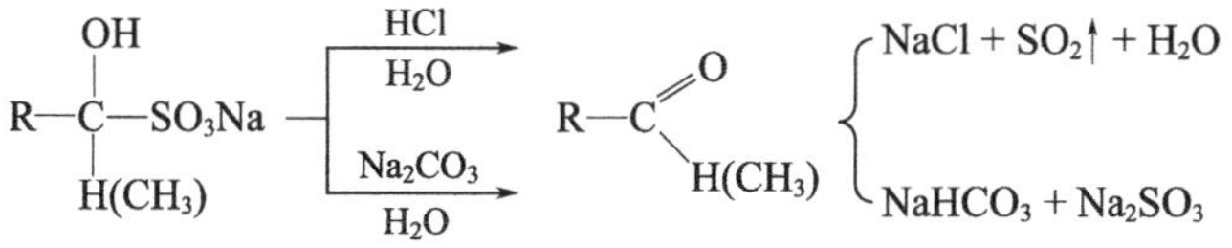

3. 与醇的加成

醇是一种含氧亲核试剂，在干燥氯化氢或浓硫酸的作用下，一分子醛或酮和一分子醇发生加成反应，生成的化合物分别称为半缩醛或半缩酮。在酸性条件下，过量的醇能与半缩醛（酮）进一步反应，失去一分子水而生成稳定的化合物，称为缩醛或缩酮，并能从过量的醇中分离出来。

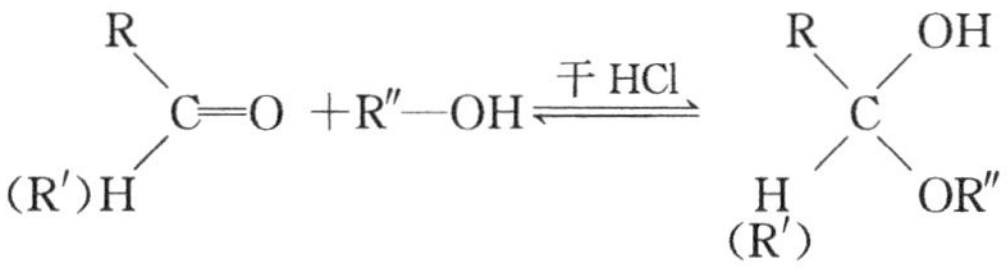

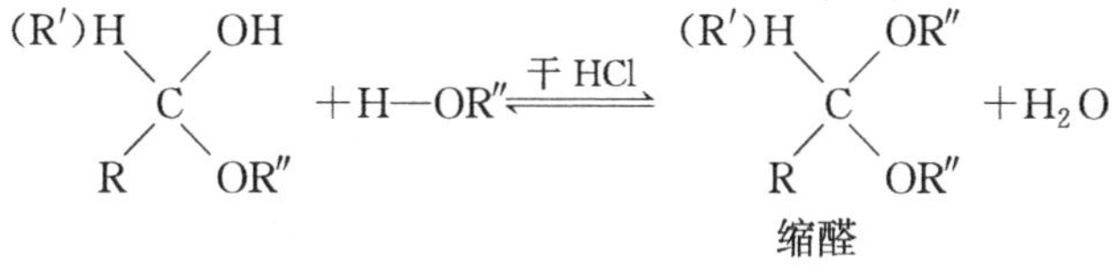

半缩醛（酮）一般是不稳定的，易分解成原来的醛（酮），因此不易分离出来。但环状半缩醛（酮）却较稳定，能够分离得到。例如，4-羟基戊醛或5-羟基戊醛在室温下主要以环状半缩醛的形式存在：

$$\underset{11\%}{\text{（环状结构）CHO，OH}} \Longrightarrow \underset{89\%}{\text{（环状结构）O，OH}}$$

$$\underset{6\%}{\text{（环状结构）CHO，OH}} \Longrightarrow \underset{94\%}{\text{（环状结构）O，OH}}$$

缩醛（酮）可以看作是同碳二元醇的醚，性质与醚相似，对碱及氧化剂都相当稳定。但缩醛（酮）也不完全与醚相同，它在稀酸中易水解变成为原来的醛（酮）。

$$\underset{\substack{H\\(R')}}{\overset{R}{\underset{}{C}}}\underset{OR''}{\overset{OR''}{}} + H_2O \xrightarrow{H^+} \underset{(R')H}{\overset{R}{C}}=O + 2R''OH$$

$$CH_3\overset{O}{\overset{\|}{C}}CH_3 + 2HOC_2H_5 \underset{\triangle}{\overset{H^+}{\rightleftharpoons}} CH_3-\underset{\substack{|\\CH_3}}{\overset{CH_3}{C}}(OC_2H_5)_2 + H_2O$$

酮在相同条件下，与醇的反应比较困难，原因是平衡反应偏向于反应物方面。例如，丙酮与乙醇生成缩酮的反应，达到平衡时只有约 2% 的缩酮产物。只有在特殊装置中操作，设法将反应产生出来的水除去，把平衡移向右方，才能制得缩酮。

由于缩醛或缩酮是稳定的醚型结构，它的生成又是可逆的，所以在有机合成中可以用于保护羰基。例如：

$$CH_3CH=CHCHO + 2C_2H_5OH \rightleftharpoons CH_3-CH=CH-\underset{\substack{|\\OC_2H_5}}{\overset{OC_2H_5}{CH}}$$

$$\xrightarrow{\text{稀 KMnO}_4} CH_3-\underset{\substack{|\\OH}}{CH}-\underset{\substack{|\\OH}}{CH}-\underset{\substack{|\\OC_2H_5}}{\overset{OC_2H_5}{CH}} \xrightarrow{H^+} CH_3-\underset{\substack{|\\OH}}{CH}-\underset{\substack{|\\OH}}{CH}-CHO$$

4. 与氨及其衍生物的加成

氨及其衍生物，如伯胺、仲胺、羟胺、肼（或取代肼）、氨基脲等都是含氮的亲核试剂，这些化合物中氮原子有一对孤对电子，因而具有亲核性，它们与羰基化合物加成，再脱去一分子水，生成缩合产物，反应结果是 C=O 变成了 C=N。其反应可用通式表示如下：

$$\rangle C=O + H_2N-Y \rightleftharpoons \left[\underset{}{\overset{\overset{\text{OH H}}{|\ |}}{-C-N-Y}} \right] \xrightarrow{-H_2O} \rangle C=N\overset{\cdot\cdot}{\underset{Y}{}}$$

羰基化合物与羟胺、肼、苯肼及氨基脲等含氨基的试剂（统称为羰基试剂）在弱酸性条件下（pH＝3～5）反应，可分别生成肟、腙、苯腙和缩氨脲等缩合产物。例如：

$H_2NOH \xrightarrow{-H_2O}$ $\begin{matrix} R \\ C=N \\ R \quad OH \end{matrix}$ 肟

$H_2NNH_2 \xrightarrow{-H_2O}$ $\begin{matrix} R \\ C=N-NH_2 \\ R \end{matrix}$ 腙

$H_2NNHPh \xrightarrow{-H_2O}$ $\begin{matrix} R \\ C=N-NHPh \\ R \end{matrix}$ 苯腙

2,4,-二硝基苯腙

缩氨脲

醛、酮与羰基试剂反应所生成的缩合产物大多是具有固定熔点和一定晶型的固体，因此常用来鉴别醛酮，称为羰基试剂，常用的羰基试剂是 2,4-二硝基苯肼，它与醛酮的加成产物一般是黄色的结晶。例如，临床上鉴别糖尿病人尿液中是否含有丙酮。这些加成产物不仅易于从反应体系中分离出来，而且还容易进行重结晶提纯，更重要的是这些产物在稀酸作用下，可水解得到原来的醛或酮。故常用此反应分离和提纯醛和酮。

醛、酮与氨或胺反应，很难得到稳定的产物，只有个别的才形成稳定的复杂化合物。

$\begin{matrix} \\ C=O \\ \end{matrix} + H_2N-H \longrightarrow \begin{matrix} \\ C=N-H \\ \end{matrix}$

亚胺（大部分不稳定）

由羰基化合物与氨基作用生成亚胺的反应，因其与人体生化过程有关被广泛研究。例如，人眼所以有视觉是因为视觉感光细胞中含有感光色素视紫红质，从化学结构来看，这是由顺-11-视黄醛的羰基与视蛋白中氨基进行缩合反应，形成具有亚胺结构的席夫碱。当视紫红质吸收光子后，可导致 C_{11} 的顺式双键转变成反式构型，触发神经冲动。将信息传递到大脑形成视觉。

5. 与金属有机试剂的加成

格氏试剂的亲核性非常强，与醛酮的加成反应是不可逆的，加成产物不需分离就可直接水解得相应的醇。

$\overset{\delta^+}{C}=\overset{\delta^-}{O} + \overset{\delta^-}{R}-\overset{\delta^+}{MgBr} \xrightarrow{干醚} \begin{matrix} OMgBr \\ C \\ R \end{matrix} \underset{}{\overset{H_3O^+}{\rightleftharpoons}} \begin{matrix} OH \\ C \\ R \end{matrix} + \begin{matrix} OH \\ Mg \\ Br \end{matrix}$

这也是有机合成中增加碳原子的重要方法之一。用甲醛、其它的醛和酮为原料与格氏试剂反应，可以制成含碳原子更多结构不同的伯醇、仲醇和叔醇。

$\bigcirc-MgCl + HCHO \xrightarrow[(2)H_3O^+]{(1)干醚} \bigcirc-CH_2OH$

$$(CH_3)_2CHMgBr+CH_3CH_2CHO \xrightarrow[\text{(2)}H_3O^+]{\text{(1)干醚}} (CH_3)_2CHCHCH_2CH_3$$

上方的OH

$$PhCH_2MgCl+CH_3COPh \xrightarrow[\text{(2)}H_3O^+]{\text{(1)干醚}} PhCH_2-\overset{CH_3}{\underset{Ph}{\underset{|}{\overset{|}{C}}}}-OH$$

二、α-氢原子的反应

醛、酮分子中与羰基直接相连的碳原子称为α-碳原子，α-碳原子上氢原子称为α-氢原子。α-氢原子因受羰基-I效应的影响而具有较大的活泼性，可引起如下反应：

1. 卤代和卤仿反应

在酸和碱的催化下，醛、酮的α-氢原子容易被卤素取代，生成α-卤代醛、酮。这类反应随着反应条件的不同，其反应机理也不同。一般在酸催化下，卤代反应易控制在一卤代产物的阶段，且酮的卤代反应较醛的卤代反应易于控制。例如：

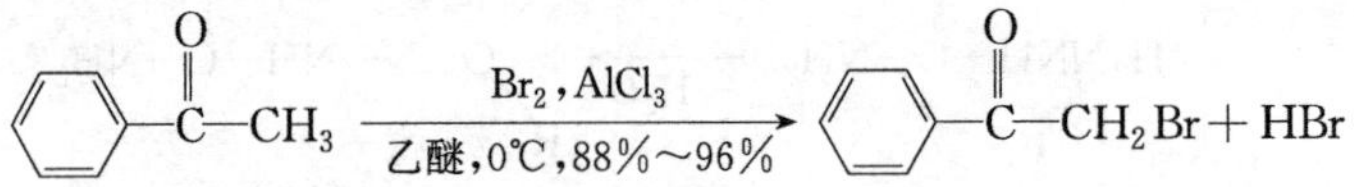

$$\text{PhCOCH}_3 \xrightarrow[\text{乙醚,0℃,88\%~96\%}]{Br_2,AlCl_3} \text{PhCOCH}_2Br + HBr$$

在碱催化下的卤代反应中，当一个卤原子引入α-碳原子上后，由于卤原子的-I效应，使连在α-碳上的剩余氢原子具有比前体更强的活性，在碱的作用下更易离去发生多取代。同一个α-碳上α-氢原子的彻底卤代是羰基化合物碱催化卤代反应的特征。

$$CH_3CH_2-\overset{O}{\overset{\|}{C}}-CH_3 \xrightarrow{X_2/NaOH} CH_2CH_2-\overset{O}{\overset{\|}{C}}-CX_3$$

如果α-碳原子有三个氢原子时，则碱性卤代后将生成α-三卤衍生物。这种三卤代醛、酮使羰基碳原子更为活泼，在碱的作用下，迅速发生亲核加成反应，而后离去—CX$_3$，生成卤仿（三卤甲烷）和少一个碳原子的羧酸：

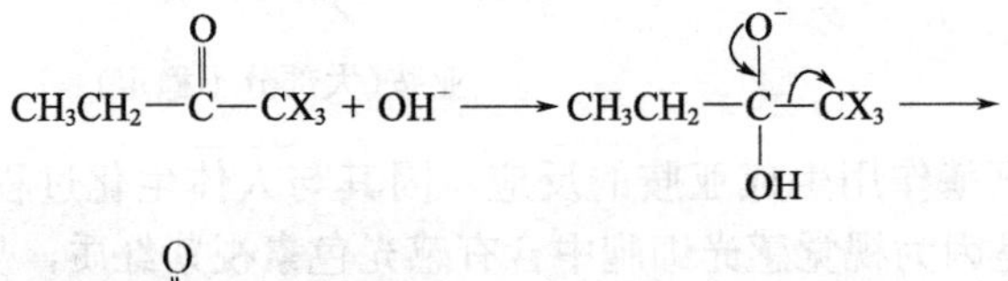

$$CH_3CH_2-\overset{O}{\overset{\|}{C}}-CX_3 + OH^- \longrightarrow CH_3CH_2-\overset{O^-}{\overset{|}{C}}\overset{}{CX_3} \longrightarrow$$

下方的OH

$$CH_3CH_2-\overset{O}{\overset{\|}{C}}-OH + {}^-CX_3 \longrightarrow CH_3CH_2-COO^- + CHX_3$$

通常把醛、酮与次卤酸钠的碱溶液反应生成三卤甲烷的反应叫做卤仿反应。如果所用的卤素是碘，则生成具有特殊气味的碘仿的黄色沉淀，称为碘仿反应。反应现象十分明显，可用于甲基酮的鉴定。

由于次卤酸钠是一个氧化剂，它可以使具有 $CH_3-\overset{}{\underset{OH}{\underset{|}{CH}}}-$ 结构的醇氧化成 $CH_3-\overset{}{\underset{O}{\overset{\|}{C}}}-$。

因此，凡含有 $CH_3-\overset{}{\underset{OH}{\underset{|}{CH}}}-$ 结构的醇和具有 $CH_3-\overset{}{\underset{O}{\overset{\|}{C}}}-$ 结构的醛、酮能发生卤仿反应。所以乙醛、甲基酮和具有上述结构的醇都可以发生碘仿反应。在药典中则用此反应鉴别甲醇和乙醇。

2. 羟醛（酮）缩合

在稀酸或稀碱的作用下，两分子的醛或酮可以相互作用，其中一个醛（或酮）分子中的

α-氢加到另一个醛（或酮）分子的羰基氧原子上，其余部分加到羰基碳原子上，生成一分子 β-羟基醛或一分子 β-羟基酮。这个反应叫做羟醛（酮）缩合或醇醛（酮）缩合。

$$2CH_3CHO \xrightarrow[5℃]{10\%NaOH} CH_3\underset{OH}{CH}CH_2CHO$$

生成物分子中的 α-氢原子同时被羰基和 β-碳上羟基所活化，因此只需稍微受热或酸的作用即发生分子内脱水而生成具有共轭双键、比较稳定的 α,β-不饱和醛。

$$CH_3\underset{OH}{CH}CH_2CHO \xrightleftharpoons{\triangle} CH_3CH=CHCHO$$

碱催化条件下，羟醛缩合的反应历程表示如下，以乙醛为例：

$$CH_3CHO + \overset{-}{O}H \rightleftharpoons \overset{-}{C}H_2CHO + H_2O$$

$$CH_3CHO + \overset{-}{C}H_2CHO \rightleftharpoons CH_3\underset{O^-}{CH}CH_2CHO \xrightleftharpoons{H_2O} CH_3\underset{OH}{CH}CH_2CHO$$

除乙醛外，由其它醛所得到的羟醛缩合产物，都是在 α-碳上带有支链的烯醛。例如：

$$2CH_3CH_2CHO \xrightleftharpoons[\triangle]{OH^-} CH_3CH_2CH=\underset{CH_3}{C}CHO$$

羟醛缩合反应在有机合成上具有重要意义，通过此反应不仅可以制得碳链增长的 β-羟基醛酮和 α,β-不饱和醛，采用不同的反应条件，通过进一步的反应还可制得饱和的醛和醇或不饱和醇。例如：

$$CH_3CH_2CH=\underset{CH_3}{C}CHO \xrightarrow{H_2/Pd-C} CH_3CH_2CH_2\underset{CH_3}{CH}CHO$$

$$CH_3CH_2CH=\underset{CH_3}{C}CH_2OH \xleftarrow{NaBH_4} CH_3CH_2CH=\underset{CH_3}{C}CHO \xrightarrow{H_2/Ni} CH_3CH_2CH_2\underset{CH_3}{CH}CH_2OH$$

具有 α-氢的酮在稀碱作用下，也能发生这类缩合反应，但由于电子效应、空间效应的影响，反应较难以进行。例如，丙酮在碱的存在下，可以先生成二丙酮醇，但在平衡状态下其缩合产物的产率只有 5% 左右，只有设法不断移出生成的缩合产物，才能使反应不断进行。

$$2CH_3COCH_3 \xrightleftharpoons{OH^-} CH_3\underset{OH}{\overset{CH_3}{C}}CH_2COCH_3 \xrightarrow[\triangle]{H_3PO_4} CH_3\overset{CH_3}{C}=CHCOCH_3$$

若羟醛（酮）缩合发生在不同的醛或酮之间，则称为交叉羟醛缩合。如果所用的醛、酮都含有 α-氢原子，则反应后可能生成四种产物的混合物，因而没有实用价值。合成上一般采用参与反应的羰基化合物之一没有 α-氢原子（如甲醛、三甲基乙醛、苯甲醛、二苯基酮等），则产物种类减少，可以主要得到一种缩合产物，且产率较高。通常的方法是先把不含有 α-氢原子的羰基化合物与催化剂（如氢氧化钠的乙醇溶液）混合，再把含有 α-氢原子的羰基化合物慢慢地加入其中，使生成的碳负离子与体系中大量的受体结合完成交叉缩合反应。

芳香醛与含有 α-氢原子的醛、酮在碱催化下发生交叉的羟醛缩合反应，其加成产物自动脱水得到产率较高的 α,β-不饱和醛、酮，这一类型的反应，叫做克莱森-施密特（Claisen-

Schmidt）缩合反应。例如：

$$\text{（苯）—CHO} + CH_3CHO \xrightarrow{OH^-} \text{（苯）—CH=CH—CHO}$$

桂皮醛

$$\text{（苯）—CHO} + CH_3COCH_3 \xrightarrow{OH^-} \text{（苯）—CH=CH—}\overset{\displaystyle O}{\overset{\|}{C}}CH_3$$

羟醛缩合反应及其逆反应，在生物体内也是一个重要的生化反应，在糖代谢中较为常见。机体之所以能将糖分子分解成较小的分子，从而发挥其供能作用，就是因为涉及羟醛缩合反应的逆反应。

三、氧化和还原反应

（一）氧化反应

醛和酮的最明显区别是对氧化剂的敏感性程度不同。醛的羰基碳原子直接连着氢原子，表现出较强的氧化性，不仅强氧化剂，即使是弱氧化剂甚至空气中的氧也可以使醛氧化成含有同碳数原子的羧酸。铬酸和高锰酸钾是常用的氧化剂，但反应条件不能强烈，否则会使碳链断裂生成低级羧酸。

1. 醛的特性氧化

常用的弱氧化剂有托伦（Tollen）试剂、斐林（Fehling）试剂及本尼迪克（Benedict）试剂。它们可以氧化醛，但不能氧化酮类，这是区别醛和酮常用的方法之一。芳香醛只能还原托伦试剂，而与斐林试剂和本尼迪克试剂都不作用。因此可用它来区别脂肪醛与芳香醛。这些试剂都不能氧化双键、羟基、氨基等易被氧化的基团。

托伦试剂是氢氧化银的氨溶液，它与醛的反应可表示如下：

$$RCHO + 2[Ag(NH_3)_2]OH \xrightarrow{\triangle} RCOONH_4 + 2Ag\downarrow + 3NH_3 + H_2O$$

无色的托伦试剂与醛作用时，醛被氧化成羧酸，银离子则被还原成金属银，金属银或者以黑色沉淀析出或者附在试管壁上形成银镜，所以这个反应常称为银镜反应。工业上用此反应原理来制镜。

斐林试剂又称为酒石酸钾钠铜试剂，是硫酸铜溶液和氢氧化钠及酒石酸钾钠溶液混合使用的氧化剂，一般是使用时才以 1:1 的比例混合。起氧化作用的是酒石酸钾钠铜中的二价配合铜离子，醛与菲林试剂反应时，二价铜离子被还原成砖红色的氧化亚铜沉淀：

$$RCHO + 2Cu(OH)_2 + NaOH \xrightarrow{\triangle} RCOONa + Cu_2O\downarrow + 3H_2O$$

本尼迪克试剂是硫酸铜、碳酸钠和柠檬酸钠的混合液，和斐林试剂与醛的反应是一致的。只是本尼迪克试剂比斐林试剂稳定，使用和配制较方便，在临床上被广泛用作尿糖的常规检验，不受尿酸的影响。

2. 酮的氧化

酮则不易被弱氧化剂氧化，只有在强烈的氧化条件下（如采用强氧化剂高锰酸钾或硝酸），酮发生断裂氧化分解成小分子的羧酸。碳键的断裂是发生在酮基和 α-碳原子之间，生成多种低级羧酸的混合物。例如：

$$CH_3\overset{\displaystyle O}{\overset{\|}{C}}CH_2CH_3 \xrightarrow{HNO_3} \begin{cases} 2CH_3COOH \\ CH_3CH_2COOH + HCOOH \end{cases}$$

所以一般酮的氧化反应在合成上没有实用意义。但环酮用强氧化剂氧化可以生成二元羧酸，具有一定的合成意义。例如：

$$\text{环己酮} \xrightarrow[60\sim100℃]{60\% \text{ HNO}_3} \text{HOOCCH}_2\text{CH}_2\text{CH}_2\text{CH}_2\text{COOH}$$

（二）还原反应

醛、酮可以在不同条件下，用不同的试剂得到不同的还原产物。

1. 催化加氢

应用催化加氢，醛可被还原成伯醇，酮被还原成仲醇。常用的金属催化剂为 Ni、Cu、Pt、Pd 等。例如：

$$\xrightarrow{\text{H}_2/\text{Ni}}$$

2. 金属氢化物还原

金属氢化物是还原羰基最常用的试剂，其中选择性高和还原效果好的有硼氢化钠（NaBH$_4$），氢化锂铝（LiAlH$_4$）。它们只对亲电性较强的羰基起还原作用，对 C=C、C≡C 不起作用，故可用于不饱和醛、酮的选择性还原。NaBH$_4$ 是比较温和的还原剂，在水或醇的溶液中可以还原醛和酮。

LiAlH$_4$ 非常活泼，遇到含有活泼氢的化合物会迅速分解放出 H$_2$。所以在使用 AlLiH$_4$ 作还原剂时，一般都是在非质子性溶剂如醚溶液中进行的。

$$\text{CHO} \xrightarrow[\text{THF}]{\text{LiAlH}_4} \xrightarrow{\text{H}_3\text{O}^+} \text{OH}$$

$$\text{CH}_3\text{CH}=\text{CHCHO} \xrightarrow{\text{NaBH}_4} \text{CH}_3\text{CH}=\text{CHCH}_2\text{OH}$$

3. 克莱门森还原法

将醛、酮与锌汞齐和浓盐酸一起回流反应，羰基被彻底还原为亚甲基，这个反应称为克莱门森（E. Clemmensen）反应。一般反应式为：

$$\text{C}_6\text{H}_5\text{CCH}_2\text{CH}_3 \xrightarrow[\text{浓 HCl}]{\text{Zn-Hg}} \text{C}_6\text{H}_5\text{CH}_2\text{CH}_2\text{CH}_3$$

$$\xrightarrow[\text{浓 HCl}]{\text{Zn-Hg}}$$

克莱门森还原法对羰基有很好的选择性，一般对双键无影响，只还原 α,β-不饱和键。此法因在酸性环境中进行反应。故只适用于对酸稳定的化合物，对酸不稳定（如呋喃醛、酮和吡咯类醛和酮）而对碱稳定的羰基化合物的还原，可以用下面的方法。

4. 沃尔夫-基什纳（Wolff-Kishner）-黄鸣龙反应

将醛、酮与肼在高沸点溶剂，如缩乙二醇与碱一起加热，羰基变成亚甲基，并释放出 N$_2$。

$$\begin{array}{c} \text{R} \\ \text{C}=\text{O} \\ \text{H} \\ (\text{R}') \end{array} \xrightarrow{\text{H}_2\text{NNH}_2} \begin{array}{c} \text{R} \\ \text{C}=\text{NNH}_2 \\ \text{H} \\ (\text{R}') \end{array} \xrightarrow[\triangle,\text{压力}]{\text{KOH NaOR/HOR}} \begin{array}{c} \text{R} \\ \text{CH}_2 + \text{N}_2 \\ \text{H} \\ (\text{R}') \end{array}$$

此法适用于对酸敏感对碱稳定的醛或酮的还原，可以和克莱门森还原法互相补充。例如：

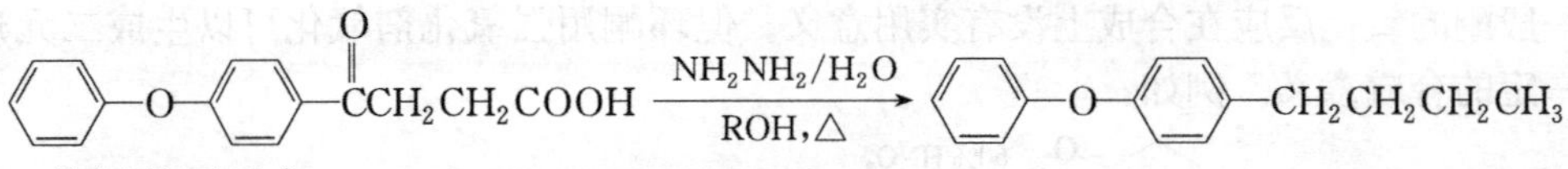

$$\text{（phenoxy phenyl ketone）} \xrightarrow[\text{ROH},\triangle]{\text{NH}_2\text{NH}_2/\text{H}_2\text{O}} \text{（product）}$$

5. 坎尼扎罗反应

在浓碱作用下，不含 α-氢的醛（如甲醛，苯甲醛）自身发生氧化-还原反应生成醇和羧酸盐的混合物。这个反应称为坎尼扎罗（Cannizzaro）反应，也叫歧化反应（dispropotionation）。具有 α-氢的醛不进行此反应，而进行羟醛缩合。例如：

$$2\text{HCHO} \xrightarrow{40\%\text{NaOH}} \text{CH}_3\text{OH}+\text{HCOONa}$$

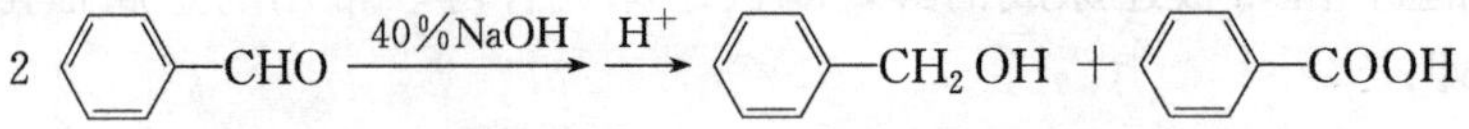

$$2\ \text{（PhCHO）} \xrightarrow{40\%\text{NaOH}} \xrightarrow{\text{H}^+} \text{（PhCH}_2\text{OH）} + \text{（PhCOOH）}$$

两种不同的不含 α-氢的醛在浓碱条件下进行的歧化反应称为交叉的坎尼扎罗反应。但产物成分复杂，包括两种羧酸和两种醇。但是，当两种之一为甲醛时，由于甲醛还原性强，反应结果总是另一种醛被还原成醇而甲醛氧化成酸。所以，有甲醛参与的交叉歧化反应在有机合成上是很有用的，可用于特殊情况下醛基的还原。例如：

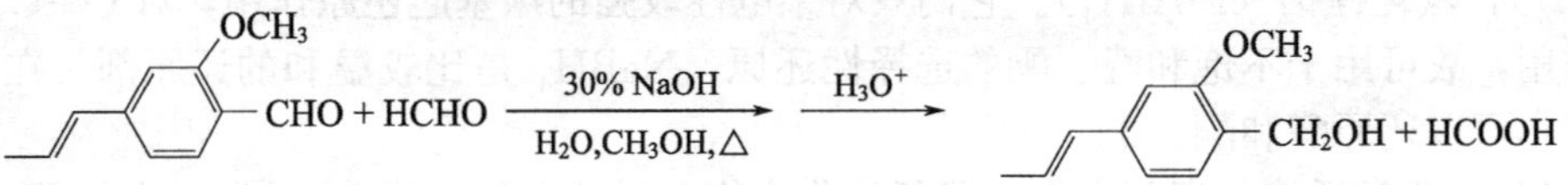

四、醛的显色反应

品红是一种桃红色三苯甲烷染料，在其水溶液中加入亚硫酸，可使桃红色褪去。无色的品红亚硫酸溶液称为席夫（Schiff）试剂，席夫试剂与醛作用使之显紫红色，而酮不发生此显色反应。在醛的紫红色溶液中再加入浓硫酸，此时，只有甲醛的颜色会保留，而其它的醛类的紫红色会褪去。因此，此法可鉴别甲醛、其它醛类和酮。

五、醌

（一）醌的分类与命名

醌类化合物是一类特殊的不饱和环状共轭二酮，从结构上看存在 α,β-不饱和二酮共轭体系，所以只有对醌和邻醌，而没有间醌。醌类主要可以分为苯醌，萘醌，蒽醌和菲醌以及它们的衍生物。其衍生物都是以苯醌，萘醌，蒽醌和菲醌等作为母体类命名。

1. 苯醌

天然苯醌类化合物多为黄色或橙黄色的结晶体，由于邻醌不稳定，所以中草药中大都是对醌的衍生物。

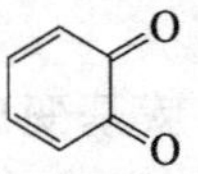

邻苯醌 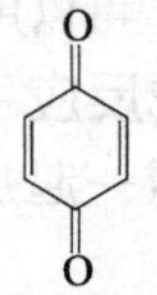　　　　对苯醌 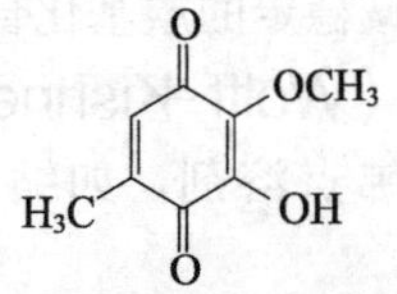　　　　3-羟基-2-甲氧基-5-甲基苯-1,4-醌

2. 萘醌

天然萘醌类衍生物多为橙黄色或橙红色的结晶，个别化合物是紫色结晶。萘醌有三种异构体：萘-1,4-醌，萘-1,2-醌和萘-2,6-醌。萘-1,4-醌又叫做 α-萘醌，可溶于水，能溶于乙醇和醚，具有刺激性气味。萘-1,2-醌又叫做 β-萘醌，是黄色针状或片状结晶。

萘-1,4-醌　　　　　萘-1,2-醌　　　　　萘-2,6-醌

3. 蒽醌

蒽醌有九种异构体，但目前存在的只有三种，其中又以蒽-9,10-醌及其衍生物为最多。蒽-9,10-醌通常简称为蒽醌，是淡黄色的晶体，无气味，挥发性不大，不溶于水，但溶于硫酸，微溶于乙醇、乙醚、氯仿等有机溶剂中。

蒽-1,4-醌　　　　　蒽-1,2-醌　　　　　蒽-9,10-醌

4. 菲醌

一些药物具有菲醌的结构。从丹参中可提取多种蒽醌的衍生物，丹参色素多为橙色、红色至棕红色结晶体，少数为黄色，是中药丹参的主要有效成分。

隐丹参醌　　　　　　　　丹参醌乙

（二）对苯醌的还原性

对苯醌很容易被加氢还原生成对苯二酚（又称氢醌），还原试剂可以是 H_2S，HI，$Na_2S_2O_3$，$FeCl_2$ 等。工业上也用这种方法制取对苯二酚。

对苯醌与氢醌能以 1:1 比例形成难溶于水的墨绿色晶体，叫醌氢醌，熔点 191℃。可用于测定半电池的电势。这是一种电荷转移配合物，由于氢醌富有 π 电子，而对苯醌缺少 π 电子，通过电子的转移形成，同时分子中的氢键对稳定这种配合物也起到了一定作用。

氢醌具有一定的氧化能力，当其环上连有较多的吸电子基时，其氧化能力有所增强，并

有特殊的用途。例如，二氯二氰基对苯醌（DDQ）可用于环烯烃化合物的氧化脱氢试剂。

蒽醌在锡粉的酸性水溶液中可以被还原生成蒽酮，蒽酮的硫酸溶液与糖类化合物呈现蓝绿色，此反应可用于糖类化合物的鉴定。

六、常见代表化合物

1. 甲醛

甲醛又称为蚁醛，是一种具有强烈刺激气味的气体。工业上常用做生产酚醛树脂，40％的甲醛溶液（又叫福尔马林）是一种有效的防腐剂和消毒剂，工业上甲醛是用来合成药物、染料和塑料的原料。甲醛的浓溶液在室温下长期放置可以自动缔合成三分子的聚合物，三聚甲醛是白色结晶，易于储存和运输。

2. 乙醛

乙醛是无色而具有刺激性气味的气体，可溶于水、乙醇和乙醚，沸点是 21℃。乙醛也是重要的有机合成原料，是生产乙酸、乙酸乙酯和乙酸酐等的原料。三氯乙醛是乙醛的一个重要衍生物，它与水的加成产物水合三氯乙醛在医药上用作催眠剂。

3. 鱼腥草素

鱼腥草素又称癸酰乙醛，是鱼腥草中的一种有效成分，对呼吸道炎症有一定疗效，已能通过化学途径人工合成。

4. 苯甲醛

苯甲醛是具有苦杏仁气味的无色液体，又称苦杏仁油，它和糖类物质结合在一起存在于杏仁、桃仁等许多的果实中。广泛用于制作香料。

5. 原儿茶醛

原儿茶醛为无色的片状结晶，是中药四季青叶中的有效成分之一，对金黄色葡萄球菌、大肠杆菌和绿脓杆菌的生长有抑制作用。

6. 香兰醛

香兰醛又叫香兰素、香草醛、香草素。具有特殊的香味，可用作饮料、食品的香料或药剂中的矫味剂。

原儿茶醛　　　肉桂醛　　　香兰醛　　　　　　鱼腥草素

7. 丙酮

丙酮是一种无色具有特殊香味的液体。能与水、乙醇等极性或非极性的溶剂混溶，故广泛用作溶剂。正常人的血液中丙酮的含量极低，但当糖代谢紊乱时，脂肪会加速分解产生过量的丙酮，成为酮体的组成之一，从尿中排出或随呼吸呼出，丙酮的临床检验可用碘仿反应，或用亚硝酰铁氰化钠溶液和氨水，若尿中存在丙酮，则会呈现鲜红色。

知识链接

维生素 A 与视黄醛

维生素 A（vitamin A）又称视黄醇（其醛衍生物为视黄醛）或抗干眼病因子，是一种脂环不饱和一元醇，属于二萜类化合物。包括动物性食物来源的维生素 A_1、维生素 A_2 两种，是一类具有视黄醇生物活性的物质。维生素 A_1 多存于哺乳动物及咸水鱼的肝脏中，而维生素 A_2 常存于淡水鱼的肝脏中。由于维生素 A_2 的活性比较低，所以通常所说的维生素 A 是指维生素 A_1。

维生素A

植物来源的 β-胡萝卜素及其它类胡萝卜素可在人体内合成维生素 A，β-胡萝卜素的转换效率最高。在体内，在 β-胡萝卜素-15,15'-双氧酶（双加氧酶）催化下，可将 β-胡萝卜素转变为两分子的视黄醛（rctinal），视黄醛在视黄醛还原酶的作用下还原为视黄醇。

维生素 A 是脂溶性的醇类物质，有多种分子形式。其中维生素 A_1 主要存在于动物肝脏、血液和眼球的视网膜中，又叫视黄醇，熔点 64℃，分子式 $C_{20}H_{30}O$。维生素 A_2 主要在淡水鱼中存在，熔点只有 17~19℃，分子式 $C_{20}H_{28}O$。

维生素 A 是构成视觉细胞中感受弱光的视紫红质的组成成分，视紫红质是由视蛋白和 11-顺视黄醛组成，与暗视觉有关。

人体缺乏维生素 A，影响暗适应能力，如儿童发育不良、皮肤干燥、干眼病、夜盲症等。

眼的光感受器是视网膜中的杆状细胞和锥状细胞。这两种细胞都存在有感光色素，即感弱光的视紫红质和感强光的视紫蓝质。视紫红质与视紫蓝质都是由视蛋白与视黄醛所构成的。视紫红质经光照射后，11-顺视黄醛异构成反视黄醛，并与视蛋白分离而失色，此过程称"漂白"。若进入暗处，则因对弱光不敏感的视紫红质消失，故不能见物。

分离后的视黄醛被还原为全反式视黄醛，进一步转变为反式视黄酯（或异构为顺式）并储存于色素上皮中。由视网膜中视黄酯水解酶，将视黄酯转变为反式视黄醇，经氧化和异构化，形成 11-顺视黄醛。再与蛋白重新结合为视紫红质，恢复对弱光的敏感性，从而能在一定照度的暗处见物，此过程称暗适应（Dark Adaptation）。由肝脏释放的视黄醇与视黄醇结合蛋白（RBP）结合，在血浆中再与前白蛋白结合，运送至视网膜，参与视网膜的光化学反应，若维生素 A 充足，则视紫红质的再生快而完全，故暗适应恢复时间短；若维生素 A 不足，则视紫红质再生慢而不完全，故暗适应恢复时间延长，严重时可产生夜盲症（Night Blindness）。

习题

1. 用系统命名法命名下列化合物或写出化合物结构式。

(1) $(CH_3)_2C$=$CHCH_2CHO$ (2) 环己酮肟   (3) 对羟基苯乙酮

(4)   (5)   (6) $CH_3CHCOCH_3$ (OCH_3)

(7) E-3,7-二甲基辛-2,6-烯醛（柠檬醛）   (8) 1,2-二羟基蒽-9,10-醌

2. 排列出下列化合物进行亲核加成反应的难易顺序。

(1) A. CH_3CHO B. Cl_3CCHO C. $HCHO$ D. CH_3COCH_3

(2) A. $HCHO$ B. —CHO C. O_2N——CHO D. H_3CO——CHO

(3) A. CH_3COCH_3 B. CH_3CH_2CHO C. —$COCH_3$ D. —CO—

3. 下列化合物既可与 HCN 反应，又可以发生碘仿反应的物质有哪些?

(1) CH_3CHO (2) CH_3CH_2OH (3) —$COCH_2CH_3$ (4)

(5) 正辛醛   (6) 戊-3-酮   (7) 苯乙酮   (8) 戊-2,4-二酮

4. 下列物质中可以与饱和亚硫酸氢钠发生反应的是哪些?

(1) 丙酮   (2) 苯乙酮   (3) 苯甲醛   (4) 戊醛

(5) 戊-3-酮   (6) 乙醇   (7) 仲丁醇   (8) 环己-1-酮

(9) 4-苯基丁-2-酮   (10) 戊-2-酮

5. 下列物质中可以发生银镜反应的有哪些?

(1)   (2) —CHO (3)   (4) —CHO

(5) —$COCH_3$ (6) $CH_3CH_2CH_2COOH$ (7)

6. 苯甲醛与下列哪些试剂可以发生反应? 若有，写出其化学反应式。

(1) $NaBH_4$ (2) 乙二醇/无水 HCl   (3) Tollen 试剂   (4) Fehling 试剂

(5) 羟胺   (6) CH_3MgI，然后加稀酸   (7) $NaCN/H_2SO_4$

(8) $KMnO_4/H^+$ (9) Zn-Hg/HCl

7. 完成下列化学反应式。

(1) $CH_3CHO + OHCH_2CH_2OH \longrightarrow$?

(2) $CH_3CH_2CHO \xrightarrow{CH_3MgBr}$? $\xrightarrow{H_2O}$?

(3) CH_3CH=$CHCHO + 2CH_3OH \xrightarrow{HCl}$? $\xrightarrow[KMnO_4]{冷稀}$? $\xrightarrow[H^+]{H_2O}$?

(4) $CH_3COCH_3 \xrightarrow{HCN}$? $\xrightarrow{H_3O^+}$? $\xrightarrow{(CH_3CO)_2O}$?

8. 用化学方法鉴别下列化合物。

(1) 甲醛　乙醛　丙醛　苯甲醛   (2) 戊-3-酮　戊-2-酮　环己-1-酮

(3) OCH_3 OH CHO OH

9. 从中药茵陈蒿中提取出一种治疗胆病的化合物 $C_8H_8O_2$，熔点是 110℃，该化合物对 $FeCl_3$ 显紫色，与 2,4-二硝基苯肼能生成腙，并能起碘仿反应，试推测该化合物可能的结构。

10. 化合物 A，分子式是 $C_8H_{14}O$，A 可以很快地使溴水褪色，可以与苯肼反应。A 氧化生成一分子丙酮及另一分子 B，B 具有酸性，同 NaOCl 反应则生成氯仿及一分子丁二酸。试写出 A 和 B 可能的构造式。

第九章　羧酸和取代羧酸

分子中含有羧基（—COOH）的有机化合物称为羧酸，羧基是羧酸的官能团，饱和一元羧酸的通式为 RCOOH。

羧酸分子中烃基上的氢原子被其它原子或基团取代生成的化合物称为取代羧酸，包括卤代酸、羟基酸、酮酸和氨基酸等。

羧酸和取代羧酸广泛分布于中草药或其它动植物体中，它们在动植物的生长、生殖和新陈代谢中起着重要的作用。与人类的生活、工业生产、医药卫生、医疗保健有密切的联系。羧酸常用作合成药物和其它有机化合物的原料或中间体。有些药物就是羧酸，例如：

阿司匹林
(解热镇痛药)

布洛芬
(消炎镇痛药)

青霉素G钠
(抗生素)

第一节　羧　　酸

一、羧酸的分类和命名

除甲酸外，羧酸系由烃基和羧基两个部分组成。按烃基的种类不同，可将羧酸分为脂肪族、脂环族和芳香族羧酸，根据烃基的饱和与否又可分为饱和羧酸和不饱和羧酸；按羧酸分子中羧基的数目不同，还可分为一元、二元和多元羧酸。

羧酸的命名很不统一，在我国教材中都采取系统命名法。但是习惯上，尤其是在国内外工厂中，常采用俗名法。

（一）俗名法

羧酸的俗名大多是表示它们第一次获得时的来源。例如，甲酸（HCOOH）最初是由蒸馏红蚂蚁而来，因而得名蚁酸（Formic acid），而乙酸（CH_3COOH）最初是由食醋中获得，所以乙酸又名醋酸（Acetic acid）。详见表 9-1。

表 9-1 羧酸的物理常数

名　　称	结构式	熔点/℃	沸点/℃	溶解度 /g·(100g 水)$^{-1}$	pK$_a$(25℃)	
					pK$_{a_1}$	pK$_{a_2}$
甲酸(蚁酸)	HCOOH	8.4	100.5	溶	3.77	
乙酸(醋酸)	CH_3COOH	16.6	118	溶	4.76	
丙酸(初油酸)	CH_3CH_2COOH	−22	141	溶	4.88	
正丁酸(酪酸)	$CH_3CH_2CH_2COOH$	−4.7	162.5	溶	4.82	
正戊酸(颉草酸)	$CH_3(CH_2)_3COOH$	−35	187	3.7	4.81	
正己酸(羊油酸)	$CH_3(CH_2)_4COOH$	−1.5	205	0.4	4.84	
正庚酸(毒水芹酸)	$CH_3(CH_2)_5COOH$	−11	223.5	0.24	4.89	
正辛酸(羊脂酸)	$CH_3(CH_2)_6COOH$	16.5	237	0.25	4.85	
壬酸(天葵酸)	$CH_3(CH_2)_7COOH$	12.5	254	—	4.96	
癸酸	$CH_3(CH_2)_8COOH$	31.5	268	—	—	
十六酸(软脂酸)	$CH_3(CH_2)_{14}COOH$	62.9	269(13kPa)	—	—	
十八酸(硬脂酸)	$CH_3(CH_2)_{16}COOH$	69.9	287(13kPa)	—	6.37	
丙烯酸	$CH_2{=}CHCOOH$	13.0	141	—	4.26	
乙二酸(草酸)	HOOC—COOH	189		8.6	1.46	4.40
己二酸	$HOOC(CH_2)_4COOH$	151	276	1.5	4.43	5.52
顺丁烯二酸	HC—COOH ‖ HC—COOH	131	—	易溶	1.92	6.59
反丁烯二酸	HC—COOH ‖ HOOC—CH	287		0.7	3.03	4.54
苯甲酸(安息香酸)	C_6H_5COOH	122	249	0.34	4.19	
苯乙酸	$C_6H_5CH_2COOH$	78	265	1.66	4.28	
α-萘乙酸	CH$_2$COOH（萘环）	131	—	0.04	—	

（二）系统命名法

选择分子中含羧基的最长碳链为主链，看作母体（与醛相似），按主链上碳原子的数目称为某酸。主链碳原子从羧基开始编号，用阿拉伯数字表示取代基的位次。简单的羧酸习惯上也常用希腊字母标位，即以与羧基直接相连的碳原子位置为 α，其它依次为 β、γ、δ 等，ω 则用来表示碳链末端的位置。

$$\underset{\omega}{CH_3}\cdots\underset{\gamma}{\overset{4}{CH_2}}-\underset{\beta}{\overset{3}{CH_2}}-\underset{\alpha}{\overset{2}{CH_2}}-\overset{1}{COOH}$$

例如：

$$\begin{array}{c} CH_3 \\ | \\ CH_3CHCHCH_2COOH \\ | \\ CH_3 \end{array}$$

3,4-二甲基戊酸或 β,γ-二甲基戊酸

$$\begin{array}{c} CH_2{=}CCOOH \\ | \\ CH_2CH_3 \end{array}$$

2-甲亚基丁酸

脂肪族二元羧酸的命名，是取分子中含两个羧基的最长碳链作主链，称为某二酸。例如：

$$HOOCCHCHCOOH$$

上部：CH₃；下部：C₂H₅

2-乙基-3-甲基丁二酸　　　顺丁烯二酸(马来酸,缩水苹果酸)

脂环族和芳香族的羧酸均以脂肪酸为母体加以命名。当环上有几个羧基时，应标明羧基的相对位置。例如：

对苯二甲酸　　　反-3-苯基丙烯酸(肉桂酸)　　　反-环己烷-1,2-二甲酸

不饱和羧酸的命名，阿拉伯数字的方法来表明双键的位次。例如：

$$CH_2=CHCHCH_2COOH \qquad CH_3(CH_2)_7CH=CH(CH_2)_7COOH$$

$$CH_2CH_2CH_3$$

3-丙基戊-4-烯酸　　　　　　十八碳-9-烯酸

羧酸分子中除去羧基中的羟基后所余下的部分称为酰基（Acyl group），并根据相应的羧酸来命名：

$$R-\overset{O}{\underset{}{C}}- \qquad CH_3CH_2\overset{O}{\underset{}{C}}- \qquad \overset{O}{\underset{}{C}}-$$

酰基　　　　　　丙酰基　　　　　　苯甲酰基

二、羧酸的物理性质

低级一元脂肪酸在常温下是液体，甲酸、乙酸和丙酸具有刺激性气味，而直链的正丁酸至正壬酸是具有腐败气味的油状液体。含十个碳以上的脂肪酸是无气味的蜡状固体。多元酸和芳香酸在常温下都是结晶固体。

羧酸的沸点和熔点随分子的分子量的增加而增高。它的沸点比分子量相近的醇的沸点高。这种沸点相差很大的原因，是由于羧酸分子间形成的氢键较稳定，并能通过氢键互相缔合起来，形成双分子缔合的二聚体。根据 X 射线对蒸气密度的测定，低级羧酸（甲酸、乙酸等）在蒸气状态时还保持双分子缔合。

$$R-\overset{O\cdots H-O}{\underset{O-H\cdots O}{C}}C-R$$

甲酸至丁酸都能与水混溶。从戊酸开始，随分子量的增加，疏水性的烃基越来越大，在水中的溶解度就迅速减小。癸酸以上的羧酸不溶于水。但脂肪族一元羧酸一般都能溶于乙醇、乙醚、氯仿等有机溶剂中。低级饱和二元羧酸也可溶于水，并随碳链的增长而溶解度降低。芳香酸在水中溶解度极微。一些常见羧酸的物理性质见表 9-1。

三、羧酸的化学性质

羧酸的官能团羧基由羰基和羟基相连而成。羧基的碳原子为 sp² 杂化，三个 sp² 杂化轨道分别与羰基的氧原子，羟基的氧原子和一个烃基的碳原子（或一个氢原子）形成三个 σ键，这三个 σ 键在同一平面上，所以羧基是平面结构，键角约为 120°，羧基碳原子剩下的一

个 p 轨道与羰基氧原子的 p 轨道形成一个 π 键。另外，羟基氧原子中的 p 轨道中有一对未共用电子，它和羰基的 π 键形成 p-π 共轭体系。

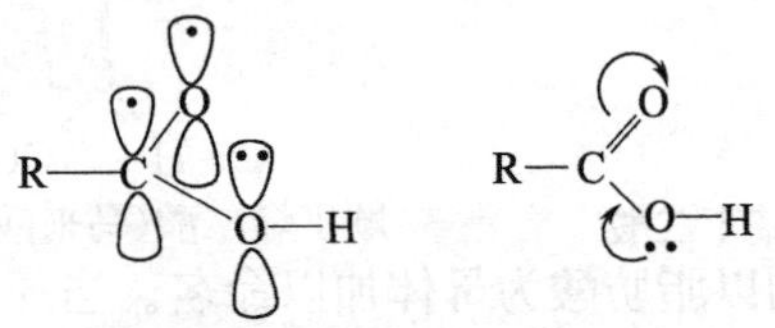

羧酸分子中 C—O 和 C=O 的键长是不相同的。用 X 射线和电子衍射测定已证明，在甲酸中，C=O 键长是 0.123nm，C—O 键长是 0.136nm，因此羧酸分子中两个碳氧键是不相同的。

根据羧酸分子结构中键的断裂方式不同，羧酸可发生不同反应。

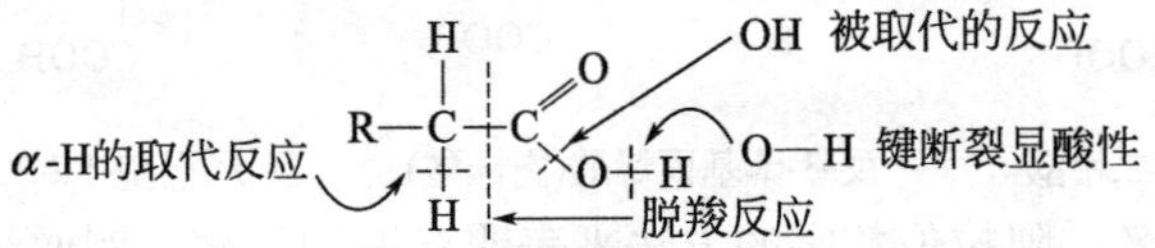

（一）酸性

羧酸具有明显的酸性。在水溶液中能解离出氢离子和很稳定的羧酸根负离子：

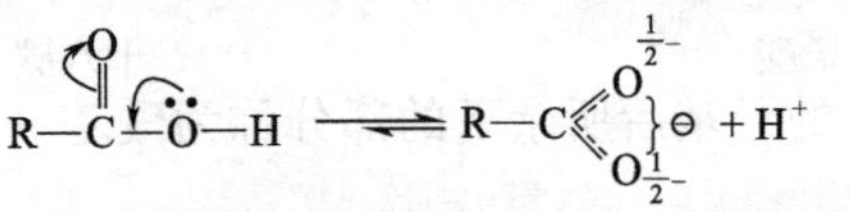

羧酸羧基中的羰基对羟基的 $-C$ 效应能使负离子 $RCOO^-$ 的负电荷离域分散于羧酸根两个氧原子上，因此羧基负离子稳定，容易生成。实验已证明，羧酸根负离子中由于 π 电子的离域而发生了键长平均化，两个碳氧键是等同的。

羧酸具有明显的酸性，故能与氢氧化钠、碳酸钠、碳酸氢钠或金属氧化物等作用生成羧酸盐。

$$RCOOH + NaHCO_3 \longrightarrow RCOONa + CO_2\uparrow + H_2O$$
$$RCOOH + NaOH \longrightarrow RCOONa + H_2O$$

羧酸的酸性强度可用解离常数 K_a 或它的负对数 pK_a 表示。K_a 越大（或 pK_a 越小），其酸性就越强。大多数无取代基的羧酸的 pK_a 在 $4 \sim 5$，属于弱酸，但比碳酸的酸性（$pK_a = 6.38$）强。所以，羧酸可以分解碳酸盐，而苯酚（$pK_a = 10$）则不能分解碳酸盐。因此可利用这个性质来区别羧酸和酚。

饱和一元羧酸分子中，甲酸的酸性最强，是因为烷基有供电子诱导效应，所以随着烃基的增大，分子的酸性减弱。苯甲酸分子中苯基虽是吸电子基团，但由于苯环的大 π 键与羧基形成共轭体系，电子云稍向羧基偏移，因此，苯甲酸的酸性比甲酸弱，比其它脂肪族一元酸强。

$$HCOOH > C_6H_5COOH > CH_3COOH > CH_3CH_2COOH$$

当饱和一元羧酸烃基上的氢原子被卤素、羟基、硝基等电负性大的基团取代后，酸性增强。取代基的吸电子能力越强，取代基的数目越多，距离羧基越近，影响越大。例如：

$$FCH_2COOH > ClCH_2COOH > BrCH_2COOH > ICH_2COOH$$
$$Cl_3CCOOH > Cl_2CHCOOH > ClCH_2COOH > CH_3COOH$$
$$\underset{\underset{Cl}{|}}{CH_3CH_2CHCOOH} > \underset{\underset{Cl}{|}}{CH_3CHCH_2COOH} > \underset{\underset{Cl}{|}}{CH_2CH_2CH_2COOH}$$

（二）羟基的取代反应

羧酸分子中的羟基可以被卤素、酰氧基、烷氧基和氨基取代分别生成酰卤、酸酐、酯和酰胺等化合物，它们统称为羧酸衍生物。

$$R-\overset{\underset{\|}{O}}{C}-X \qquad R-\overset{\underset{\|}{O}}{C}-O-\overset{\underset{\|}{O}}{C}-R \qquad R-\overset{\underset{\|}{O}}{C}-OR \qquad R-\overset{\underset{\|}{O}}{C}-NH_2$$

酰卤　　　　　　　　酸酐　　　　　　　　酯　　　　　　　酰胺

1. 被卤素取代

羧酸与三卤化磷（PX_3）、五卤化磷（PX_5）或氯化亚砜（$SOCl_2$）作用时，羧基中的羟基被卤原子取代，而生成酰卤。

$$3CH_3-\overset{\underset{\|}{O}}{C}-OH+PCl_3 \longrightarrow 3CH_3-\overset{\underset{\|}{O}}{C}-Cl+H_3PO_3$$

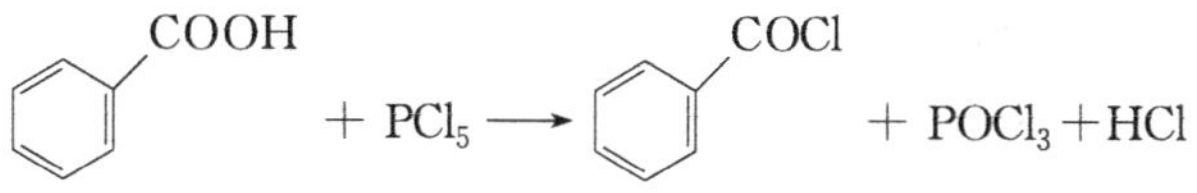

$$\text{（苯）}-COOH + PCl_5 \longrightarrow \text{（苯）}-COCl + POCl_3 + HCl$$

$$R-\overset{\underset{\|}{O}}{C}-OH+SOCl_2 \longrightarrow R-\overset{\underset{\|}{O}}{C}-Cl+SO_2\uparrow+HCl\uparrow$$

2. 被酰氧基取代

羧酸与脱水剂（如五氧化二磷）共热时，两分子羧酸间能失去一分子水而形成酸酐（甲酸脱水时生成一氧化碳）。此法仅适用于制备单酐。

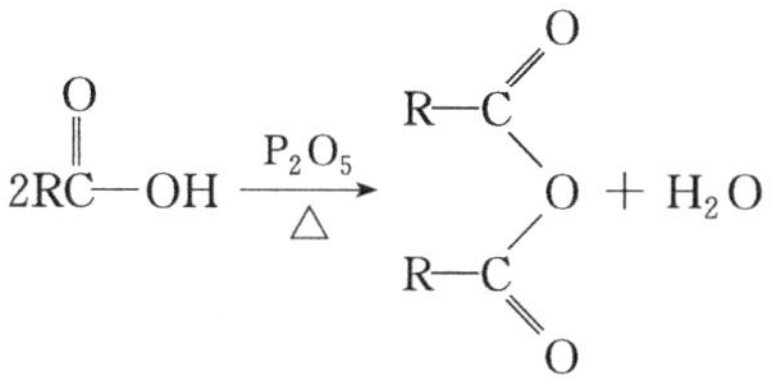

$$2RC-OH \xrightarrow[\triangle]{P_2O_5} R-\overset{\underset{\|}{O}}{C}-O-\overset{\underset{\|}{O}}{C}-R + H_2O$$

由于酸酐很容易吸水，故有时亦用醋酐作为脱水剂来制取其它的酸酐。

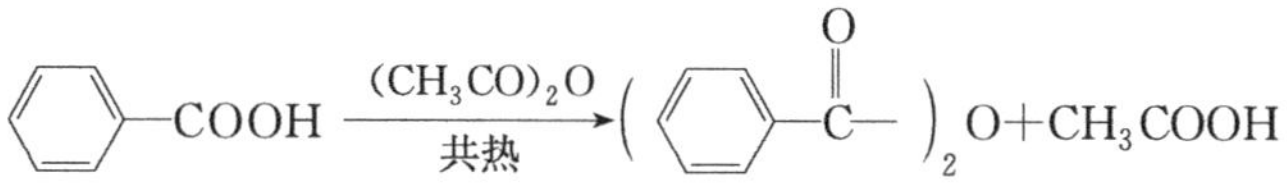

$$\text{（苯）}-COOH \xrightarrow[\text{共热}]{(CH_3CO)_2O} \left(\text{（苯）}-\overset{\underset{\|}{O}}{C}-\right)_2 O+CH_3COOH$$

酸酐还可由酰卤与羧酸盐共热制备，通常用来制备混合酸酐。

$$RCOONa+R'COCl \xrightarrow{\triangle} R-\overset{\underset{\|}{O}}{C}-O-\overset{\underset{\|}{O}}{C}-R' + NaCl$$

某些环状二元酸，不需要脱水剂，只要加热，即可得到环状酸酐，例如：

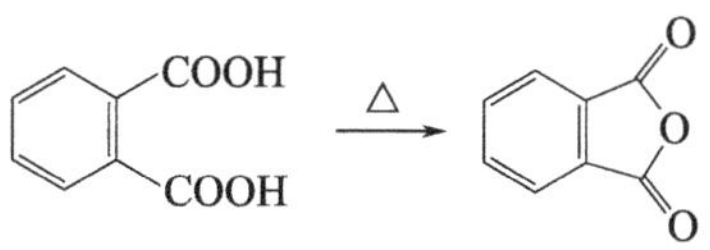

3. 被烷氧基取代

羧酸和醇在酸催化下作用生成羧酸酯和水，称为酯化反应。在同样条件下，酯和水也可作用生成羧酸和醇，称酯的水解反应。所以酯化反应是一个典型的可逆反应。

$$R-\overset{\underset{\|}{O}}{C}-OH + R'-OH \underset{}{\overset{H^+}{\rightleftharpoons}} R-\overset{\underset{\|}{O}}{C}-O-R'+H_2O$$

酯化反应速率很慢，一般加入少量催化剂（如硫酸、盐酸、强酸性离子交换树脂或苯磺酸等）并回流加热，则可明显加速达到平衡。

羧酸和醇的酯化反应中，羧酸和醇之间的脱水可以有两种不同的方式：

$$
\underset{(I)}{R-\overset{\overset{O}{\|}}{C}-\boxed{OH\ H}-O-R'} \qquad \underset{(II)}{R-\overset{\overset{O}{\|}}{C}-\boxed{O\ H\ HO}-R'}
$$

方式（Ⅰ）称为酰氧键断裂，（Ⅱ）称为烷氧键断裂。在大多数情况下，酯化反应是按酰氧键断裂方式（Ⅰ）进行的，即是羧酸中的羟基与醇中羟基的氢结合脱去一分子水生成酯。如用含 ^{18}O 的醇或硫醇与羧酸酯化，则 ^{18}O 或硫都进入酯的分子中，而没有含 ^{18}O 的水或硫化氢生成。例如：

$$
C_6H_5-\overset{\overset{O}{\|}}{C}-OH + H^{18}OC_2H_5 \longrightarrow C_6H_5-\overset{\overset{O}{\|}}{C}-^{18}OC_2H_5 + H_2O
$$

酸的反应活性：$HCOOH > CH_3COOH > RCHOCOOH > R_2CHCOOH > R_3CCOOH$

醇的反应活性：$CH_3OH > 1°ROH > 2°ROH > 3°ROH$

4. 被氨基或烃氨基取代

羧酸与氨或胺作用，先生成羧酸的铵盐，铵盐受热失去一分子水便得酰胺或 N-取代酰胺。这是可逆反应，但在铵盐分解的温度下，因水被蒸馏除去，反应可趋于完全。例如：

$$
CH_3CH_2CH_2COOH + NH_3 \longrightarrow CH_3CH_2CH_2COO\overset{-}{N}\overset{+}{H_4} \xrightarrow{185℃} CH_3CH_2CH_2\overset{\overset{O}{\|}}{C}NH_2 + H_2O
$$

$$
C_6H_5COOH + H_2NC_6H_5 \longrightarrow C_6H_4COO\overset{-}{N}\overset{+}{H_3}C_6H_5 \xrightarrow{190℃} C_6H_5CONHC_6H_5 + H_2O
$$

$$
(80\% \sim 84\%)
$$

N-苯基苯甲酰胺

（三）还原反应

羧酸是不容易被还原的，用一般的还原剂和催化氢化均难以还原羧基，但在强还原剂 $LiAlH_4$ 的作用下，羧基可被顺利还原成羟基，在实验室中可用此反应制备结构特殊的伯醇。例如：

$$
(CH_3)_3CCOOH \xrightarrow[(2)H_3O^+]{(1)LiAlH_4/Et_2O} (CH_3)_3CCH_2OH
$$

（四）脱羧反应

羧酸分子中脱去羧基并放出二氧化碳的反应称为脱羧反应。最常用的脱羧方法是将羧酸的钠盐与碱石灰或固体氢氧化钠强热，则分解出二氧化碳而生成烃。

$$
CH_3COONa + NaOH \underset{\text{强热}}{\rightleftharpoons} CH_4 + Na_2CO_3
$$

$$
H_3C-\!\!\!\bigcirc\!\!\!-COONa + NaOH \underset{\text{强热}}{\rightleftharpoons} \bigcirc\!\!\!-CH_3 + Na_2CO_3
$$

脂肪酸（特别是长链的脂肪酸）的脱羧反应往往需要高温，而且产率很低。

当 α-碳原子上含有吸电子基团（如硝基、卤素、酰基和氰基等）时，容易发生脱羧反应。例如：

$$
Cl_3CCOOH \xrightarrow{\triangle} CHCl_3 + CO_2
$$

芳香酸的脱羧反应较脂肪酸容易，尤其是 2,4,6-三硝基苯甲酸由于三个硝基的强吸电子作用，使羧基与苯环间的键更易断裂。

脱羧作用还能在酶的作用下进行，在生物化学中将会遇到这类现象。

（五）α-氢的卤代反应

羧酸分子中的 α-碳原子上的氢原子与醛酮中 α-碳原子上的氢原子相似，比较活泼。通常在少量红磷等催化剂存在下，卤素可取代羧酸的 α-氢，得一元或多元卤代酸，此反应称为 Hell-Volhard-Zelinsky 反应。

$$RCH_2COOH + Cl_2 \xrightarrow{P} \underset{\underset{Cl}{|}}{R}CHCOOH + HCl$$

（六）二元羧酸的受热反应

二元羧酸是固体结晶。因为二元羧酸分子中链的两端都有羧基，分子间引力增大，所以二元羧酸的熔点比分子量相近的一元羧酸要高一些。二元羧酸易溶于水和乙醇，但难溶于有机溶剂。由于两个羧基的相互影响，二元羧酸的酸性强度比同碳数的一元羧酸大。二元酸对热较敏感，当单独加热或与脱水剂（如乙酸酐、乙酰氯、三氯氧磷等）共热时，随着两个羧基间距离的不同而发生特征性的脱水或脱羧反应。

1. 乙二酸及丙二酸的脱羧反应

乙二酸小心加热到 150℃时可以升华，温度再高，则脱羧成甲酸和二氧化碳。丙二酸加热到熔点以上即脱羧成乙酸。

$$\underset{\underset{COOH}{|}}{\overset{\overset{COOH}{|}}{}} \xrightarrow{160\sim180℃} HCOOH + CO_2\uparrow$$

$$HOOCCH_2COOH \xrightarrow{140\sim160℃} CH_3COOH + CO_2\uparrow$$

这是由于羧基是吸电子的基团，使两个羧基直接相连的草酸受热后很容易脱羧，而两个羧基连在同一个碳原子上的丙二酸也有类似的反应。

2. 丁二酸及戊二酸的脱水反应

丁二酸及戊二酸与脱水剂（如乙酸酐）共热时，则脱水生成环状酸酐（内酐）。

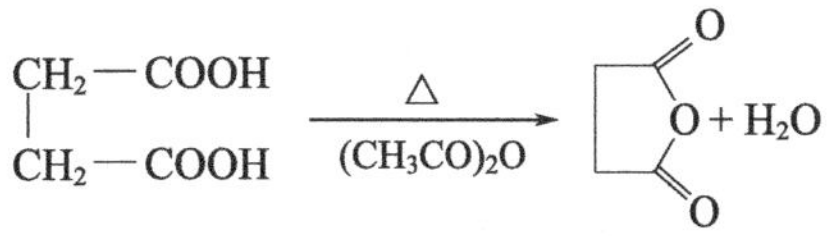

丁二酸酐(琥珀酸酐)

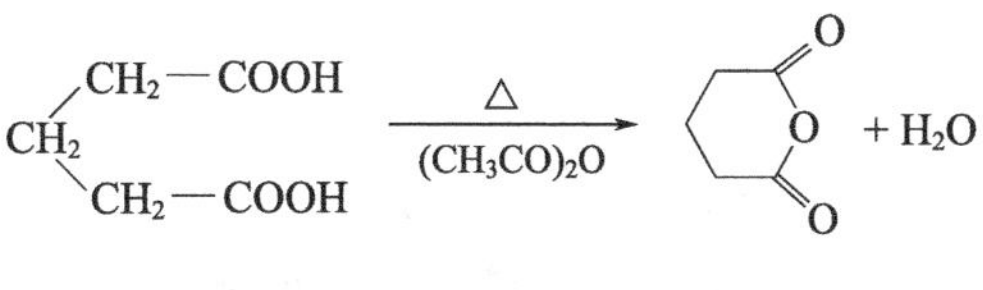

戊二酸酐

芳香邻二酸加热时也生成环酐。

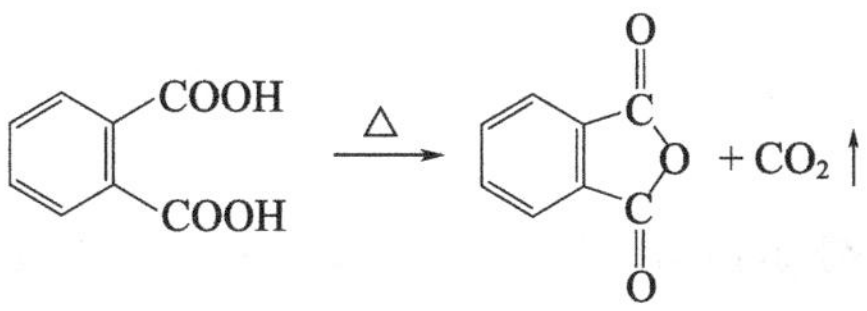

3. 己二酸和庚二酸的脱水和脱羧反应

己二酸及庚二酸与氢氧化钡共热，既失水又脱羧而生成少一个碳原子的环酮。

$$CH_2-COOH \atop (CH_2)_n \atop CH_2-COOH \xrightarrow[\triangle]{Ba(OH)_2} (CH_2)_n \atop CH_2 \atop CH_2 C=O + H_2O + CO_2\uparrow$$

$$(n=2,3)$$

庚二酸以上的二元羧酸，在高温时发生分子间的失水作用，形成高分子的酸酐，不形成大于六元的环酮。以上事实说明，有机化合物在有可能形成环状化合物的条件下，总是倾向于形成张力较小的五元环或六元环。

四、常见代表化合物

1. 甲酸（俗名蚁酸）

甲酸存在于蜂类、某些蚁类及毛虫的分泌物中，同时也广泛存在于植物界，如荨麻、松叶及某些果实中。甲酸是具有刺激气味的无色液体，沸点为 100.5℃，能与水、乙醇和乙醚混溶，它的腐蚀性很强，能刺激皮肤起泡。

甲酸是羧酸中最简单的酸。甲酸既有羧酸的一般性质，也有醛的某些性质。例如，甲酸具有显著的酸性（$pK_a=3.77$），其酸性比它的同系物强；甲酸又具有还原性，能与托伦试剂发生作用生成银镜，与斐林试剂作用生成铜镜；还能使高锰酸钾溶液褪色，这些反应常用作甲酸的定性鉴定。

2. 乙酸（俗名醋酸）

乙酸是食醋的主要成分。纯醋酸（无水乙酸）在常温下为具有强烈刺激酸味的无色液体，沸点为 118℃，熔点为 16.6℃。当低于熔点时，无水乙酸就成冰状结晶析出，所以常把无水乙酸叫做冰醋酸。乙酸易溶于水及其它许多有机物中，并具有羧酸的典型化学性质。乙酸的 0.5%～2% 的稀溶液在医药上可用作消毒防腐剂。

3. 十一碳-10-烯酸 [$CH_2=CH(CH_2)_8COOH$]

十一碳-10-烯酸为黄色液体，沸点 275℃，具有特殊的臭味，不溶于水，可溶于有机溶剂中。其锌盐有抗霉菌的作用，可外用治疗各种皮肤霉菌病。十一碳-10-烯酸锌为抗霉菌药物的主要成分。十一碳-10-烯酸可由干馏蓖麻油而得。

$$CH_2=CH(CH_2)_8COOH + ZnO \longrightarrow C_{11}H_{19}COO \atop C_{11}H_{19}COO Zn + H_2O$$

十一碳-10-烯酸锌（杀霉菌）

4. 苯甲酸

苯甲酸是最简单的芳香酸。苯甲酸和苄醇以酯的形式存在于安息香胶及其它一些树脂中，所以又叫安息香酸。它是白色有光泽的鳞片状或针状结晶，熔点 121.7℃，微溶于水，能升华，也能随水蒸气挥发。

苯甲酸是有机合成的原料，可以制染料、香料、药物等。苯甲酸具有抑菌防腐的能力，它的钠盐被用作食品防腐剂（有些国家认为它有毒性，禁止使用）。

5. 丁二酸（琥珀酸）

广泛存在于自然界中，最初是由蒸馏琥珀时得到的，所以又称琥珀酸。琥珀是松脂等树脂的化石，含琥珀酸 8% 左右。琥珀酸是无色晶体，熔点 185℃，溶于水，微溶于乙醇、乙醚、丙酮等。琥珀酸在医药上有抗痉挛、祛痰及利尿的作用。中药广地龙、紫苑等含琥珀酸，据报道具有平喘作用。

第二节　取代羧酸

一、取代羧酸的分类和命名

取代羧酸根据取代基的种类，可分为卤代酸、羟基酸、羰基酸和氨基酸等。根据功能基的结合状态不同，羟基酸又可分为醇酸和酚酸；羰基酸又可分为醛酸和酮酸。

本节主要介绍羟基酸和羰基酸。

取代酸的系统命名法是以羧酸为母体，卤素、羟基、氨基或氧原子等为作为取代基。取代基的位置可用阿拉伯数字或希腊字母表示。羰基酸也可用酮酸或醛酸为母体命名。一些从自然界得到的取代酸也常用俗名。现举例如下。

卤代酸：

$$CH_2CH_2COOH$$
$$|$$
$$I$$
3-碘丙酸
(β-碘内酸)

$$ClCH_2CH_2CH_2COOH$$
4-氯丁酸
(γ-氯丁酸或 ω-氯丁酸)

Br—⬡—COOH
4-溴苯甲酸
(对溴苯甲酸)

羟基酸：

$$CH_3CHCOOH$$
$$|$$
$$OH$$
2-羟基丙酸
(乳酸)

$$CH_2COOH$$
$$|$$
$$CH(OH)COOH$$
2-羟基丁二酸
(苹果酸)

$$CH(OH)COOH$$
$$|$$
$$CH(OH)COOH$$
2,3-二羟基丁二酸
(酒石酸)

$$CH_2COOH$$
$$|$$
$$HO—C—COOH$$
$$|$$
$$CH_2COOH$$
2-羟基丙烷-1,2,3-三甲酸
(枸橼酸或柠檬酸)

⬡ COOH OH
2-羟基苯甲酸
(水杨酸)

⬡ COOH OH OH
3,4-二羟基苯甲酸
(原儿茶酸)

氨基酸：

$$H_2NCH_2COOH$$
氨基乙酸
(甘氨酸)

⬡—$CH_2CHCOOH$
　　　　$|$
　　　　NH_2
α-氨基-β-苯基丙酸
(苯丙氨酸)

H_2N—⬡—COOH
4-氨基苯甲酸
对氨基苯甲酸

羰基酸：

$$\overset{O}{\overset{\|}{H-C}}-CH_2COOH$$
丙醛酸
(3-氧代丙酸)

$$CH_3-\overset{O}{\overset{\|}{C}}-COOH$$
丙酮酸
(2-氧代丙酸)

$$CH_3-\overset{O}{\overset{\|}{C}}-CH_2COOH$$
3-氧代丁酸
(β-丁酮酸)

取代酸是具有两种或两种以上不同官能团的化合物，称为复合官能团化合物。它们不仅具有羧基和其它官能团的一些典型性质，而且还具有这些官能团之间相互作用和相互影响而产生的一些特殊性质，这也充分说明了分子中各原子并不是孤立存在的，而是在一定的化学结构中相互联系、相互影响的。

现对羟基取代酸和羰基酸的一些主要性质简介如下。

二、羟基酸

（一）醇酸

醇酸一般为结晶或黏稠液体。在水中的溶解度比相应的羧酸大，低级的醇酸可与水混溶，这是由于羟基、羧基都易与水形成氢键。熔点也比相应的羧酸高。此外，许多醇酸都具有旋光性。

醇酸具有醇和羧酸的典型化学性质，如醇酸的羟基，可发生酯化和成醚等反应，但由于两个官能团的相互影响而具有一些特殊的性质。

1. 氧化反应

醇酸中羟基可以被氧化生成醛酸，二酸或酮酸。α-羟基酸中的羟基比醇中的羟基易被氧化。

$$\text{HO—CH}_2\text{—COOH} \xrightarrow{[O]} \text{H—}\overset{\displaystyle O}{\overset{\|}{\text{C}}}\text{—COOH} \xrightarrow{[O]} \text{HOOC—COOH}$$

羟基乙酸　　　　　乙醛酸　　　　　乙二酸

$$\text{CH}_3\text{—}\underset{\underset{\text{OH}}{|}}{\text{CH}}\text{—CH}_2\text{—COOH} \xrightarrow{[O]} \text{CH}_3\text{—}\overset{\overset{\displaystyle O}{\|}}{\text{C}}\text{—CH}_2\text{—COOH}$$

β-羟基丁酸　　　　　　3-氧代丁酸

2. 脱水反应

醇酸受热后能发生脱水反应，按照羧基和羟基的相对位置不同而得到不同的产物。

α-醇酸受热发生两分子间脱水而生成交酯。

β-醇酸受热时，容易分子内脱去一分子水，生成 α,β-不饱和酸。

$$\text{R—}\underset{\underset{\text{OH}}{|}}{\text{CH}}\text{—}\underset{\underset{\text{H}}{|}}{\text{CH}}\text{—COOH} \xrightarrow{\triangle} \text{R—CH=CH—COOH} + \text{H}_2\text{O}$$

γ-醇酸极易失去水，在室温时就能自动在分子内脱水生成五元环的内酯。

γ-丁内酯

γ-醇酸只有生成盐后才稳定。游离的 γ-醇酸不易得到，因为它们游离出来时立即失水而成内酯。γ-羟基丁酸具有麻醉作用，其优点是手术后苏醒快，经常将它作为呼吸功能不全的患者手术时的麻醉药。

δ-醇酸脱水生成六元环的 δ-内酯，但不如 γ-醇酸那样容易，需要在加热下进行。

δ-戊内酯

内酯通常为液体或熔点较低的固体。内酯和酯一样，与碱作用易水解，生成原来的醇酸盐：

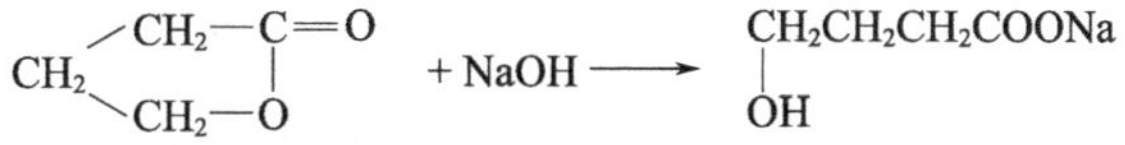

许多内酯存在于自然界，有些是天然香精的主要成分。例如：

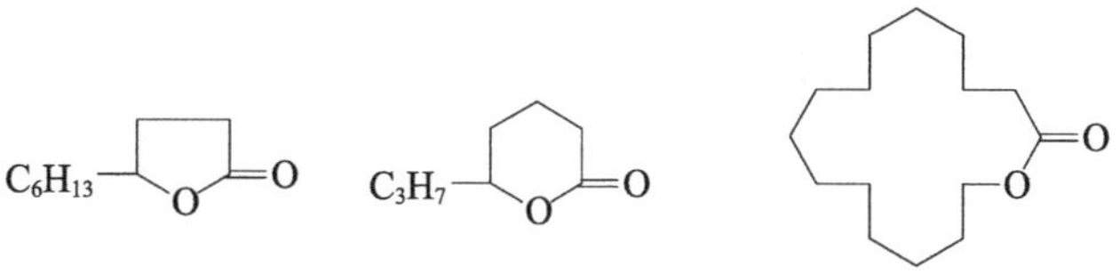

γ-癸内酯　　　δ-辛内酯　　　十五内酯(黄蜀葵素)

（二）酚酸

酚酸是一类含有酚羟基的取代芳酸，为结晶固体，具有酚和羧酸的一般性质，例如能与醇作用成酯（羧酸特性）；与三氯化铁溶液反应时能显色（酚的特性）等。

酚酸中的羟基与羧基处于邻位或对位时，受热容易脱羧，这是它们的一个特性，例如：

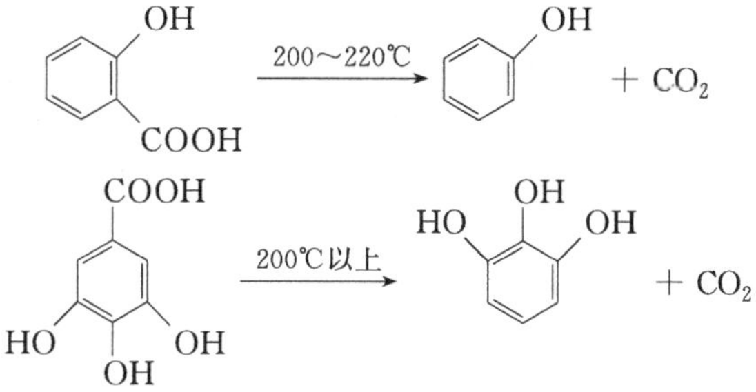

（三）重要的羟基酸

1. 乳酸（CH₃CHCOOH ／ OH）

乳酸化学名为 α-羟基丙酸，最初是从变酸的牛奶中发现的，所以俗名叫乳酸。乳酸也存在于动物的肌肉中，特别是肌肉经过剧烈活动后乳酸更多，因此肌肉感觉酸胀，由肌肉中得来的乳酸称为肌乳酸。

乳酸是无色黏稠液体，溶于水、乙醇和乙醚，但不溶于氯仿和油脂，吸湿性强。乳酸具有旋光性。乳酸具有 α-羟基酸的一般化学性质。

乳酸有消毒防腐作用。乳酸的钙盐[(CH₃CHOHCOO)₂Ca·5H₂O]在临床上用于治疗佝偻病等一般缺钙症。此外，还大量用于食品、饮料工业。

2. 苹果酸（CHOH—COOH ／ CH₂—COOH）

苹果酸化学名 α-羟基丁二酸，广泛存在于植物界中，尤其在未熟的苹果中含量最多，所以称为苹果酸。其它果实如山楂、杨梅、葡萄、番茄等都含有苹果酸。

天然苹果酸为左旋体，熔点 100℃，合成的苹果酸熔点为 133℃，无旋光性。苹果酸的钠盐为白色粉末，易溶于水，可作为食盐的代用品。

3. 酒石酸（CHOHCOOH ／ CHOHCOOH）

酒石酸化学名为 2,3-二羟基丁二酸，广泛分布在植物中，尤以葡萄中的含量最多，常以游离或成盐的状态存在。自然界中的酒石酸是巨大的透明结晶，不含结晶水，熔点

170℃，极易溶于水，不溶于有机溶剂。

酒石酸常用以配制饮料，它的盐类如酒石酸氢钾是配制发酵粉的原料。用氢氧化钠使酒石酸氢钾中和，即得酒石酸钾钠$\left(\begin{array}{c}\text{CHOHCOONa}\\|\\\text{CHOHCOOK}\end{array}\right)$，可作泻药和配制裴林试剂。酒石酸锑钾$\left(\begin{array}{c}\text{CHOHCOOK}\\|\\\text{CHOHCOOSb}\end{array}\right)$又称吐酒石，为白色结晶粉末，能溶于水，医药上用作催吐剂，也曾用于治疗血吸虫病。

4. 枸橼酸 $\left(\begin{array}{c}\text{CH}_2\text{—COOH}\\|\\\text{HO—C—COOH}\\|\\\text{CH}_2\text{—COOH}\end{array}\right)$

枸橼酸化学名是 3-羟基丙烷-1,2,3-三甲酸，存在于柑橘、山楂、乌梅等的果实中，尤以柠檬中含量最多，占 6%～10%，因此俗名又叫做柠檬酸。枸橼酸为无色结晶或结晶性粉末，无嗅，味酸，易溶于水和醇，内服有清凉解渴作用，常用作调味剂，清凉剂。可用来配制饮料。

枸橼酸的钾盐($C_6H_5O_7K_3 \cdot 6H_2O$)为白色结晶，易溶于水，用作祛痰剂和利尿剂。枸橼酸的钠盐($C_6H_5O_7Na_3 \cdot 6H_2O$)也是白色易溶于水的结晶，有防止血液凝固的作用。枸橼酸的铁铵盐为棕红色而易溶于水的固体，用作贫血患者的补血药。

5. 水杨酸及其衍生物

水杨酸 $\left(\begin{array}{c}\text{OH}\\\text{COOH}\end{array}\right)$，即邻羟基苯甲酸，又称柳酸。柳树或水杨树等植物都含有水杨酸。水杨酸为白色晶体，熔点 159℃，微溶于水，能溶于乙醇和乙醚，加热可升华。水杨酸分子中含有羟基和羧基，因此它具有酚和羧酸的一般性质，例如容易氧化，遇三氯化铁溶液产生紫色，酚羟基可成盐、酰化，羧基也可以形成各种羧酸衍生物。水杨酸是合成药物、染料、香料的原料。它本身就有杀菌作用，在医药上外用为防腐剂和杀菌剂，多用于治疗某些皮肤病。同时水杨酸还有解热镇痛和抗风湿作用，由于它对胃肠有刺激作用，不能内服。

乙酰水杨酸 $\left(\begin{array}{c}\text{OCOCH}_3\\\text{COOH}\end{array}\right)$ 俗称阿司匹林（Aspirin），有退热、镇痛和抗风湿痛的作用，而且对胃的刺激作用较小，故常用于治疗发烧、头痛、关节痛、活动性风湿病等。它与非那西丁、咖啡因等合用称为复方阿司匹林，简称 APC。

6. 没食子酸 $\left(\begin{array}{c}\text{COOH}\\\text{HO}\quad\text{OH}\\\text{OH}\end{array}\right)$

没食子酸又叫五倍子酸、棓酸，化学名叫 3,4,5-三羟基苯甲酸，它是自然界分布很广的一种有机酸。它以游离状态存在于茶叶等植物中，或组成鞣质存在于五倍子等植物中。水解五倍子（没食子）中所含的鞣质，可生成没食子酸。

没食子酸很容易被氧化，有强还原性，能从银盐溶液中把银沉淀出来，因此在照相中用作显影剂。没食子酸水溶液遇三氯化铁显蓝黑色，所以它是制蓝墨水的原料。

没食子酸在碱性条件下，与三氯化锑反应生成的配合物没食子酸锑钠，又称锑-273，曾是治疗吸血虫病的药物。

7. 原儿茶酸 $\left(\begin{array}{c} \text{HOOC}-\bigcirc\text{--OH} \\ \text{OH} \end{array}\right)$

原儿茶酸叫 3,4-二羟基苯甲酸，是中药四季青中的有效成分之一。四季青在临床上治疗烧伤有较好的效果。此外，也可用以治疗细菌性痢疾，肾盂、肾炎及某些溃疡病等。

8. 咖啡酸 $\left(\begin{array}{c} \text{HO} \\ \text{HO}-\bigcirc\text{--CH}=\text{CH}-\text{COOH} \end{array}\right)$

咖啡酸又叫 3,4-二羟基桂皮酸，它存在于许多中药中，如野胡萝卜（南鹤虱）、光叶水苏、荞麦、木半夏等，有些中药虽不含咖啡酸，但含有咖啡酸所形成的酯——绿原酸（为金银花的抗菌有效成分之一，此外，苎麻、桑叶、缬单等也含有绿原酸），绿原酸水解后即生成咖啡酸。咖啡酸为黄色结晶，分解温度 223～225℃，不溶于冷水，溶于沸水。咖啡酸具有酚酸的一般化学性质。因结构中含有不饱和双键，所以容易被氧化，尤其是在碱性溶液中不稳定，它的水溶液遇三氯化铁显绿色。

咖啡酸有止血作用，对内脏的止血效果较好，毒性较小。

三、羰基酸

（一）羰基酸的性质

羰基酸分子中含有羰基和羧基，既有羰基的典型性质，又有羧基的典型反应，同时由于羰基和羧基的相互作用，α-酮酸和 β-酮酸还有一些特殊性质。

1. α-酮酸的氧化反应

丙酮酸极易被氧化，弱氧化剂（如 2 价铁与过氧化氢、Tollen 试剂）就能把丙酮酸氧化成乙酸，并放出 CO_2。

$$\text{CH}_3-\overset{\overset{\text{O}}{\|}}{\text{C}}-\text{COOH} \xrightarrow[\text{Fe}^{2+}+\text{H}_2\text{O}_2]{[\text{O}]} \text{CH}_3\text{COOH}+\text{CO}_2\uparrow$$

若用较强的氧化剂如硝酸，α-酮酸则氧化成草酸。

$$\text{CH}_3-\overset{\overset{\text{O}}{\|}}{\text{C}}-\text{COOH} \xrightarrow{\text{HNO}_3} \text{HOOC}-\text{COOH} + \text{CO}_2\uparrow$$

2. 脱羧反应

在一定条件下，丙酮酸可以脱羧或脱去一氧化碳（脱羰）分别生成乙醛或乙酸：

$$\text{CH}_3-\overset{\overset{\text{O}}{\|}}{\text{C}}-\text{COOH} \xrightarrow{\text{稀 H}_2\text{SO}_4} \text{CH}_3\text{CHO}+\text{CO}_2\uparrow$$

$$\text{CH}_3-\overset{\overset{\text{O}}{\|}}{\text{C}}-\text{COOH} \xrightarrow[\text{或}\triangle]{\text{浓 H}_2\text{SO}_4} \text{CH}_3\text{COOH}+\text{CO}\uparrow$$

β-丁酮酸很不稳定，受热时比 α-酮酸更容易分解生成丙酮和二氧化碳。

$$\underset{\text{R}\quad\text{CH}_2}{\overset{\text{H}}{\overset{\text{O}\cdots\text{O}}{\underset{\text{C}}{\|}\underset{\text{C}}{\|}}}} \xrightarrow{-\text{CO}_2} \text{R}-\overset{\overset{\text{OH}}{|}}{\text{C}}=\text{CH}_2 \longrightarrow \text{R}-\overset{\overset{\text{O}}{\|}}{\text{C}}-\text{CH}_3$$

其它 β-酮酸也能发生这种反应，生成相应的酮。

$$\underset{R-C-CH_2COOH}{\overset{O}{\|}} \xrightarrow{\triangle} \underset{R-C-CH_3}{\overset{O}{\|}} + CO_2\uparrow$$

（二）重要的酮酸

1. 丙酮酸 $\left(\underset{CH_3-C-COOH}{\overset{O}{\|}} \right)$

丙酮酸是最简单的酮酸。它是动植物体内碳水化合物和蛋白质代谢的中间产物，因此是生化过程重要的中间产物。可由乳酸氧化而得：

$$CH_3CHOHCOOH \xrightarrow{[O]} \underset{CH_3-C-COOH}{\overset{O}{\|}} + H_2$$

丙酮酸为无色有刺激性臭味的液体，沸点 105℃（分解），易溶于水、乙醇和醚。

2. 乙酰乙酸 $\left(\underset{CH_3-C-CH_2-COOH}{\overset{O}{\|}} \right)$

乙酰乙酸又叫 3-氧代丁酸，是一个很重要的 β-酮酸。它是机体内脂肪代谢的中间产物，为黏稠的液体。

丙酮、β-丁酮酸和 β-羟基丁酸总称为酮体。酮体存在于糖尿病患者的小便和血液中，并能引起患者的昏迷和死亡。所以临床上对于进入昏迷状态的糖尿病患者，除检查小便中含葡萄糖外，还需要检查是否有酮体的存在。

3. 丁酮二酸

丁酮二酸又叫草酰乙酸，是能溶于水的晶体。在人体内，草酰乙酸在丙酮羧化酶作用下可以脱羧，生成丙酮酸和二氧化碳。

$$\underset{HOOC-C-CH_2COOH}{\overset{O}{\|}} \overset{\text{丙酮羧化酶}}{\rightleftharpoons} \underset{CH_3CCOOH}{\overset{O}{\|}} + CO_2\uparrow$$

知识链接

天然果酸化合物在医疗美容上的应用

果酸，顾名思义，就是从水果中提取的各种有机酸，是存在于多种天然水果或酸奶中的有效成分，主要有 α-羟基酸（Alpha Hydroxy Acid，AHA）或 β-羟基酸（Beta Hydroxy acid，BHA），包含葡萄酸、苹果酸、柑橘酸及乳酸等，因大多数由水果提炼而得到，故称果酸。其中以自甘蔗中提炼的甘醇酸应用最广。

果酸对皮肤的美容疗效是 20 世纪 70 年代由美国的史考特医师（Dr. Eugene J. VanScott）及华裔美籍余瑞锦博士（Dr. Ruey J. Yu）所发现。由于果酸的优异功效，时至今日，已是全球皮肤科医师应用在辅助治疗及居家保养上最常用的不可或缺的物质。美国杜邦公司是全世界最大的果酸供货商，他们供应化妆品工业果酸需求量的 99％以上。

果酸按照分子结构的不同可区分为：甘醇酸、乳酸、苹果酸、酒石酸、柠檬酸、杏仁酸等 37 种，然而在医学美容界中，最常被应用到的成分为甘醇酸及乳酸。甘醇酸，又称为甘蔗酸、乙二醇酸，最早由甘蔗中萃取而得，是果酸产品中应用最广的一员。甘醇酸具有果酸中最小的分子量（76），因此最容易渗透皮肤的表层，吸收的效果也最明显，是最常被用在换肤使用的果酸。乳酸，有果酸中的第二小的分子量（90），因为保湿度强、天然成分不会刺激人体皮肤，所以被广泛用在改善肌肤干燥及角化现象。高浓度时，使皮肤松解脱皮最快的则是酒石酸，其次是甘醇酸和乳酸。至于促进细胞更新，则以乳酸效果最好，其次是甘醇酸。

　　浓度不同的果酸具有不同的美容效果。极低浓度的果酸，只有保湿效果。浓度稍微提高时，才有去角质的作用，可以破坏角质层细胞间的联结，促进皮肤的新陈代谢。在更高浓度下，它的破坏力就比较大，效果达到真皮组织，可用来做化学换肤。一般而言，浓度越高效果越明显，但是发生副作用的机会也相对增大。

？ 习题

1. 命名下列化合物或写出化合物的结构式。

(1) ～～COOH

(2) $CH_2=CH-\overset{CH_2CH_2COOH}{\underset{H}{C}}-COOH$

(3) 结构式COOH

(4) 环己酮-COOH

(5) 2S,3R-2-羟基-3-苯基丁酸

(6) $HO-\bigcirc-CH_2CH_2-\overset{H}{\underset{NH_2}{C}}-COOH$

2. 完成下列反应式。

(1) 环己酮-COOH, CH₂COOH $\xrightarrow{\triangle}$?

(2) $HOOCCH_2CHCCH_3$ (O, COOH) $\xrightarrow{\triangle}$?

(3) 邻羟基-COOH + NaHCO₃ ⟶ ?

(4) $HO-\bigcirc-CH_2OH \xrightarrow[H^+]{CH_3COOH}$?

3. 将下列各组化合物按要求进行排序。
   (1) 与苯甲酸酯化的反应活性：仲丁醇，乙醇，正丁醇；
   (2) 与乙醇酯化的反应活性：苯甲酸，2,6-二甲基苯甲酸，邻甲基苯甲酸；
   (3) 按酸性大小排序。
      a. 乙酸，丙二酸，丁二酸，苯甲酸
      b. $NCCH_2COOH$，$(CH_3)_2CHCH_2COOH$，$CH_2=CHCH_2COOH$
      c. 丁酸，顺丁烯二酸，丁二酸，丁炔二酸，反丁烯二酸

4. 用简单化学方法区别下列化合物。
   (1) 丙酸、甲酸　　　　　　　　(2) α-羟基苯乙酸、邻羟基苯甲酸
   (3) 苯甲酸、苯酚和苄醇　　　　(4) 乙醇、乙酸、丙二酸和草酸

5. 从白花蛇舌草提取出来的一种化合物 $C_9H_8O_3$，能溶于氢氧化钠溶液和碳酸氢钠溶液，与三氯化铁溶液作用呈红色，能使溴的四氯化碳溶液褪色，用高锰酸钾氧化得对羟基苯甲酸和草酸，试推测其结构式。

第十章 羧酸衍生物和碳酸衍生物

第一节 羧酸衍生物

羧酸衍生物主要是指羧酸分子中羧基上的羟基被其它原子或基团取代后所生成的化合物。羧酸分子中除去羧基中的羟基后，剩下的部分称之为酰基。例如：

$$
\underset{\text{甲酰基}}{H-\overset{\overset{\displaystyle O}{\|}}{C}-} \qquad
\underset{\text{乙酰基}}{CH_3\overset{\overset{\displaystyle O}{\|}}{C}-} \qquad
\underset{\text{丙烯酰基}}{CH_2=CH\overset{\overset{\displaystyle O}{\|}}{C}-} \qquad
\underset{\text{苯甲酰基}}{C_6H_5-\overset{\overset{\displaystyle O}{\|}}{C}-}
$$

酰基和卤素（X—）、酰氧基（$\underset{R-\overset{\overset{\displaystyle O}{\|}}{C}-O-}{}$）、烃氧基（RO—）或氨基（$H_2N$—，RHN—）相连而生成羧酸衍生物——酰卤、酸酐、酯和酰胺。

$$
\underset{\text{酰卤}}{R-\overset{\overset{\displaystyle O}{\|}}{C}-X} \qquad
\underset{\text{酸酐}}{R-\overset{\overset{\displaystyle O}{\|}}{C}-O-\overset{\overset{\displaystyle O}{\|}}{C}-R} \qquad
\underset{\text{酯}}{R-\overset{\overset{\displaystyle O}{\|}}{C}-OR'} \qquad
\underset{\text{酰胺}}{R-\overset{\overset{\displaystyle O}{\|}}{C}-NH_2}
$$

羧酸衍生物广泛应用于药物的合成分离及鉴别等方面，而且许多药物本身就含有酯或酰胺的结构。例如，常用的局部麻醉药盐酸普鲁卡因和防腐药尼泊金等都是酯类化合物；常用的解热镇痛药扑热息痛和催眠药巴比妥类等就是酰胺类化合物。

一、羧酸衍生物的分类和命名

（一）酰卤

酰卤根据卤素原子的不同可分为酰氯（RCOCl）、酰溴（RCOBr）等，其中以酰氯最重要。酰卤是根据相应酰基和卤素的名称来命名的。酰卤的命名是将酰基的名称加上卤素的名称，并把酰基的基字省略。例如：

$$
\underset{\text{乙酰氯}}{CH_3-\overset{\overset{\displaystyle O}{\|}}{C}-Cl} \qquad\qquad
\underset{\text{苯甲酰氯}}{\overset{\overset{\displaystyle O}{\|}}{C}-Cl} \qquad\qquad
\underset{\text{丙烯酰溴}}{CH_2=CH\overset{\overset{\displaystyle O}{\|}}{C}-Br}
$$

（二）酸酐

酸酐可以看成是两分子的一元羧酸或一分子的二元羧酸脱去一分子水而成的化合物，两个相同的羧酸分子脱水后生成的酸酐称为单酐，两个不同的羧酸分子脱水后生成的酸酐称为混酐。C_4、C_5 型二元酸分子内脱水形成的环状酸酐又称为内酐。

酸酐根据相应的羧酸的名称来命名，称为某酸酐。例如：

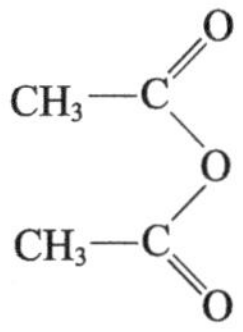

乙酸酐 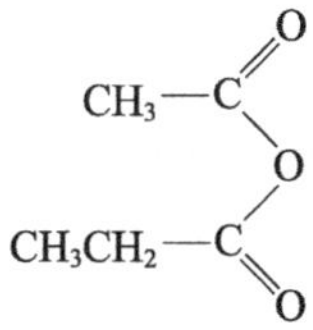　　　　　乙丙酸酐 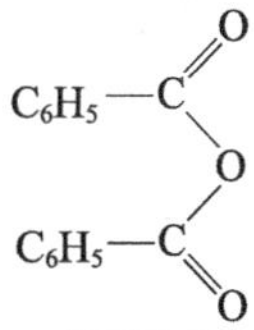　　　　苯甲酸酐

（三）酯

酯 RCO—OR（Ar）是羧酸和醇或酚之间脱水而成的羧酸衍生物。根据分子中烃氧基的不同，可将酯分为醇酯和酚酯；酯的命名一般是根据生成酯的羧酸和醇的名称而称为某酸某（醇）酯，"醇"字通常被省略。

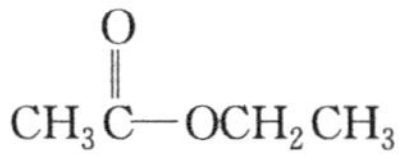

乙酸乙酯 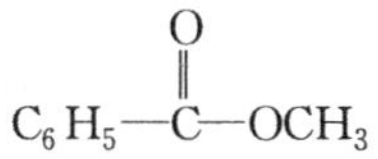　　　　　苯甲酸甲酯 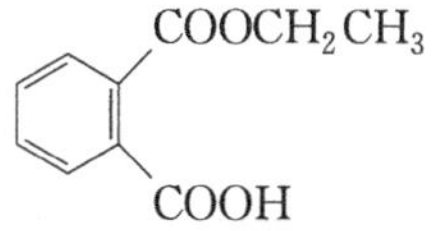　　　　邻苯二甲酸单乙酯

多元醇的酯的命名，通常把多元醇的名称放在前面，酸名放在后面，称某醇某酸酯。例如：

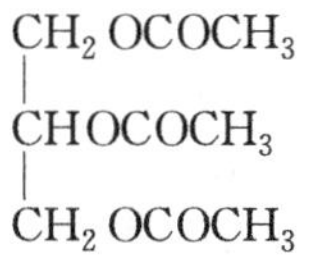

丙三醇三乙酸酯 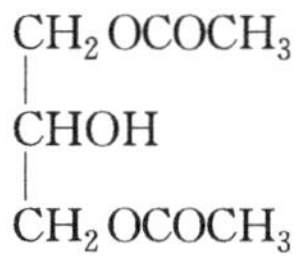　　　　丙三醇-1,3-二乙酸酯

（四）酰胺

根据氨基上是否有烃基取代，可将酰胺分为无取代酰胺和 N-取代酰胺；由酰胺键构成环状结构酰胺，称为内酰胺；氮原子与两个酰基相连的化合物称为酰亚胺。无取代酰胺的命名是根据酰基的名称来命名为"某酰胺"。例如：

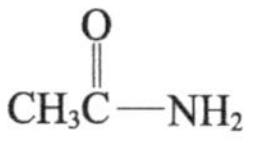

乙酰胺 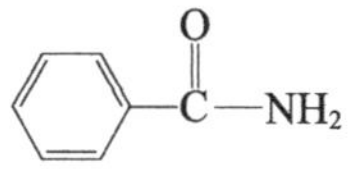　　　　　苯甲酰胺 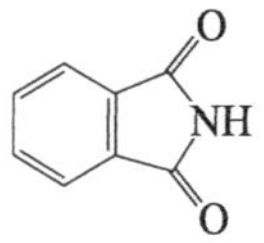　　　　邻苯二甲酰亚胺

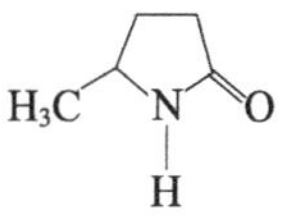

γ-戊内酰胺 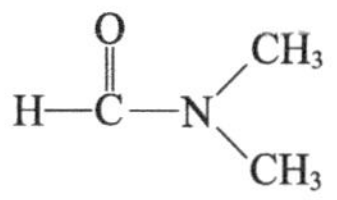　　　N,N-二甲基甲酰胺(DMF)

二、羧酸衍生物的物理性质

低级的酰卤和酸酐都是有刺激性气味的无色液体，高级的为白色固体。低级酯具有水果香味，无色液体，可用作香料，例如乙酸戊酯具有梨的香味，丁酸甲酯有菠萝的香味。十四碳酸以下的甲酯、乙酯均为液体。

酰卤、酸酐和酯各自分子间不能通过氢键缔合，故酰卤和酯的沸点较相应的羧酸低；酸酐的沸点较分子量相近的羧酸低，酰胺分子间可通过氢键相缔合，因而熔点和沸点都较相应的羧酸高。酰卤、酸酐不溶于水。但可被水解，在空气中易吸潮变质。低级酯在水中有一定的溶解度，分子量较大的酯则难溶于水或不溶于水，酯类易溶于有机溶剂。低级的酰胺可溶于水，N,N-二甲基甲酰胺能与水和大多数有机溶剂及许多无机溶剂混合，是很好的非质子极性溶剂。部分羧酸衍生物的物理常数见表 10-1。

表 10-1 羧酸衍生物的物理常数

名称	沸点/℃	熔点/℃	名称	沸点/℃	熔点/℃
乙酰氟	20.5	—	甲酸甲酯	32	−99
乙酰氯	52	−112	甲酸乙酯	54	−80
乙酰溴	76.7	−96	乙酸甲酯	57	−98
丙酰溴	80	−94	乙酸乙酯	77.1	−84
丁酰氯	102	−89	乙酸异戊酯	142	−78
苯甲酰氯	197.2	−1	苯甲酸乙酯	213	−35
乙酸酐	139.6	−73	乙酰胺	222	82
丙酸酐	168	−45	丙酰胺	213	80
丁酸酐	198	—	乙酰苯胺	305	114
苯甲酸酐	360	42	苯甲酰胺	290	130
邻苯二甲酸酐	284.5	132	N,N-二甲基甲酰胺	153	−61

三、羧酸衍生物的化学性质

　　酰卤、酸酐、酯和酰胺的结构与羧酸相似，羰基碳以其 sp^2 杂化轨道分别与其它三个原子形成 σ 键，再以 p 轨道与氧原子 p 轨道形成 π 键，成平面结构。另外，以单键与羰基相连的卤素、氧或氮原子的未共用 p 电子对，则与羰基的 π 键形成 p-π 共轭。羧酸衍生物的羰基在酸或碱催化下接受亲核试剂的进攻，大多发生亲核加成-消除反应。羧酸衍生物进行亲核取代的活性次序是：

$$RCOCl>RCOOCOR>RCOOR'>RCONH_2$$

（一）水解反应

　　酰卤、酸酐、酯和酰胺均可水解生成羧酸。

　　以水作为亲核试剂时，酰卤不需要加催化剂就能顺利水解，低碳原子数酰卤的水解尤为剧烈，如乙酰氯吸收潮湿空气就被水解并放出氯化氢气体。酸酐在室温下水解较酰卤慢，若加温或用酸、碱催化，可加速反应。酯和酰胺的水解都较慢，在酸或碱的催化和加热的条件下，可加速反应进行，一般用碱催化时效果较好。

　　由于羧酸衍生物能被水解，故在保存和使用过程中应注意防止水解，一般要严格控制含水量、pH 范围以及保存和使用时的温度。例如，注射用苄基青霉素钠的含水量规定在 1% 以内；配成水溶液后最好一次用完，或短时期内低温保存，切不可放置太久。盐酸普鲁卡因注射液的 pH 应在 3.3～5.5 之间。

（二）醇（酚）解反应

　　酰卤、酸酐、酯和酰胺均能与醇或酚作用生成酯。酰卤与醇（酚）很快反应成酯，是合成酯的常用方法，比用羧酸直接与醇（酚）酯化的效果好，特别对那些不易与羧酸酯化的醇或酚，选用此法更佳。

酸酐与醇（或酚）作用，也能得到酯。环酸酐醇解时则得到二元酸的单酯，这些都是合成酯的经典方法。例如：

酰胺、酸酐的醇解反应，对醇类而言又称醇的酰化反应。

酯和醇在酸（如无水氯化氢、浓硫酸）或碱（如醇钠）的存在下，可互相作用而生成新的酯和醇，所以酯的醇解又称酯交换反应。反应是可逆的，必须加入过量的醇或者将生成的醇不断去除，才能提高反应收率。在制药工业上，局部麻醉药普鲁卡因的制备就用到了此反应。

在生物体内，由乙酰辅酶 A 参与的乙酰基转移反应，与酯交换反应类似，如乙酰辅酶 A 与胆碱形成乙酰胆碱。

（三）氨（胺）解反应

酰卤、酸酐、酯和酰胺与氨（或胺）作用，均可氨（胺）解成酰胺。由于氨具有碱性，其亲核性比水强，故氨解反应比水解更易进行。

酰卤或酸酐与氨在低温条件下慢慢反应，可氨解成酰胺，又称胺的酰化反应，是有机合成常用的方法。酰化反应是有机化学中一个重要而常见的反应，在药物合成中有重要意义，如可降低毒性，提高疗效。

例如，对羟基苯胺有解热止痛的作用，但毒性较大，不符合临床要求。若把它的氨基乙酰化后，便得到毒性很低的对羟基乙酰苯胺，此即为常用的解热镇痛药扑热息痛。

氮原子上连有氢的其它化合物如肼 H_2NNH_2、羟胺 H_2NOH 等，也能与酰卤、酸酐或酯发生引入酰基的反应。例如：

$$
\left.\begin{array}{l}
\underset{\substack{\parallel\\O}}{R-C}-O-\underset{\substack{\parallel\\O}}{C-R} \\
\underset{\substack{\parallel\\O}}{R-C}-OR' \\
\underset{\substack{\parallel\\O}}{R-C}-NHR'
\end{array}\right\}
\xrightarrow{H_2NOH}
\underset{\substack{\parallel\\O}}{R-C}-NH-OH
\xrightarrow{FeCl_3}
(\underset{\substack{\parallel\\O}}{R-C}-NH-O)_3Fe
$$

异羟肟酸　　　　　　　（红→紫）

羧酸衍生物（除酰卤外）与羟胺反应生成异羟肟酸，异羟肟酸与三氯化铁反应有由红到紫的颜色变化，这一反应常常用来鉴别酸酐、酯和酰胺，称为异羟肟酸铁盐试验。

（四）还原反应

酰卤、酸酐、酯和酰胺一般都较易被还原。前三者的还原产物是伯醇，后者还原为胺。用氢化铝锂作还原剂，碳碳双键或三键可不受影响。

$$
\left.\begin{array}{l}
\underset{\substack{\parallel\\O}}{R-C}-X \\
\underset{\substack{\parallel\\O}}{R-C}-O-\underset{\substack{\parallel\\O}}{C-R} \\
\underset{\substack{\parallel\\O}}{R-C}-OR'
\end{array}\right\}
\xrightarrow{LiAlH_4} RCH_2OH
$$

$$
\underset{\substack{\parallel\\O}}{R-C}-NHR' \xrightarrow{LiAlH_4} RCH_2NHR'
$$

酯也可用金属钠和醇还原成伯醇，且不影响双键或三键，此反应称为 Bouveault-Blanc 还原反应。例如：

$$
CH_3(CH_2)_7CH=CH(CH_2)_7\underset{\substack{\parallel\\O}}{C}-OC_2H_5 \xrightarrow[C_2H_5OH]{Na} CH_3(CH_2)_7CH=CH(CH_2)_7CH_2OH
$$

油酸乙酯　　　　　　　　　　　　　油醇

（五）酰胺的特性

1. 酰胺的酸碱性

酰胺分子中氨基受酰基的影响，氮上的电子云向羰基偏移，使得氨基的碱性减弱，其碱性比氨气弱；而氮原子上氢原子则显示一定的弱酸性。例如，乙酰胺与金属钠（或钾）作用时显示弱酸性，其氮上的氢被钠（或钾）取代生成钠（或钾）盐；与盐酸作用时又显示弱碱性而生成盐酸盐。

酰亚胺分子中，由于受两个酰基的影响，氮上唯一的氢原子更易于以质子的形式离去，因此酰亚胺具有比酚类稍强的酸性。例如：

$$
\underset{\substack{\parallel\\O}}{\overset{\substack{O\\\parallel}}{\bigcirc}}N-H + NaOH \longrightarrow \underset{\substack{\parallel\\O}}{\overset{\substack{O\\\parallel}}{\bigcirc}}N^-Na^+
$$

pK$_a$　9.6

2. 霍夫曼降解

氮上未取代的酰胺与溴或氯的碱溶液作用时，脱去羰基生成碳链少一个碳原子的伯胺。此反应通常称为霍夫曼（Hofmann）降解反应或霍夫曼重排反应。

$$
R-\underset{\substack{\parallel\\O}}{C}-NH_2 + 2NaOH + Br_2 \longrightarrow RNH_2 + CO_2\uparrow + 2NaBr + H_2O
$$

霍夫曼降解反应操作简单易行，常用来制备伯胺或氨基酸。

3. 与 HNO_2 反应

酰胺与 HNO_2 反应，形成相应的羧酸，并释放出氮气。

$$\underset{O}{RC}{-}NH_2 \ + \ HNO_2 \longrightarrow RCOOH{+}N_2{\uparrow}{+}H_2O$$

（六）酯缩合反应

酯中的 α-氢显弱酸性，在醇钠作用下可与另一分子酯发生类似于羟醛缩合的反应，结果一分子的 α-氢被另一分子酯的酰基替代，生成 β-酮酸酯，称为酯缩合反应或克莱森（Claisen）酯缩合反应。例如在乙醇钠作用下，两分子乙酸乙酯脱去一分子乙醇，生成乙酰乙酸乙酯（3-氧代丁酸乙酯），即发生了自身克莱森酯缩合反应。

$$2CH_3\overset{O}{C}{-}OC_2H_5 \xrightarrow[(2)H_3O^+]{(1)C_2H_5ONa} CH_3\overset{O}{C}{-}CH_2\overset{O}{C}{-}OC_2H_5 + C_2H_5OH$$

二元酸酯在碱的作用下，可发生分子内或分子间的酯缩合反应。例如，己二酸酯或庚二酸酯均可发生分子内酯缩合反应，形成五元或六元环 β-酮酸酯。这种分子内的酯缩合反应称为迪克曼（Dieckmann）缩合。

$$\begin{array}{c} COOC_2H_5 \\ COOC_2H_5 \end{array} \xrightarrow[(2)H_3O^+]{(1)\ C_2H_5ONa} \overset{O}{\bigcirc}\!COOC_2H_5$$

采用不同的酯进行酯缩合时，可能有四种产物，在合成上无意义。但若含 α-氢的酯与无 α-氢且羰基比较活泼的酯（如苯甲酸酯、甲酸酯等）进行酯缩合反应时，可得到单一产物。此类交叉酯缩合反应在有机合成中有广泛的用途。如有 α-氢的酯与甲酸酯的缩合，可生成 α-甲酰化物，即在酯分子引入醛基；

$$HC\overset{O}{O}C_2H_5 + CH_3COOC_2H_5 \xrightarrow[(2)H_3O^+]{(1)C_2H_5ONa} HC\overset{O}{-}CH_2COOC_2H_5 + C_2H_5OH$$

第二节　碳酸衍生物

碳酸极不稳定，不能游离存在。碳酸分子一取代衍生物也不稳定，例如氯甲酸、氨基甲酸、碳酸甲酯等，在一般条件下也不能游离存在。碳酸分子的二取代衍生物是稳定的，它们是有机合成、合成药物的原料。

1. 碳酰胺

碳酰胺又称尿素或脲，为蛋白质在哺乳动物体内代谢的最终产物，也是最早由人体排泄物中取得的一种有机化合物，成人每日从尿中排泄 $25 \sim 30g$ 尿素。

脲是无色菱形或针状结晶，熔点 135℃，易溶于水及醇，但不溶于醚。临床上尿素注射液对降低脑颅内血压和眼内压有显著疗效。可用于治疗急性青光眼和脑外伤引起的脑水肿等。它具有下列性质。

（1）弱碱性　脲具弱碱性，只能和强酸作用生成盐。其水溶液不使紫色石蕊试剂变蓝。

$$H_2N\overset{O}{C}NH_2 \ + \ HNO_3 \longrightarrow H_2NCONH_2 \cdot HNO_3$$

（2）水解　脲与酰胺一样，能水解。在酸、碱或酶的存在下，水解反应更为迅速。

$$H_2NCNH_2 + HCl + H_2O \longrightarrow CO_2 \uparrow + 2NH_4Cl$$

$$H_2NCNH_2 + NaOH + H_2O \longrightarrow Na_2CO_3 + 2NH_3 \uparrow$$

(3) 加热反应　把固体脲慢慢加热到 135～190℃，则两分子的脲共同脱去一分子氨，生成缩二脲。

$$H_2N-C-N-H + H_2N-C-NH_2 \xrightarrow{\triangle} H_2N-C-NH-C-NH_2 + NH_3 \uparrow$$

缩二脲为无色针状结晶，熔点 190℃。难溶于水，易溶于碱液中。在缩二脲的碱性溶液中加微量硫酸铜时则有紫红色的颜色反应。这个颜色反应称为缩二脲反应。

2. 丙二酰脲

脲和酰氯、酸酐或酯作用，则生成相应的酰脲。例如，在乙醇钠的作用下，脲与丙二酸酯缩合，生成环状的丙二酰脲。

$$\begin{array}{c} COOC_2H_5 \\ H_2C \\ COOC_2H_5 \end{array} + \begin{array}{c} H_2N \\ C=O \\ H_2N \end{array} \xrightarrow{C_2H_5ONa} $$

丙二酰脲为无色结晶，熔点 245℃，微溶于水。丙二酰脲的酸性（$pK_a = 3.98$）比醋酸（$pK_a = 4.76$）还要强，故又叫做巴比妥酸。它的亚甲基上两个氢原子被烃基取代的衍生物是一类镇静安眠药，总称为巴比妥类药。可用如下通式表示。

巴比妥：R=R′=C_2H_5　　　　长效

苯巴比妥：R=C_2H_5，R′=C_6H_5　长效
（鲁米那）

3. 胍

胍可看作是脲分子中的氧原子被亚氨基（=NH）取代而生成的化合物，又称亚氨基脲。胍分子中除去一个氢原子后的基团叫胍基；除去一个氨基后的基团叫脒基。

$$H_2N-C-NH_2 \qquad H_2N-C-NH- \qquad H_2N-C-$$
胍　　　　　　　　　　胍基　　　　　　　　　脒基

胍为吸湿性很强的无色结晶，熔点 50℃，易溶于水。

胍是一个有机强碱（$pK_a = 13.8$），碱性与氢氧化钠相近。它能吸收空气中的二氧化碳生成稳定的碳酸盐。

$$H_2N-C-NH_2 + H_2O + CO_2 \longrightarrow \left[H_2N-C-NH_2 \right]_2 \cdot H_2CO_3$$

许多药物中含有胍结构，如具有抗病毒作用的吗啉胍，主要用于预防流感。

知识链接

研究羧酸酯类的有机化学家——缅舒特金

　　缅舒特金（1842—1907），俄国化学家。1842 年 10 月 24 日生于彼得堡，1907 年 2 月 5 日卒于同地。1862 年毕业于彼得堡大学，1865 年任该校副教授，1868 年获博士学位，1869 年任工业化学教授，1876 年任分析化学教授，1885 年讲授有机化学，后任有机化学教授。1902—1907 年，任彼得堡工业大学教授。缅舒特金主要从事有机化学方面的研究。1882 年研究乙酸叔戊酯的热分解时发现，反应产物之一（乙酸）使反应加速。这是一次经典性的自催化（见催化）事例。1887—1890 年，他对液相中有机化合物酯化反应和取代反应的动力学进行了研究，揭示了溶剂对反应速率的影响，以及稀释作用和化学结构对化学反应的影响。著有《分析化学》（1871）和《有机化学讲义》（1884）等。

 习题

1. 写出下列化合物的名称或写出化合物的结构式。

(1) 苯—COCH₃（C_6H_5—COCH₃）

(2) 苯—CH₂—O—C(=O)—Cl

(3) 苯—C(=O)—NHCH₃

(4) $CH_3CH_2C(=O)$—O—$C(=O)CH_2CH(CH_3)_2$

(5) L-α-氨基丙酰胺

(6) 2,5-环己二烯基甲酰氯

(7) 3-甲基邻苯二甲酸酐

(8) 酸性草酸异戊酯

(9) N-甲基-1,2-环己烷二甲酰亚胺

2. 完成下列反应式。

(1) $(CH_3C)_2O$ + 苯—OH ⟶ ?

(2) $CH_3CH_2C(=O)$—Cl + NH_3 ⟶ ?

(3) 苯—$CH_2CNH_2(=O)$ + Br_2 $\xrightarrow[H_2O]{NaOH}$?

(4) $CH_3CNHCH_3(=O)$ $\xrightarrow{LiAlH_4}$?

(5) $2CH_3C(=O)$—OC_2H_5 $\xrightarrow[(2)\ H_3O^+]{(1)\ C_2H_5ONa}$?

(6) $CH_3CH_2CH_2COOCH_3$ + n-$C_8H_{17}OH$ $\xrightarrow{H^+}$?

3. 判断下列说法是否正确。

(1) 羧酸衍生物的水解反应能力大小是酰卤＞酸酐＞酯＞酰胺。（　　）

(2) 酰胺的水解反应是亲电取代反应。（　　）

(3) 丙二酰脲的酸性比醋酸强。（　　）

(4) 用酰卤或酸酐的醇解反应制备酯类化合物比直接用酸和醇反应更好。（　　）

(5) 取代的酰胺不发生霍夫曼降解反应。（　　）

4. 化合物 A 的分子式为 $C_5H_6O_3$，它能与乙醇作用得到两个结构异构体 B 和 C，B 和 C 分别与氯化亚砜作

用后再加入乙醇，则两者生成同一化合物 D。试推测 A、B、C、D 的结构。

5. 分子式为 $C_4H_6O_2$ 的异构体 E 和 F 都具有水果香味，均不溶于氢氧化钠溶液。当与氢氧化钠水溶液共热后，E 生成一种羧酸盐和乙醛；F 则除生成甲醇外，其反应液酸化蒸馏的馏出液显酸性，并能使溴水褪色。推测 E 和 F 的结构。

6. 某酸性化合物 A($C_8H_{14}O_4$)，加热时变成非酸性化合物 B($C_7H_{12}O$)，A 用 $LiAlH_4$ 还原生成 C($C_8H_{18}O_2$)，C 脱水生成 3,4-二甲基己 1,5-二烯，试推测 A、B、C 的结构。

第十一章　含氮有机化合物

分子中含有碳氮键的有机化合物称为含氮有机化合物。

氮与碳、氢、氧，以及氮原子本身相互结合，成为多种类型的含氮有机化合物。根据官能团不同可分为硝基、胺、酰胺、重氮和偶氮化合物等。

生命科学中重要的含氮有机化合物如胆碱是调节脂肪代谢的物质；多巴胺、去甲肾上腺素和肾上腺素是重要的神经递质，它们在生命过程中发挥重要作用。

第一节　硝基化合物

一、硝基化合物的分类与命名

烃分子中的氢原子被硝基取代的化合物称为硝基化合物。硝基化合物在自然界很少发现，硝基化合物大多是用人工方法合成的。

硝基化合物可根据硝基所连烃基种类来进行分类。硝基与脂肪烃基相连的属于脂肪族硝基化合物，以 R—NO_2 表示。硝基与芳香烃基相连的属于芳香族硝基化合物，以 Ar—NO_2 表示。根据硝基的多少还可分为一硝基、二硝基和多硝基化合物。

硝基化合物的命名是以烃基作为母体，硝基作为取代基来命名的，例如：

CH_3NO_2 　　　　$\underset{\underset{NO_2}{|}}{CH_3CHCH_3}$

硝基甲烷　　　　2-硝基丙烷　　　　对硝基甲苯　　　　2,4,6-三硝基甲苯(TNT)

二、硝基化合物的理化性质

脂肪族硝基化合物是无色具香味的液体，芳香族硝基化合物多为黄色固体，具苦杏仁味并有毒，能透过皮肤而被吸收，可使血液中的血红蛋白变性。

硝基化合物的相对密度都大于1，沸点较高。不溶于水而溶于有机溶剂，并能溶于浓硫酸。多硝基化合物受热易分解爆炸，使用时要特别小心；2,4,6-三硝基甲苯（TNT）就是一种猛烈的炸药，称为黄色炸药。有的芳香族多硝基化合物有类似于天然麝香的香气，可用作香水、香皂和化妆品的定香剂。例如：

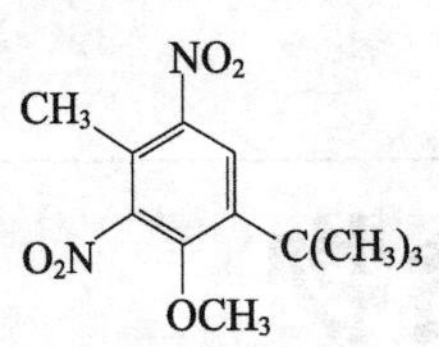

葵子麝香 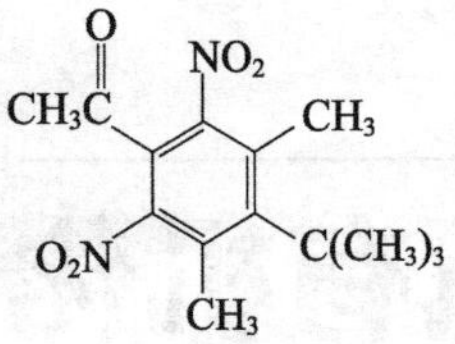   酮麝香 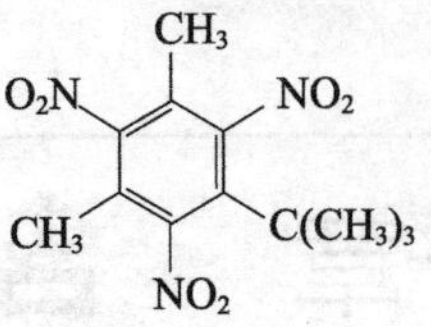   二甲苯麝香

硝基具有强烈的吸电子诱导效应（$-I$）和共轭效应（$-C$），使 α-氢原子活泼性增加、酸性增强。在碱性条件下，α-碳原子可形成碳负离子而成为亲核试剂，发生与羟醛缩合及克莱森缩合类似的反应。例如：

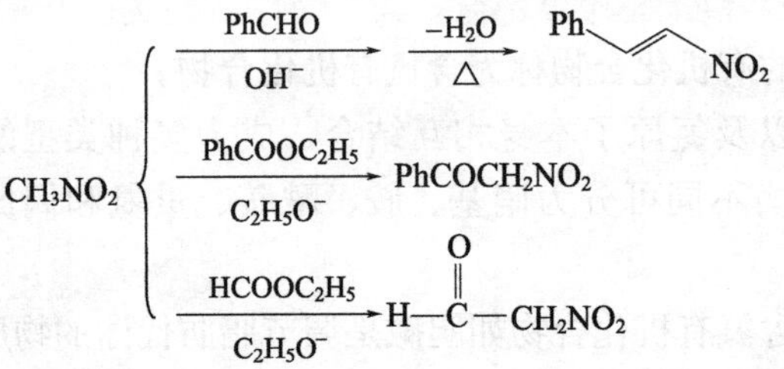

$$CH_3NO_2 \xrightarrow[OH^-]{PhCHO} \xrightarrow[\triangle]{-H_2O} Ph-CH=CH-NO_2$$

$$CH_3NO_2 \xrightarrow[C_2H_5O^-]{PhCOOC_2H_5} PhCOCH_2NO_2$$

$$CH_3NO_2 \xrightarrow[C_2H_5O^-]{HCOOC_2H_5} H-\overset{O}{\underset{}{C}}-CH_2NO_2$$

硝基易被还原，反应条件及介质对还原反应影响很大，还原产物常因条件而异。例如，它在酸性或中性条件下，主要发生单分子还原；而在碱性条件下常发生双分子还原。

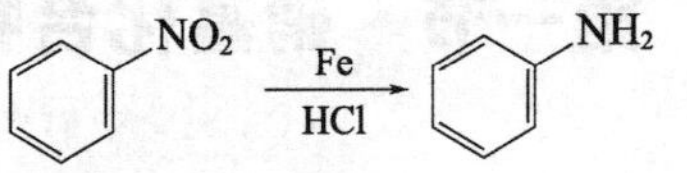

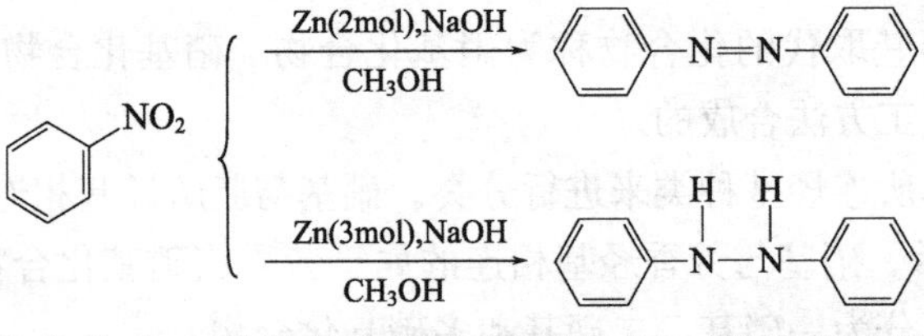

$$C_6H_5NO_2 \xrightarrow[HCl]{Fe} C_6H_5NH_2$$

$$\xrightarrow[CH_3OH]{Zn(2mol),NaOH} Ph-N=N-Ph \quad 偶氮苯$$

$$\xrightarrow[CH_3OH]{Zn(3mol),NaOH} Ph-NH-NH-Ph \quad 氢化偶氮苯$$

在芳香硝基化合物中，硝基的 π 键与苯环共轭，通过硝基的 $-I$、$-C$ 吸电子效应使苯环钝化，亲电取代反应变难，亲核取代反应则变易。例如，硝基苯可以作为傅-克反应的溶剂。

第二节 胺 类

一、胺的分类和命名

胺可看作是氨（NH_3）分子中的氢原子被烃基取代的化合物。

根据分子中氨基的数目分为一元胺、多元胺。

根据氮原子所连烃基的种类，分为脂肪胺、芳香胺和芳脂胺。例如：

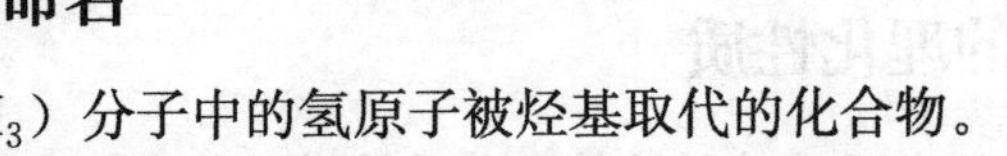

$$CH_3NH_2 \quad C_6H_5-NH_2 \quad C_6H_5-CH_2NH_2$$

脂肪胺   芳香胺   芳脂胺

根据氮原子上烃基数目，可分为伯、仲、叔胺、季铵盐及季铵碱。通式为：

$$RNH_2 \qquad R_2NH \qquad R_3N \qquad R_4N^+X^- \qquad R_4N^+OH^-$$

伯胺　　　仲胺　　　叔胺　　　季铵盐　　　　季铵碱

命名胺类常有两种方法，烃基较简单时，以胺为母体，烃基作为取代基，称为某胺。例如：

$$CH_3NH_2 \qquad H_2NCH_2CH_2NH_2$$

甲胺　　　　　　乙二胺　　　　　　苯胺　　　　　苯甲胺(苄胺)

$$CH_3NHCH_2CH_3 \qquad N(CH_3)_3$$

N-甲基乙胺　　　　三甲胺　　　　　对苯二胺

环己胺　　　　β-萘胺　　　　N-甲基苯胺　　N,N-二甲基苯胺

较复杂的胺或含有其它官能团（特别是含氧官能团时），一般将氨基作为取代基命名。例如：

2-氨基-4-甲基戊烷　　　　　2-氨基-3-甲氨基-2,4-二甲基戊烷

二、胺的结构

氨分子的立体结构为棱锥体，氮为 sp^3 杂化，三个含单电子的 sp^3 杂化轨道和三个氢的 s 轨道重叠，形成三个 σ 键，成棱锥体，氮上还有一对未共用电子占据另一个 sp^3 轨道，处于棱锥体的顶端，胺的结构与氨相似，但因胺分子中与氮相连的烃基不同，而使其键角不等。氨、甲胺及三甲胺的分子结构如图 11-1 所示。

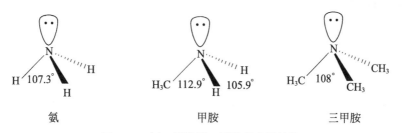

图 11-1　氨、甲胺及三甲胺的分子结构

苯胺的结构如图 11-2 所示，苯环倾向于与氮上的孤对电子占据的轨道共轭，使 H—N—H 键角加大，H—N—H 键角为 113.9°，H—N—H 所处的平面与苯环平面的交叉角为 39.4°，结构测定表明苯胺中氮具有某些 sp^3 特征，氮的杂化态介于 $sp^2 \sim sp^3$ 之间。

三、胺的物理性质

脂肪胺如甲、二甲胺、三甲胺等是气体，其它低级胺是液体，十二胺以上为固体。低

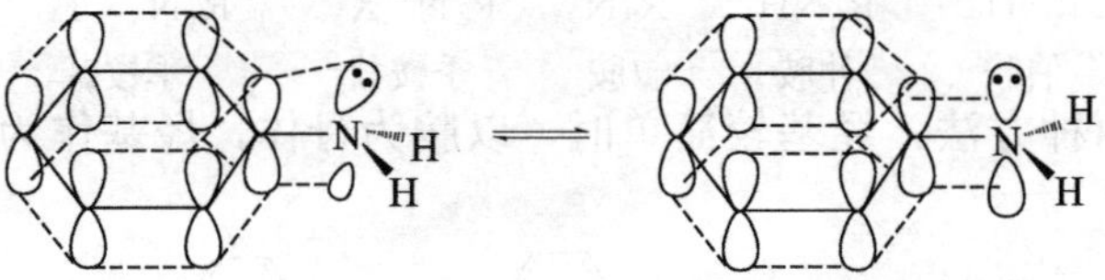

图 11-2 苯胺的结构

级胺气味与氨相似，很多胺类有难闻的气味，如三甲胺有鱼腥臭。1,4-丁二胺称腐肉胺，1,5-戊二胺称尸胺等，均具有恶臭且有毒。低级胺均易溶于水。胺在水中的溶解度和气味都随分子分子量的增加而减小，高级胺为无臭固体，不溶于水。

伯胺、仲胺分子间都可经氢键缔合，沸点比分子量相近的烷烃高，但比相应的醇低，叔胺因不能形成分子间氢键，其沸点与分子量相近的烷烃差不多。

芳香胺是无色液体或固体，简单的芳香胺微溶于水，复杂的芳香胺不溶于水，但易溶于有机溶剂。芳香胺有特殊气味，毒性较大，如空气中苯胺浓度达到 $1\mu g \cdot L^{-1}$ 时，人在此环境中逗留 12h 后会中毒；若食入 0.25mg 苯胺会中毒。β-萘胺及联苯胺均有强致癌作用。芳香胺不仅其蒸气能被人吸收，液体也能透过皮肤而被吸收，使用时应注意防护。芳香胺常能随水蒸气挥发，可用水蒸气蒸馏法分离提纯。常见胺的物理常数见表 11-1。

表 11-1 常见胺的物理常数

名称	溶解度 /g·(100g 水)$^{-1}$	沸点 /℃	熔点 /℃	名称	溶解度 /g·(100g 水)$^{-1}$	沸点 /℃	熔点 /℃
甲胺	易溶	−6.3	−93.5	己二胺	混溶	196	39
二甲胺	易溶	7.4	−93	环己胺	微溶	134	−6.3
三甲胺	91	2.9	−117.2	苯胺	3.7	184	−6
乙胺	混溶	16.6	−81	苯甲胺(苄胺)	混溶	185	—
二乙胺	易溶	56.3	−48	N-甲基苯胺	微溶	196	−57
三乙胺	14	89.3	−114.7	N,N-二甲基苯胺	1.4	194	3
乙二胺	混溶	116.5	8.5				

四、胺的化学性质

（一）碱性

与氨相似，胺类的水溶液呈弱碱性：

$$RNH_2 + H_2O \rightleftharpoons \overset{+}{R}NH_3 + OH^-$$

胺类可被强无机酸中和生成胺盐，碱性较强的脂肪胺甚至可与醋酸作用生成铵盐。胺虽有碱性，但仍为弱碱，所以铵盐遇强碱即分解为原来的胺。例如：

$$\text{⬡—NH}_2 + HCl \rightleftharpoons \text{⬡—}\overset{+}{N}H_3 Cl$$

铵盐为离子型化合物，在水中溶解度较大，可利用这一性质分离、提纯胺类化合物。铵盐为结晶固体，有固定的熔点，可用来鉴定胺类化合物。

由于铵盐的水溶性较大，所以含有氨基、亚氨基等含氮的药物常以铵盐的形式供药用，如局部麻醉药普鲁卡因常制成其盐酸盐用于临床。自然界的生物碱，大多与有机酸结合成盐存在于中药等生物体内。例如，含氮生物碱——小檗碱的盐就是存在于中药黄连和三颗针中的一种有效成分。胺的碱性使之易与核酸及蛋白质的酸性基团发生作用。在生物体内的生理条件下，胺易形成铵离子，其中的氮原子又能提供电子作为氢键供体，易与多种受体部位结合而显示出多种生物活性。

胺的碱性强弱与其结构有关，通常氮上电子云密度越高，接受 H^+ 能力越强。凡能使氮上电子云密度升高的因素，都将增强胺的碱性，反之，碱性就将减弱。

胺的碱性强度可用 pK_b 值表示，pK_b 值越小，胺的碱性越强。也常用 pK_a 值表示，pK_a 值越大，胺的碱性越强。

1. 脂肪胺的碱性

由于烷基是供电子基团，能使氮原子上的电子密度增大，结合质子的能力增强，所以脂肪胺的碱性都大于氨。在水溶液中，当烷基相同时，综合考虑电子效应、溶剂化效应、烷基的立体效应，以仲胺的碱性最强，伯胺和叔胺次之。例如：

$$(CH_3)_2NH > CH_3NH_2 > (CH_3)_3N > NH_3$$

pK_a　　　　10.73　　　10.65　　　9.78　　9.24

2. 芳香胺的碱性

芳香胺在水溶液中的碱性比氨弱，其强度顺序为：

$$NH_3 > C_6H_5NH_2 > (C_6H_5)_2NH > (C_6H_5)_3N$$

pK_a　　9.24　　　4.62　　　　1.0　　　　近中性

芳香胺碱性较氨减弱是因为芳香烃基与氮原子相连，通过共轭效应使氮上的电子云离域到苯环上，降低了氮原子上的电子云密度，从而降低与质子的结合能力，氮上连的芳香烃基越多，这种影响越大，相应胺的碱性也就越弱。

取代芳香胺的碱性强弱，取决于取代基的性质以及与氨基的相对位置。一般说来，氨基对位有斥电子基时，其碱性略强于苯胺；有吸电子基时，碱性比苯胺弱：

pK_a　　　5.50　　　5.08　　　4.62　　　4.00　　　1.00　　　0.08

季铵碱是典型的离子化合物，类似于氢氧化钠和氢氧化钾，呈强碱性，能吸收空气中的二氧化碳和水分，形成碳酸盐。综上所述，一些含氮化合物的碱性顺序通常为：

季铵碱＞脂肪胺＞氨＞芳香胺＞酰胺＞磺酰胺≈酰亚胺

（二）酰基化和磺酰化反应

脂肪族和芳香族伯胺、仲胺可作为亲核试剂与含羰基的化合物发生亲核加成反应（叔胺无此反应），如与酰化试剂反应，先加成，后消除，得酰胺。脂肪胺与酰卤、酸酐、酯或羧酸都能生成酰胺；芳香胺碱性弱，亲核性差，只能被酰卤或酸酐酰化。例如：

乙酰苯胺(退热冰)

N-乙基-N-甲基苯甲酰胺

酰胺为中性物质。酰胺水解后又生成原来的胺，故又可用此法纯化胺类。酰基的吸电子性能降低氮上电子云密度，使氨基不易被氧化，故常用酰化的方法保护氨基。

伯胺和仲胺可与磺酰氯发生磺酰化反应，叔胺无此反应。由伯胺反应生成的磺酰胺，氮上的氢因受磺酰基吸电子效应的影响，显弱酸性，可与 NaOH 生成盐而溶于氢氧化钠水溶液，而由仲胺反应生成仲胺的磺酰胺，氮上无氢，不溶于氢氧化钠水溶液，因此可用此法区别三种胺。例如：

$$\text{—NH}_2 + \text{—SO}_2\text{Cl} \longrightarrow \text{—SO}_2\text{NH—}$$

$$\text{—SO}_2\text{NH—} + \text{NaOH} \rightleftharpoons \text{Na}^+\left[\text{—SO}_2\text{N—}\right]^- + \text{H}_2\text{O}$$

N-苯基苯磺酰胺(白色固体)

可溶于水，溶液澄清

$$\text{—NHCH}_3 + \text{—SO}_2\text{Cl} \longrightarrow \text{—SO}_2\underset{\text{CH}_3}{\text{N}}\text{—}$$

N-苯基-N-甲基苯磺酰胺(白色固体)

苯磺酰胺类都是固体，易精制。磺酰胺类在酸或碱的催化下也能水解成原来的胺，所以可用此法分离三种胺。这种利用苯磺酰氯与胺的反应性来鉴别和分离三种胺的反应称兴斯堡（Hinsberg）反应。

（三）与亚硝酸反应

伯胺、仲胺、叔胺三种胺都可与亚硝酸反应，但产物不同。由于亚硝酸易分解，通常使用亚硝酸钠与盐酸或硫酸进行反应。脂肪伯胺与亚硝酸反应先生成极不稳定的重氮盐，低温下立即分解放出氮气，生成产物为混合物。因产物复杂，无制备意义。但因能定量放出氮气，故可用于定性或定量分析。

芳伯胺与亚硝酸在低温反应生成较稳定的重氮盐，在酸性介质中加热至 5℃ 以上才分解放出氮气，该反应称为重氮化反应。例如：

$$\text{—NH}_2 + \text{HNO}_2 + \text{HCl} \xrightarrow{<5℃} \text{—}\overset{+}{\text{N}}_2\overset{-}{\text{Cl}} + 2\text{H}_2\text{O}$$

$$\xrightarrow[\triangle]{\text{H}_2\text{O/H}^+} \text{—OH} + \text{N}_2\uparrow + \text{HCl}$$

仲胺与亚硝酸反应生成 N-亚硝基胺，为黄色中性油状物，可作为鉴别仲胺的方法；N-亚硝基胺在酸性条件下水解得原来的仲胺，故也可作为少量仲胺的提纯精制。

$$\underset{\text{CH}_3}{\overset{\text{CH}_3}{\diagdown}}\text{NH} + \text{HNO}_2 \underset{\triangle}{\overset{\text{H}^+}{\rightleftharpoons}} \underset{\text{CH}_3}{\overset{\text{CH}_3}{\diagdown}}\text{N—N=O} + \text{H}_2\text{O}$$

亚硝胺在人体胃、口腔、肺及膀胱中最易形成。自从发现 N,N-二甲基亚硝胺（nitrosodimethylamine）可诱发肿瘤，动物实验证明亚硝基化合物有致癌作用！如不对称亚硝胺主要诱发食道癌，环状亚硝胺可诱发肝癌和食道癌。人的唾液中的硫氰根离子在 pH＝2 时，极易催化亚硝化反应。吸烟者唾液中的硫氰根离子的浓度为不吸烟者的三倍以上，这可能是吸烟者患癌症率比不吸烟者高的原因之一。

食品中作为着色剂和防腐剂的亚硝酸盐以及天然存在的硝酸盐还原为亚硝酸盐后，在胃肠道与仲胺作用生成亚硝胺，将是潜在的危险因素。维生素 C 能对亚硝酸盐起还原作用，可以阻止亚硝胺的形成。

芳香仲胺生成的 N-亚硝基化合物，在酸性反应介质中将发生重排，生成对亚硝基化合物，为蓝绿色，用碱中和回滴后又呈现亚硝氨的黄色，以此可区分脂肪族和芳香族仲胺。

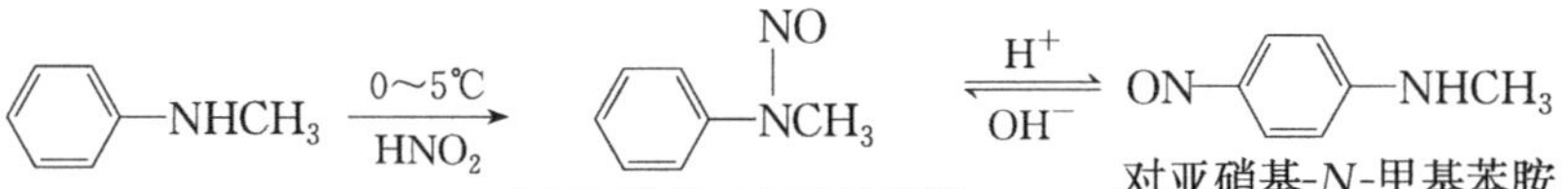

N-亚硝基-N-甲基苯胺
熔点 15℃（黄色）

对亚硝基-N-甲基苯胺
熔点 118℃（蓝绿色）

脂肪叔胺与亚硝酸反应，生成不稳定的亚硝酸盐而溶解：

$$R_3N + HNO_2 \rightleftharpoons R_3\overset{+}{N}H\overset{-}{N}O_2$$

芳香叔胺与亚硝酸反应，生成 C-亚硝基化合物，亚硝基一般进入苯环的对位。由于反应在强酸条件下进行，初始产物为橘黄色的醌式重排产物，用碱中和回滴后才显出翠绿色。

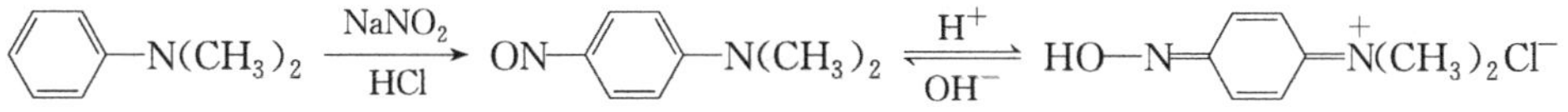

对亚硝基-N,N-二甲苯胺
熔点 86℃（翠绿色）

（橘黄色）

当芳香叔胺对位被其它基团占据时，则亚硝基取代在邻位。

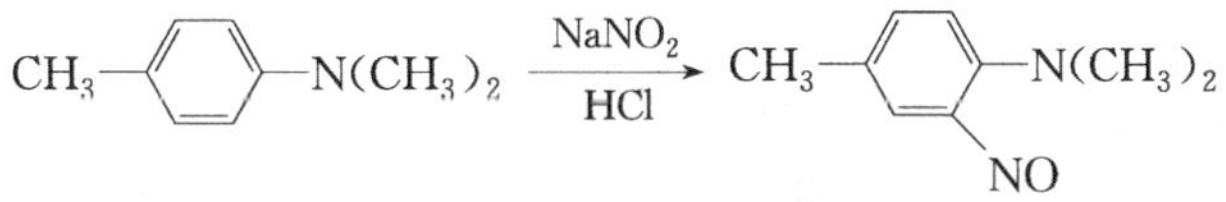

利用上述不同胺类与亚硝酸反应的不同结果和现象，可区别脂肪族及芳香族伯、仲、叔胺。

（四）芳胺的鉴别反应

芳香胺中的氨基是强邻、对位定位基，它使芳胺的邻、对位很容易发生亲电取代反应。芳胺与卤素极易发生反应，如苯胺与溴水反应，立即生成 2,4,6-三溴苯胺，因受三个溴的吸电子诱导效应影响，碱性很弱，不能与反应中生成的氢溴酸成盐，故不溶于水，以白色沉淀的形式析出。反应能定量完成，可用于苯胺的定性和定量分析。

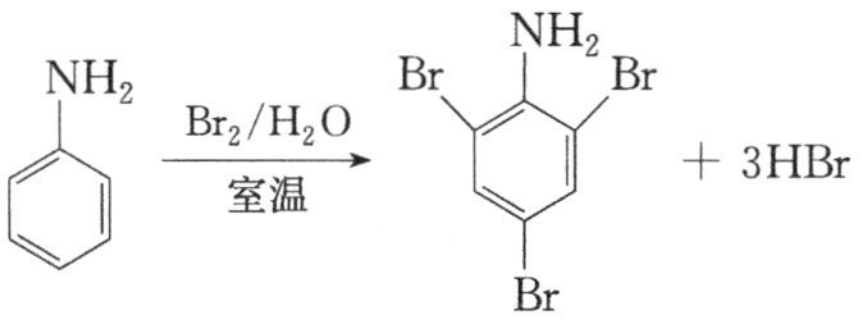

五、重氮化合物

芳香伯胺与亚硝酸在低温下发生重氮化反应，生成重氮盐。重氮化合物中含有—N₂—原子团，—N₂—基一端和烃基相连，是人工合成产物，自然界不存在。重氮盐为无色结晶固体，是离子化合物，一般不溶于有机溶剂易溶于水。芳香重氮盐化学性质活泼，可以生成各种类型的化合物。主要有放氮反应和留氮反应。干燥的重氮盐不稳定，对热和震动敏感，易爆炸，故一般不将重氮盐分离出来，用其水溶液进行下一步反应。

$$CH_2N_2 \qquad N_2CHCOOC_2H_5 \qquad Ph—\overset{+}{N}\equiv NCl^-$$
重氮甲烷　　　　重氮乙酸乙酯　　　　氯化重氮苯

（一）取代反应（放氮反应）

芳香重氮盐的化学性质非常活泼，重氮基被卤素、氰基、羟基、氢等取代，生成相应的芳香族化合物，并放出氮气。这类反应可以将氨基转化为卤素、氰基、羟基等基团，在合成上很有应用价值。

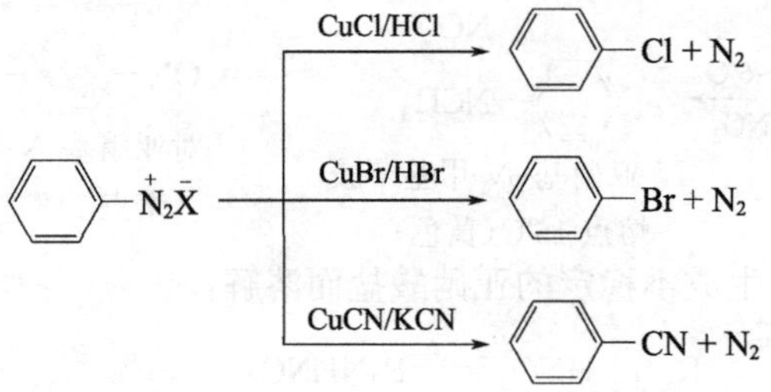

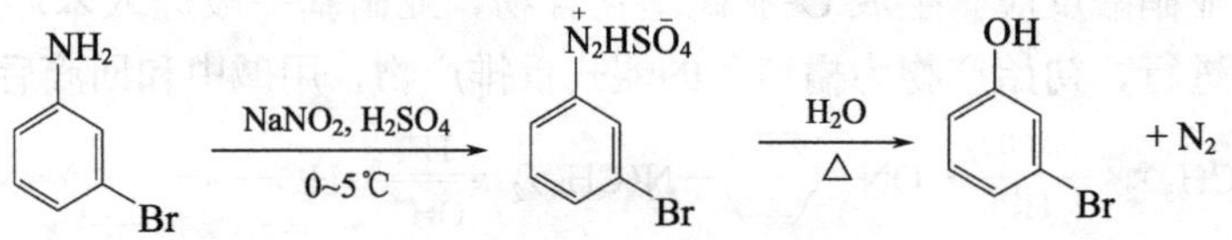

$$ArN_2^+ Cl^- + H_3PO_2 + H_2O \longrightarrow Ar—H + H_3PO_3 + N_2 \uparrow + HCl$$
$$ArN_2^+ HSO_4^- + C_2H_5OH \longrightarrow Ar—H + CH_3CHO + N_2 \uparrow + HCl$$

（二）偶联反应

重氮盐是一种弱亲电试剂。在微酸性、中性或微碱性溶液中，重氮盐正离子作为亲电试剂可与连有强供电子基的芳香族化合物，如芳胺、酚等发生亲电取代反应，生成两个芳环通过偶氮基（—N＝N—）相连的偶氮化合物。通常将这种反应称为偶合反应或偶联反应。

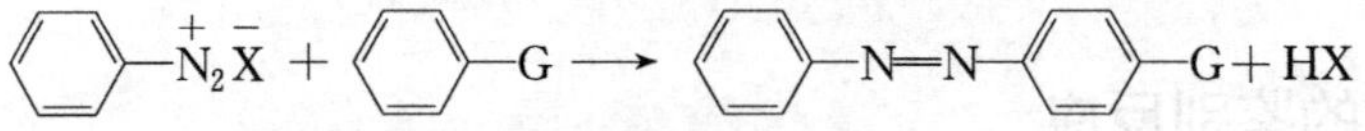

（G＝—OH，—NR₂，—NHR，—NH₂）

由于空间阻碍的影响，偶合反应主要发生在偶合组分（酚、芳胺）的对位，对位被占据时，发生在邻位，邻、对位都被占据时，反应不发生。

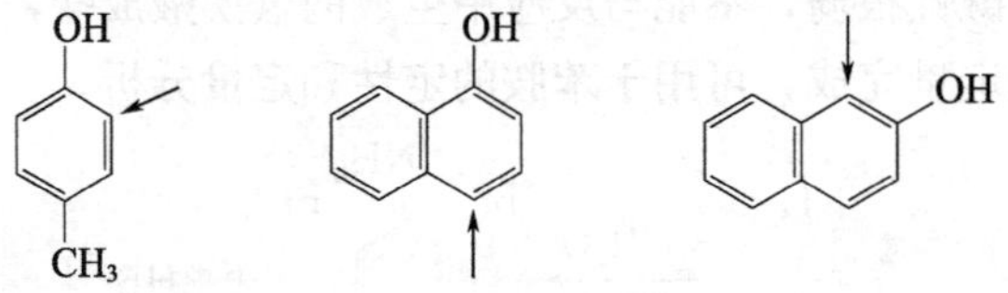

偶氮化合物一般具有鲜艳的颜色，可通过重氮化-偶合反应来鉴别、分析芳伯胺和酚类化合物；一些偶氮化合物被用作染料和指示剂。如甲基橙（对二甲氨基偶氮苯-4-磺酸钠）。在医学上它还可以用作组织切片和微生物染色。虽然偶氮苯本身不致癌但它的许多衍生物是致癌物质，特别是偶氮染料，除了少数无致癌作用外，大部分是致癌物质。当苯环对位有氨基，并且氨基至少连有一个甲基时，偶氮苯有较强的致癌作用。

六、季铵盐与季铵碱

季铵盐与季铵碱可以看成是无机铵盐和氢氧化铵中的氢原子被烃基取代的产物。命名季铵盐和季铵碱时，常将负离子和烃基名称放在"铵"字之前。例如：

$(CH_3)_4N^+I^-$ $(CH_3)_2N^+(C_2H_5)_2Br^-$ $HO(CH_2)_2N^+(CH_3)_3OH^-$

碘化四甲铵   溴化二甲基二乙基铵   三甲基(2-羟乙基)氢氧化铵

或四甲碘化铵   或二甲基二乙基溴化铵   或氢氧化三甲基(2-羟乙基)铵(俗称胆碱)

叔胺与卤代烷作用形成的化合物称为季铵盐。例如：

$$(CH_3)_3N + CH_3Cl \longrightarrow (CH_3)_4N^+Cl^-$$

氯化四甲铵

季铵盐是白色结晶，为离子型化合物；易溶于水，有吸湿性，不溶于非极性有机溶剂；熔点高，强热时分解成叔胺和卤代烷。有些具长碳链的季铵盐被用作阳离子表面活性剂。其中新洁尔灭和杜灭芬等显示杀菌消毒的作用。例如，溴化二甲基十二烷基苄铵（俗名新洁尔灭）就是一种去油污、无刺激性的消毒防腐剂，临床上可用于皮肤、黏膜、创面、器皿的消毒。

$$\left[\begin{array}{c} CH_3 \\ | \\ PhCH_2-N-C_{12}H_{25} \\ | \\ CH_3 \end{array}\right]^+ Br^- \qquad \left[\begin{array}{c} CH_3 \\ | \\ PhOCH_2CH_2-N-(CH_2)_{11}CH_3 \\ | \\ CH_3 \end{array}\right]^+ Br^-$$

新洁尔灭　　　　　　　　　　　　　　杜灭芬

二甲基十二烷基苄基溴化铵　　　　　二甲基十二烷基(2-苯氧乙基)溴化铵

季铵盐与碱反应则生成稳定的季铵碱：

$$(CH_3)_4N^+Cl^- + NaOH \rightleftharpoons (CH_3)_4N^+OH^- + KCl$$

氢氧化四甲铵

反应中这四种物质均系离子型化合物，反应可逆，无制备意义。若用氢氧化银代替氢氧化钠，反应就不可逆，此为制备季铵碱的常用方法。例如：

$$(CH_3)_4N^+Cl^- + AgOH \longrightarrow (CH_3)_4N^+OH^- + AgCl\downarrow$$

季铵碱是与 NaOH 或 KOH 相当的强碱，为无色结晶，能吸收空气中的二氧化碳，吸湿性强，溶于水，加热时易分解生成叔胺与烯烃，常用于胺类化合物的结构鉴定。

七、常见代表化合物

1. 乙二胺

乙二胺是无色的透明液体，溶于水和醇，具有扩张血管的作用，其戊酸盐是治疗动脉硬化的药物。

乙二胺与氯乙酸作用，生成乙二胺四乙酸，简称 EDTA，在分析上有广泛的用途，在医疗上可作血液抗凝剂及治疗某些放射性疾病。

2. 苯胺

苯胺为无色或微黄色液体，沸点 184℃，微溶于水，能与醇或醚混溶。苯胺有毒，中毒症状是头晕、皮肤苍白、身体无力，原因是苯胺能使血红蛋白变性。苯胺或其它芳胺久存易氧化，应避光密闭保存。

3. 生源胺

在人体中，担负神经冲动传导作用的化学介质大多是胺类，一般称为生源胺（biogenic amine）。

胆碱在体内可以由乙酰胆碱经酶水解生成或由卵磷脂水解得到，是副交感神经系统中传递神经冲动的生源胺。

$$\left[\begin{array}{c} O \qquad\quad CH_3 \\ \| \qquad\quad | \\ CH_3C-OCH_2CH_2-N-CH_3 \\ | \\ CH_3 \end{array}\right]^+ OH^-$$

乙酰胆碱具有抑制心血管系统，收缩支气管、胃肠道、子宫等的平滑肌，收缩瞳孔，增加消化腺、支气管腺、汗腺的分泌作用。

在交感神经系统中的生源胺是去甲肾上腺素，与肾上腺髓质分泌的肾上腺素结构相似；

在中枢神经系统中的生源胺是多巴胺和 5-羟色胺。去甲肾上腺素与肾上腺素及多巴胺由于结构中都含有儿茶酚和 β-苯乙胺，故统称为儿茶酚胺。

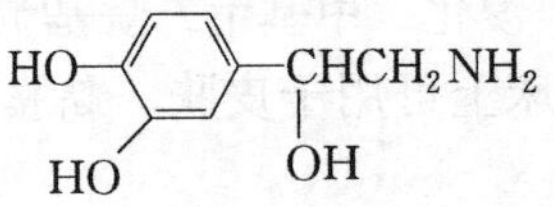

去甲肾上腺素

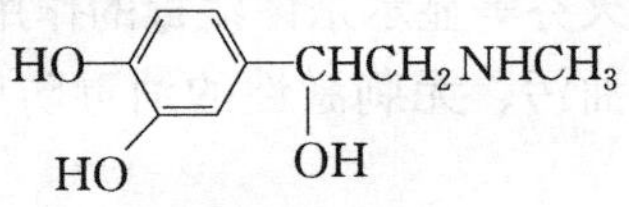

肾上腺素

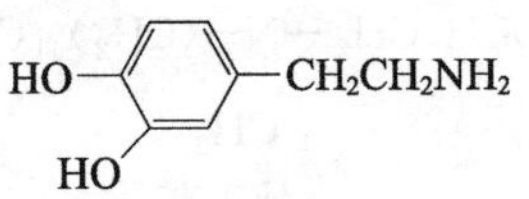

多巴胺

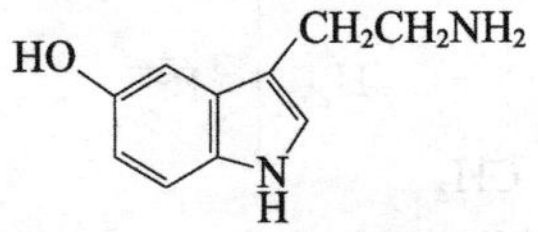

5-羟色胺

人工合成的肾上腺素是白色的结晶粉末，不溶于水，临床上常用其盐酸盐治疗过敏性休克、支气管哮喘和心搏骤停的急救。其有一对对映体，其中左旋体的活性比右旋体强 15 倍。肾上腺素易氧化失效。

去甲肾上腺素是白色或浅灰色结晶性粉末，是一种肾上腺素受体激动药，有收缩血管、升高血压的作用。临床上主要利用它的升压作用，静脉滴注用于各种休克（出血性休克禁用），以提高血压，保证对重要器官的血液供应。

多巴胺是去甲肾上腺素生物合成的前体。临床上用其盐酸盐，用于失血性、心源性及感染性休克，以及急性肾功能衰竭等。

4. 磺胺类药物

磺胺类药物的基本结构是对氨基苯磺酰胺，简称磺胺。对氨基苯磺酰胺本身具有抗菌作用，当磺酰胺中的氮原子上氢被取代，特别是被杂环取代时，其抗菌作用增强，而对位氨基不能被取代，否则会失效，因此磺胺类药物的结构通式是：

$$H_2N \!\!-\!\!\bigcirc\!\!-\!\!SO_2NHR$$

磺胺类药物在化学药物治疗史上占有很重要的地位，能有效地控制如肺炎、脑膜炎、败血症等疾病。

第三节　生物碱

一、生物碱的一般性质

生物碱（alkaloids）是存在于生物（主要是植物）体内，对人和动物有强烈生理作用的含氮碱性有机化合物。一种植物中一般都含有几种甚至十几、几十种的生物碱，只是含量一般比较低。中草药如麻黄、当归、贝母、黄连等的有效成分有许多是生物碱，这些生物碱对人体有着强烈的生理活性。中草药的疗效很多是由所含的生物碱而来。

生物碱的结构一般比较复杂，具有开链或环状胺（或含氮杂环）的结构，多数是仲胺、叔胺、季铵，很少有伯胺。生物碱生物分类一般以所含有的杂环进行分类，目前由于不少的生物碱的结构还未完全确定，同时新的生物碱不断出现，它的分类还很不完善。生物碱的命名则大多根据其来源的植物命名，例如烟碱来自烟草中，麻黄碱来自麻黄中。

生物碱在植物体内是由氨基酸转化而来。常与有机酸如苹果酸、柠檬酸、草酸、琥珀酸等结合成盐存在。一种植物中含有多种生物碱，同科植物中含有的生物碱的结构一般是类似的。

　　游离的生物碱一般是无色结晶固体，有色的物质较少，液体的也较少。大多分子中含有手性碳原子，因此具有光学活性，自然界的生物碱一般以左旋体存在。生物碱难以溶于水，而溶于氯仿、乙醚、丙酮、苯等有机溶剂中。生物碱能与酸成盐而易溶于水，这些性质可用于生物碱的提取、精制。

　　生物碱的中性或酸性水溶液能与某些试剂作用生成沉淀，并产生颜色反应，这些试剂叫做"生物碱试剂"。常用的试剂有：浓碘酸，浓硝酸，碘化汞钾（K_2HgI_4），碘化铋钾（$KBiI_4$），碘-碘化钾（I_2-KI），10%苦味酸，磷钨酸（$H_3PO_4 \cdot 12WO_3 \cdot 2H_2O$），硅钨酸（$12WO_3 \cdot SiO_2 \cdot 4H_2O$），鞣酸-$AuCl_3$盐酸溶液等。利用这种沉淀反应可以检验药物中是否含有生物碱。

二、几种重要的生物碱

1. 麻黄碱

　　麻黄碱是存在于中药麻黄中的主要生物碱，其结构与肾上腺素相似，属于非杂环苯乙胺衍生物，熔点为38℃，可以溶于水、乙醚、乙醇和氯仿中。

(–)麻黄碱　　　　　　　　　　　　　(+)伪麻黄碱

　　麻黄碱分子中含有两个手性碳原子，应有四个手性异构体，但在麻黄中只存在（－）麻黄碱和（＋）伪麻黄碱两种非对映手性异构体。麻黄碱的分子量较小，和一般的生物碱的性质不太相同，与常用的生物碱试剂不易发生沉淀反应。（－）麻黄碱和（＋）伪麻黄碱在性质上也不相同，前者的碱性比后者的要弱一点，前者水中溶解度大，后者难溶于水。这些不同主要是由它们的优势构象不同引起的。

　　麻黄碱具有兴奋中枢神经、收缩血管、扩张支气管的作用。临床上用于盐酸麻黄碱治疗哮喘、过敏性反应及低血压等疾病。它的手性异构体伪麻黄碱，则没有药效，还有干扰麻黄碱的作用。

2. 烟碱

　　烟草中约含有十二种生物碱，其中烟碱是最主要的一种，又称为尼古丁，一般以苹果酸盐或柠檬酸盐的形式存在。烟碱是无色的液体，沸点246.1℃，有剧毒，少量有兴奋中枢神经、增高血压的作用，大量则会抑制中枢神经，使心脏麻痹以致死亡。同时烟碱也曾用作剧毒农药杀虫剂。

3. 黄连素

　　黄连素（又称小檗碱）是喹啉类生物碱，存在于黄连、黄柏和三颗针等植物中。黄连素是黄色的结晶，熔点145℃，味苦，可溶于水，难溶于有机溶剂。黄连素具有抑制痢疾杆菌、链球菌及葡萄糖球菌的作用，另外还有镇静、降压和健胃作用，临床上用于治疗痢疾和胃肠炎等病症。

4. 喜树碱

　　喜树碱存在于我国的西南和中南地区的喜树中，熔点是265～267℃。喜树碱具有显著的抗癌作用，临床上用于治疗肠癌、胃癌、直肠癌和白血病等。但毒性比较大。

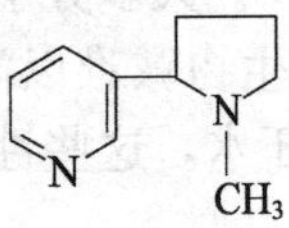

烟碱 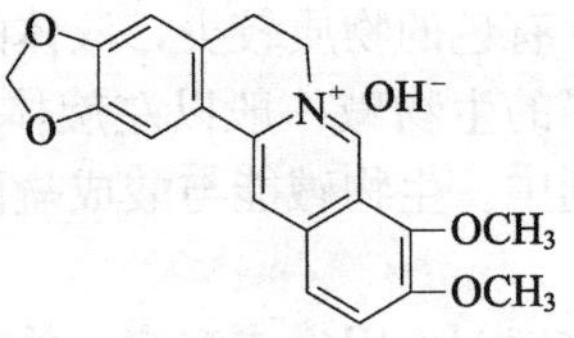　　　　　黄连素 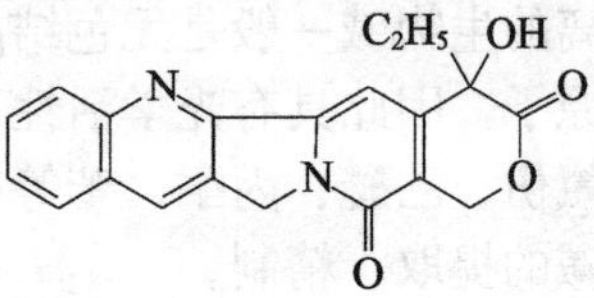　　　　　喜树碱

5. 莨菪碱

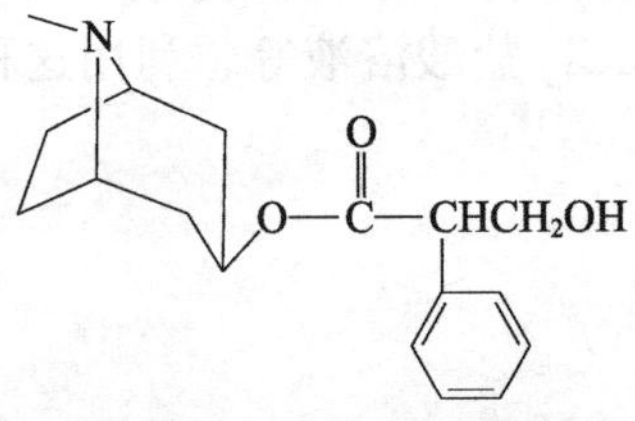

莨菪碱存在于茄科植物如颠茄、莨菪、曼陀罗、洋金花、天仙子等中，一般为左旋，在提取的过程中会发生外消旋化，形成外消旋的莨菪碱即阿托品。阿托品是白色结晶，熔点是118℃，易溶于乙醇、氯仿，而难溶于水，具有解痉镇痛的作用。临床上用作抗胆碱药，能抑制汗腺、唾液、泪腺、胃液等的分泌，并能扩散瞳孔，用于平滑肌痉挛、胃和十二指肠溃疡，也可用作有机磷和锑剂中毒的解毒剂。近年来，发现阿托品具有改善血液微循环的特殊作用。

6. 罂粟碱

罂粟碱含在鸦片中，鸦片是罂粟果流出的液汁经干燥后所得的物质。鸦片中含有 20 多种生物碱，其中最主要的一种就是罂粟碱，它的分子中含有异喹啉的结构。罂粟碱有抑制痉挛作用。

7. 利血平

利血平又称蛇根草素，是从萝芙藤中提取的生物碱，属于吲哚类生物碱。它有降低血压的作用，它的全合成已于 1956 年由美国化学家伍德沃德（R. B. Wordwanrd）完成。

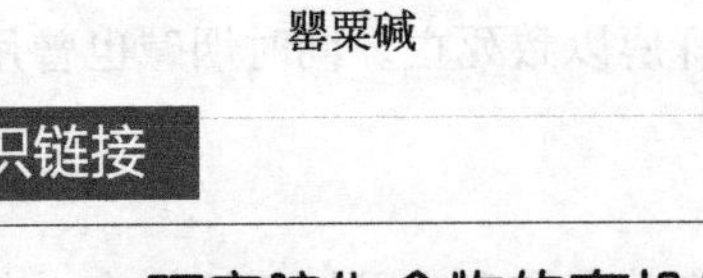

罂粟碱 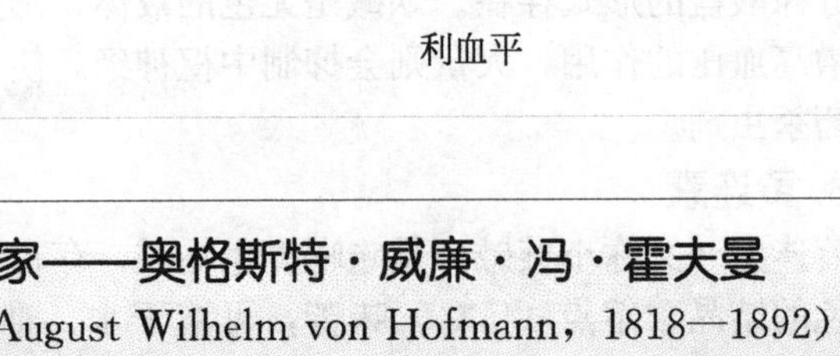　　　　　　　　利血平

知识链接

研究胺化合物的有机化学家——奥格斯特·威廉·冯·霍夫曼

奥格斯特·威廉·冯·霍夫曼（August Wilhelm von Hofmann, 1818—1892），生于吉森。1836 年，霍夫曼进入吉森大学学习法律，后受到化学家 J. von 李比希的影响，改学化学。1841 年，霍夫曼获博士学位，即留校任李比希的助手。1845 年，他任伦敦皇家化学学院首任院长和化学教授。1865 年，霍夫曼回国，任柏林大学教授。1851 年，他当选为英国皇家学会会员。1868 年，他创建德国化学会并任会长多年。卒于柏林。

　　霍夫曼最先将实验教学介绍到英国，并培养了 W. H. Jr. 珀金（W. H. Jr. William Henry Perkin, Jr.）和 E. 弗兰克兰（E. Edward Frankland）等著名化学家。回国后，他又把实验教学带到柏林。霍夫曼的研究范围非常广泛，最初研究煤焦油化学，在英国期间解决了英国工业革命中面临的煤焦油副产品处理问题，开创了煤焦油染料工业。珀金在他的指导下于1856年合成了第一个人造染料苯胺紫，他本人合成了品红，从品红开始，合成了一系列紫色染料，称霍夫曼紫。霍夫曼发展了以煤焦油为原料的德国染料工业。他在有机化学方面的贡献还有：研究苯胺的组成；由氨和卤代烷制得胺类；发现异氰酸苯酯、二苯肼、二苯胺、异腈、甲醛；制定测定分子量用的蒸气密度法；改进有机分析和操作法；发现季铵碱加热至100℃以上分解成烯烃、叔胺和水的反应，称霍夫曼反应（见霍夫曼规则）。

　　霍夫曼在化学理论方面也成就非凡，他于1849年最先提出"氨型"的概念，成为后来"类型说"的基础。他提出胺类是由氨衍生而来的，其中氢原子为烃基取代而成，伯胺、仲胺、叔胺由此命名。他发现了季铵盐，指出氢氧化四乙铵为强碱性。霍夫曼发表论文300多篇，著有《有机分析手册》和《现代化学导论》等书。

？习题

1. 命名下列化合物。

(1) 环己基-NH$_2$

(2) 苯基-CH$_2$CH$_2$NHCH$_3$

(3) NH$_2$-苯(NO$_2$)-CH$_2$NH$_2$

(4) $(CH_3)_2CHN^+(CH_3)_3I^-$

2. 写出下列化合物的结构式。
(1) TNT（炸药）　(2) 苯胺盐酸盐　(3) 二乙胺
(4) 双（2-氯乙基）胺　(5) 2-氨基乙醇　(6) 乙二胺
(7) N-乙基-N-甲基环己胺　(8) S-2-氨基-3-(3,4-二羟基苯基)丙酸
(9) 3-{4-[双(2-氯乙基)氨基]苯基}-2-甲酰胺基丙酸

3. 写出下列反应的主要产物。
(1) $CH_3CH_2NHCH_3 + (CH_3CH_2CO)_2O \longrightarrow$?
(2) $CH_3NO_2 + CH_3CHO \xrightarrow{OH^-}$?
(3) 邻苯二甲酸酐 $\xrightarrow[\triangle]{NH_3 \ NH_3 \ \triangle}$? $\xrightarrow{Br_2/NaOH}$? $\xrightarrow[\triangle]{NaNO_2/HCl}$? $\xrightarrow{CuCl}$?

4. 试写出正丙胺与下列试剂反应的主要产物。
(1) 稀 HCl　(2) 乙酰氯　(3) 苯磺酰氯；KOH（水溶液）
(4) 氯乙烷　(5) 邻苯二甲酸酐　(6) $NaNO_2 + HCl$（低温）

5. 填写下列反应中的试剂、条件或产物。
(1) $CH_3CH=CH_2 \xrightarrow{(\quad)} ClCH_2CH=CH_2 \xrightarrow{(\quad)} ClCH_2\underset{Cl}{CH}CH_2Cl \xrightarrow{(\quad)}$

$$ClCH_2CCl=CH_2 \xrightarrow{\quad(\quad)\quad} CH_2=CClCH_2\overset{+}{N}(CH_3)_3Cl^-$$

(2) 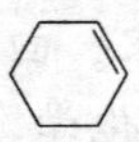 ⬡ $\xrightarrow[H^+]{H_2O}$ (   ) $\xrightarrow{KMnO_4}$ (   ) $\xrightarrow[H_2/Pt]{NH_3}$ (   ) $\xrightarrow{ClSO_3H}$ (   ) $\xrightarrow{NaOH}$ (   )

6. 用化学方法鉴别下列各组化合物。

(1) 苯胺　苯酚　环己胺　环己醇

(2) 对乙基苯胺　　N-乙基苯胺　　N,N-二乙基苯胺

(3) 乙醇　乙醛　乙酸　乙胺

7. 将下列各组化合物按其在水溶液中的碱性强弱排列。

(1) a. 乙胺　b. 二乙胺　c. 苯胺　d. N-甲基苯胺

(2) a. 乙酰胺　b. 二乙胺　c. 丁二酰亚胺　d. 氢氧化四甲铵

8. 分子式为 $C_7H_7O_2N$ 的化合物 A、B、C、D，它们都含有苯环。A 能溶于酸和碱，B 能溶于酸而不溶于碱，C 能溶于碱而不溶于酸，D 不溶于酸和碱，试推断 A、B、C、D 可能的构造式。

第十二章　杂环化合物

在环状化合物的环中含有碳以外的杂原子，这类化合物统称为杂环化合物。最常见的杂原子是氧、硫、氮，其中又以氮最多。

杂环化合物在自然界分布很广。例如，为植物提供色彩和光合作用的叶绿素和其它色素，为高等动物输送氧的血红素，构成生命活性的蛋白质中的某些氨基酸如色氨酸、组氨酸等都属于杂环化合物。核酸中的杂环（嘧啶和嘌呤）部分对 DNA 的复制起着至关重要的作用，并使生命得以代代相传；中草药提取物中的有效成分也含有大量的杂环化合物，如小檗碱、吗啡、香豆素、杜鹃素和金鸡纳碱等。绝大多数药物和半数以上的有机化合物为杂环化合物。因此，杂环化合物在有机化合物特别是在药物中占有重要地位。

扫码看课件

第一节　杂环化合物的分类和命名

一、杂环化合物的分类

杂环化合物的种类很多，可根据环的大小、杂原子的多少以及单环和稠环来分类。常见的杂环为五元、六元单杂环及稠杂环。稠杂环是由苯环及一个或多个单杂环稠合而成。根据所含杂原子的种类及数目，又可分为若干类别（见表 12-1）。本章讨论的杂环化合物，主要是指环为平面型，环中具有 $4n+2$ 个 π 电子闭合共轭体系，有一定程度芳香性的较稳定的芳香杂环化合物，简称为芳杂环。

二、杂环化合物的命名

杂环化合物的命名包括基本母核及环上取代基两方面，取代基的命名原则与前述各章大体一致。

（一）杂环母核的命名

1. 系统命名法

即用相应的碳环化合物为母体来命名，例如：吡啶可以看作是苯环中的一个碳原子被氮原子替代而成的化合物，就叫做氮杂苯。但是这种系统命名法对于稍微复杂一点的杂环化合物来说就极为不方便。

2. 音译法

我国目前一般习惯用音译法命名杂环。用带"口"字旁的同音汉字表示，例如："呋喃"（furan），"吡啶"（pyridine），"嘌呤"（purine）。

　　五元环中含两个或两个（至少有一个氮原子）以上的杂原子的体系称"唑"（azole）。六元环中含有两个或以上（至少有一个氮原子）的杂原子的体系称为"嗪"（azine）。几种常见的基本杂环化合物的分类和名称见表 12-1。

表 12-1　常见杂环化合物母环结构、分类和名称

分类			结构式	英文名称	音译名
五元杂环	单杂环	含一个杂原子	(furan 结构)	furan	呋喃
			(thiophene 结构)	thiophene	噻吩
			(pyrrole 结构)	pyrrole	吡咯
		含两个杂原子	(pyrazole 结构)	pyrazole	吡唑
			(imidazole 结构)	imidazole	咪唑
			(oxazole 结构)	oxazole	锇唑
			(thiazole 结构)	thiazole	噻唑
	稠杂环	含一、四个杂原子	(indole 结构)	indole	吲哚
			(purine 结构)	purine	嘌呤
六元杂环	单杂环	含一个杂原子	(α-pyran 结构)	α-pyran	α-吡喃
			(γ-pyran 结构)	γ-pyran	γ-吡喃
			(pyridine 结构)	pyridine	吡啶
		含两个杂原子	(pyridazine 结构)	pyridazine	哒嗪
			(pyrimidine 结构)	pyrimidine	嘧啶
			(pyrazine 结构)	pyrazine	吡嗪
	稠杂环	含一个杂原子	(quinoline 结构)	quinoline	喹啉
			(iso-quinoline 结构)	*iso*-quinoline	异喹啉
			(acridine 结构)	acridine	吖啶

一些保留了俗名和半俗名的脂杂环，它们也有特定的名称。例如：

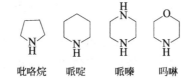

吡咯烷　　哌啶　　哌嗪　　吗啉

（二）环上取代基的编号

1. 只含有一个杂原子的杂环化合物

一般从杂原子开始编号，用阿拉伯数字或希腊字母表示。

2. 环上含有两个或两个以上的杂原子的杂环化合物

应使杂原子所在的位次数字和为最小；当环上连有不同类型或种类的杂原子时，按 $O \longrightarrow S \longrightarrow NH \longrightarrow N$ 的优先顺序编号。例如：

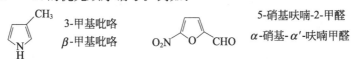

3-甲基吡咯
β-甲基吡咯

5-硝基呋喃-2-甲醛
α-硝基-α'-呋喃甲醛

3. 部分饱和的杂环化合物

应根据饱和原子的位号数标明氢原子的位置，或用"Δ"表示双键的位置。

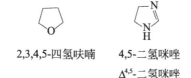

2,3,4,5-四氢呋喃　　4,5-二氢咪唑

$\Delta^{4,5}$-二氢咪唑

4. 稠杂环的编号

稠杂环的编号一般和其相对应的稠环芳烃（如萘、蒽、菲等）相同，但也有一些稠杂环存在一些特殊的编号方法。例如：

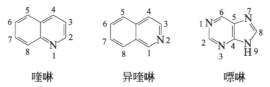

喹啉　　　　　异喹啉　　　　嘌呤

5. 含有活泼氢的杂环化合物及其衍生物

可能存在互变异构体，由于结构不同，所以它们的名称也不同，在命名的时候要注意标明取代基的两种可能的位号。例如：

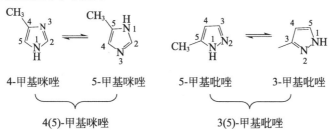

4-甲基咪唑　　5-甲基咪唑　　　5-甲基吡唑　　　3-甲基吡唑

4(5)-甲基咪唑　　　　　　3(5)-甲基吡唑

第二节 六元杂环化合物

六元杂环化合物中存在含一个或两个甚至更多杂原子的情况，其中比较重要的是含有一个或两个杂原子的化合物，这些杂原子常见的有氧原子和氮原子。

六元杂环化合物中最为重要的是吡啶，本节重点介绍吡啶的结构和性质，并在此基础之上讨论其它环系。

一、吡啶的结构

吡啶是含有一个氮原子的六元杂环化合物，是无色具有特殊气味的液体。沸点是115.5℃，熔点是−42℃，相对密度是0.9818，可以与水、乙醇、乙醚等混溶，甚至能溶解某些无机盐类，是一个良好的溶剂。

吡啶是典型的芳香杂环化合物，其结构与苯环极为相似，也是平面六边形分子，五个碳原子和一个氮原子均以 sp^2 杂化轨道形成 σ 键构成环，六个原子各提供一个与环平面垂直的 p 电子，侧面重叠构成芳香 π_6^6 离域大 π 键。在氮原子上还有一对未共用电子，它们在 sp^2 轨道中，与环系离域大 π 键呈垂直关系，与大 π 键不发生共轭作用，如图 12-1 所示。吡啶分子中氮原子的杂化轨道见图 12-2。

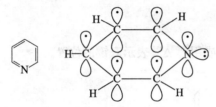

图 12-1 吡啶分子的轨道示意图

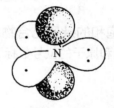

图 12-2 吡啶分子中氮原子的杂化轨道

吡啶与苯相似，符合休克尔（Hückel）规则，具有一定的芳香性，但吡啶分子中的 π 电子云并不是完全平均分布的。同时氮原子的 $-I$ 和 $-C$ 效应使环系 π 电子云向氮原子发生转移，使氮带部分负电荷，而环上碳原子的 π 电子密度总的来说有所下降。吡啶的化学性质与硝基苯相似，即难发生亲电取代反应，易发生亲核取代反应，难发生氧化反应，易发生还原反应。此外，吡啶氮原子上的未共用电子对由于分布在 sp^2 杂化轨道上，可以与质子结合而显碱性。

二、吡啶的化学性质

1. 弱碱性

吡啶环上氮原子存在的未共用电子对，可以接受 H^+，表现出一定的碱性（pK_a＝5.19）。例如吡啶的水溶液中就存在 OH^-，能使红色石蕊试纸变蓝，也能与 $FeCl_3$ 溶液作用生成氢氧化铁沉淀。

$$\text{吡啶} \xrightarrow{H_2O} \text{吡啶·HOH}^- \xrightarrow{FeCl_3} \text{吡啶·HCl}^- + Fe(OH)_3\downarrow$$

与无机强酸形成盐。可用作碱性溶剂或脱酸剂。例如：

$$\text{吡啶} + HCl \longrightarrow \text{吡啶·HCl}^-$$

2. 亲电取代反应

吡啶环上氮原子具有与间位定位基—NO_2 相似的电子效应，它的钝化作用使亲吡啶的电取代反应要求较为苛刻，且收率偏低，取代基多进入 β-位。尤其是在酸性条件下的亲电取代反应中，吡啶成盐后，因吡啶带上了正电荷，其钝化效应更为突出，亲电取代反应更难进行。吡啶也不能发生环碳原子的傅-克反应（类似于硝基苯）。

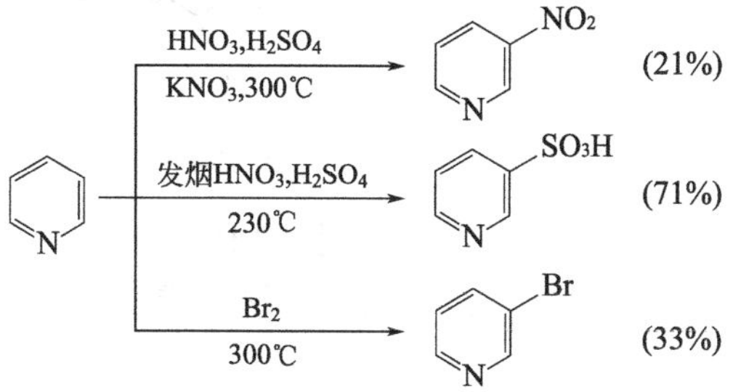

3. 亲核取代反应

当吡啶的 2-位（或 4-位）有优良的离去基团（如—X）时，较弱的亲核试剂（例如 NH_3、—OH、—CN 等）就可以发生反应。受氮原子诱导效应的影响，取代反应主要发生在 α-位。

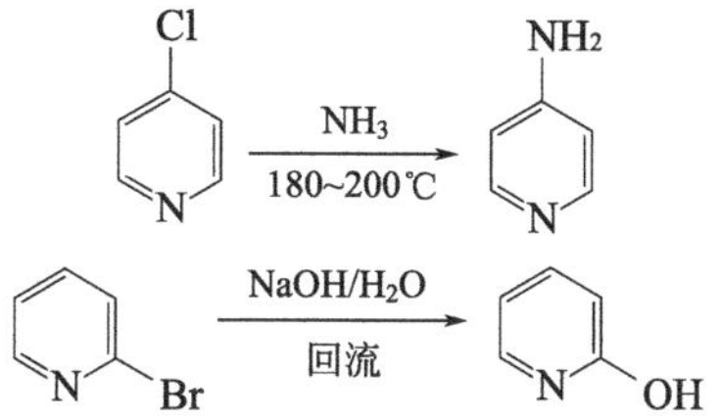

4. 氧化还原反应

吡啶较苯稳定，不易被氧化剂氧化，尤其是在酸的存在下，氮原子的质子化使吡啶环更加难以氧化。当环上存在侧链时，容易发生侧链的氧化反应，生成相应的吡啶甲酸。例如：

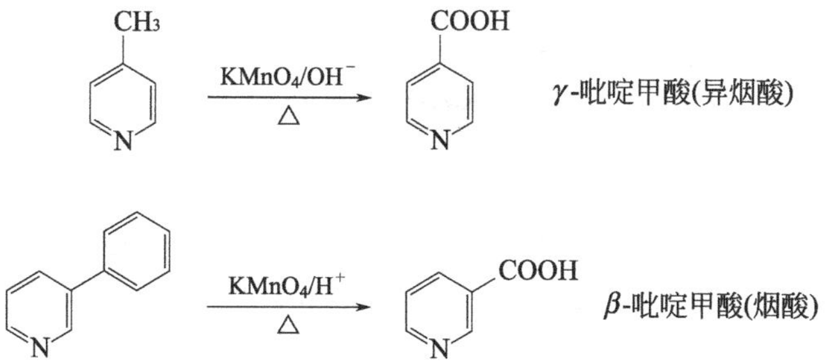

吡啶比苯容易加氢还原，经催化氢化或用金属钠的乙醇溶液还原，可得六氢吡啶：

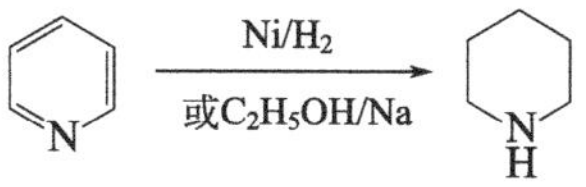

六氢吡啶可以看作是脂肪仲胺，具有比吡啶更强的碱性（$pK_a=11.2$）。它是无色有胡椒味的液体，无芳香性，可用作碱性催化剂。许多天然产物如生物碱中含有六氢吡啶。

三、吡啶衍生物

吡啶在医药工业上有重要的用途，吡啶及其同系物是合成纤维、离子交换树脂、染料和农药的原料。吡啶的衍生物在医药上比较重要的有以下几种。

β-吡啶甲酸（烟酸，或维生素 B_3），是一种水溶性维生素。烟酸在人体内转化为 β-吡啶甲酰胺（烟酰胺），烟酰胺是辅酶 I 和辅酶 II 的组成部分，参与体内脂质代谢、组织呼吸的氧化过程和糖类无氧分解的过程。

β-吡啶甲酸　　　　　　β-吡啶甲酰胺

维生素 B_6 是一种含吡哆醇或吡哆醛或吡哆胺的 B 族维生素（包括三种物质）。存在于肉类、豆类、酵母和禾本植物的种子中。动物体内缺乏维生素 B_6，蛋白质及脂肪就不能进行正常的代谢。

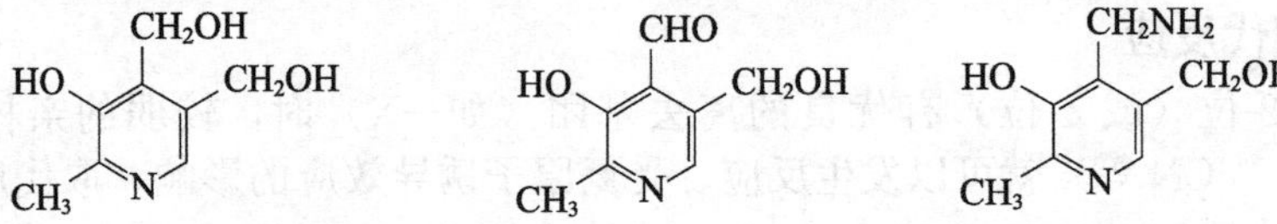

吡醇素　　　　　　　　吡醛素　　　　　　　　吡胺素

药用维生素 B_6 是吡醇素的盐酸盐。

四、嘧啶及其衍生物

嘧啶是无色结晶固体，熔点为 $20\sim22℃$，沸点 $124℃$，可与水混溶。嘧啶分子中由于两个氮原子的相互作用，均表现为一元碱，而且碱性远远小于吡啶。

嘧啶结构中由于两个氮原子的相互作用，使之难以发生亲电取代反应和氧化反应，而容易发生亲核取代反应。例如，嘧啶对氧化剂有一定的稳定性。当环上连有支链时，支链可以被氧化。

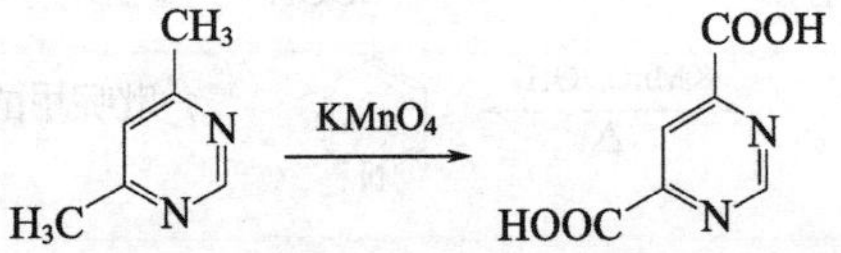

嘧啶比吡啶更难以发生亲电取代反应，唯一可以发生反应的位置在 5 位。

嘧啶的 2,4,6 位是嘧啶氮原子的邻对位，受双重吸电子作用，电子云密度较低，易发生亲核取代反应。

嘧啶是普遍存在的重要杂环化合物。它可以单独或与其它环系稠合存在于维生素、核酸、蛋白质或生物碱中，许多合成药物中含有嘧啶环。核酸是生命的物质基础之一，嘧啶的衍生物在生物体内的主要存在形式是作为核酸的碱基。主要有以下三种：

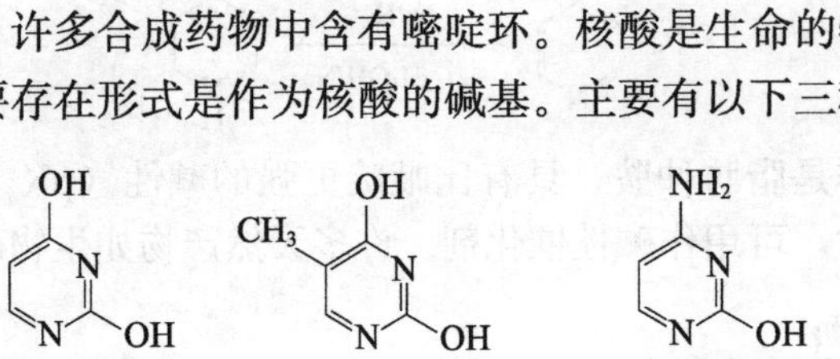

尿嘧啶(U)　　　　　胸腺嘧啶(T)　　　　　胞嘧啶(C)

第三节　五元杂环化合物

含一个杂原子的五元单杂环化合物有三个：呋喃、吡咯、噻吩。

一、呋喃、吡咯和噻吩的结构

利用近代物理方法证明，这三个化合物都是平面型分子，环中的四个碳原子与杂原子都是 sp^2 杂化，各原子均以 sp^2 杂化轨道重叠形成 σ 键。如图 12-3 所示，碳未杂化的 p 轨道中有一个电子，杂原子的 p 轨道中有一对电子，p 轨道相互平行重叠，形成闭合的共轭体系。体系中 π 电子数为 6，符合休克尔的 $4n+2$ 规则，所以三个杂环均具有芳香性。

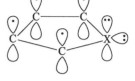

X=O,S 或 N—H

图 12-3　呋喃、噻吩、吡咯的共轭体系

由于呋喃、噻吩和吡咯中的杂原子提供一对电子形成五原子六电子的共轭体系，六个 π 电子分布在五个成环原子上，而苯分子为六原子六电子共轭体系，与苯相比较，三种五元杂环上碳原子的 π 电子密度总的来说有所增加，因此它们比苯更容易发生亲电取代反应。亲电取代反应一般发生在 α-位（2 位或 5 位），若 α-位被占据，反应则在 β-位上进行。

二、呋喃、吡咯和噻吩的理化性质

呋喃、噻吩和吡咯中杂原子的未共用电子对都参与形成大 π 键，难与水分子形成氢键，因此都难溶于水。对于环的稳定性，呋喃和吡咯对氧化剂（甚至空气中的氧）不稳定。噻吩对氧化剂较稳定。这三种化合物对碱是稳定的，噻吩对酸比较稳定，而吡咯、呋喃对酸很不稳定。主要化学性质如下。

1. 酸碱性

呋喃、噻吩和吡咯中杂原子的未共用电子对都参与形成大 π 键，不易接受质子，所以碱性都很弱。吡咯的碱性极弱（$pK_a=0.4$），比一般的脂肪仲胺（$pK_a=10$）弱，不能形成稳定的盐。由于氮原子上的电子部分转移到环上，增大了对 N—H 电子对的吸引力，使氮上的氢显示出一定的酸性。吡咯能与固体 KOH 作用生成盐，该盐可以发生水解反应，也说明了吡咯的酸性比水要弱。

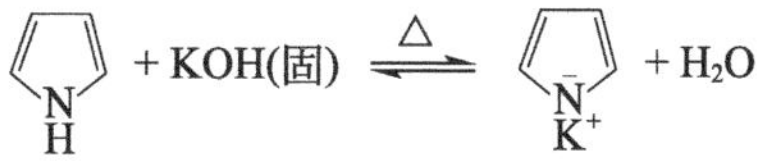

$$\underset{\text{N}\ \text{H}}{\diagdown}+KOH(\text{固}) \rightleftharpoons \underset{\text{N}\ \text{K}^+}{\diagdown}+H_2O$$

当吡咯被氢化还原后，生成饱和的四氢吡咯（吡咯烷），芳香性消失，变成了典型的脂环族仲胺，其未共用电子对在独立的 sp^3 杂化轨道，所以碱性大大增强。

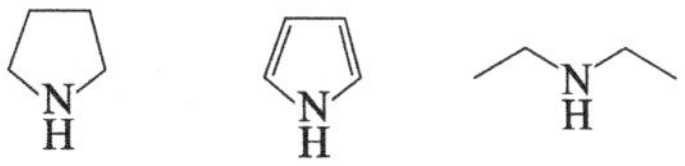

pK_a　　11.3　　　　0.4　　　　11.0

2. 亲电取代反应

呋喃、吡咯和噻吩的亲电取代反应的速率比苯环的反应速率要快，取代反应主要发生在 α-位，其反应活性顺序是：

吡咯＞呋喃＞噻吩≫苯

吡咯和呋喃对酸不稳定，表现出共轭二烯的性质，容易发生氧化、聚合等反应，所以不能直接用强酸性试剂与之发生类似硝化、磺化等反应，必须采用温和的非质子性的试剂。下面以呋喃为例举例如下：

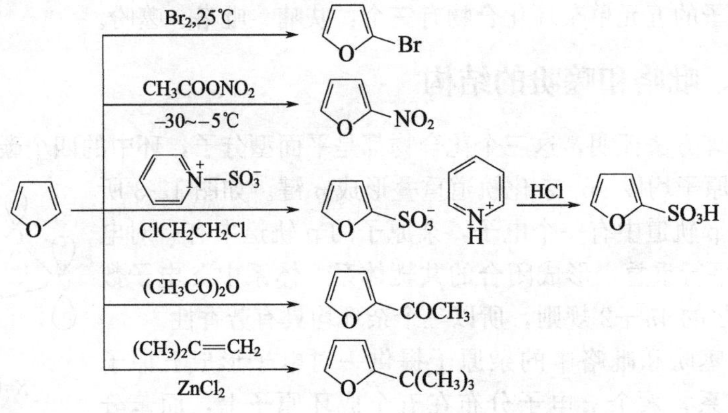

3. 加成反应

五元单杂环均有一定的双键性，在加热加压下可催化加氢。例如：

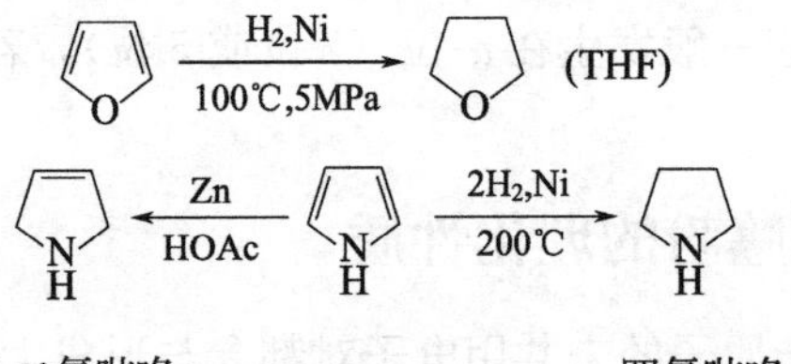

四氢呋喃（THF）是一个五元环醚，它是一种优良的溶剂及重要的化工原料。

4. 吡咯衍生物

吡咯的衍生物在动植物生理上是不可缺少的组成部分。如灵菌红素是从土壤中分离出来的一种红色抗生素，有显著的抗真菌能力；卟吩胆色素原（porphobilinogen）是迄今为止人类所知道的最重要的单吡咯衍生物，在生物体内通过特定酶的作用可转变成卟吩、叶绿素和维生素 B_{12} 等重要生物活性物质。

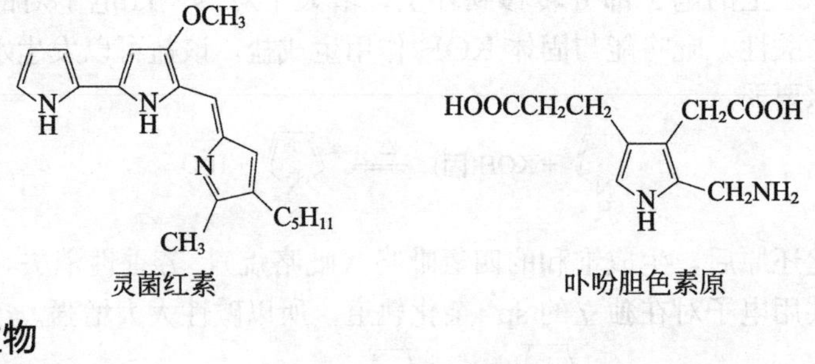

灵菌红素　　　　　　　　卟吩胆色素原

5. 咪唑衍生物

含有两个杂原子而且其中一个是氮原子的五元杂环化合物，都称为"唑"类化合物。常见的有：

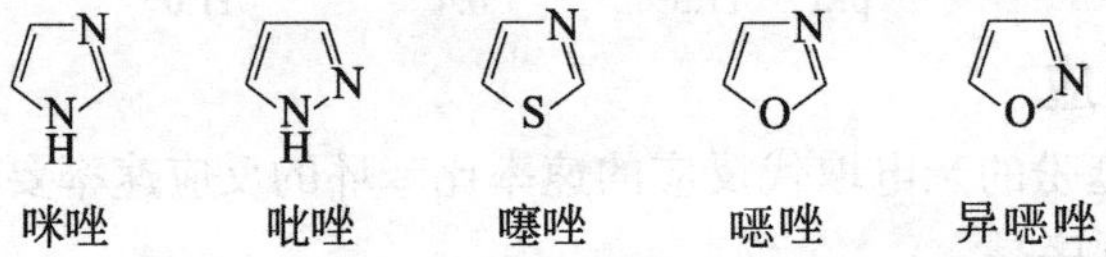

	咪唑	吡唑	噻唑	噁唑	异噁唑
pK_a	7.0	2.5	2.4	0.8	−2.03

这些化合物分子都是平面型的分子，分子中都存在环状 6π 共轭体系，属于芳杂环。含有唑类化合物的芳香性、碱性和水溶性比吡咯等要有所增强。同时，也由于这个吡啶型氮原子的 $-I$ 和 $-C$ 效应，使环上碳原子的电子密度下降，唑类化合物的亲电取代反应活性比呋喃、吡咯和噻吩要低。

咪唑的重要衍生物有组氨酸，是蛋白质的水解产物之一，经过细菌的分解作用，在人体内分解，可以发生脱羧作用，生产组胺。人体中的组胺过多，会发生过敏反应。

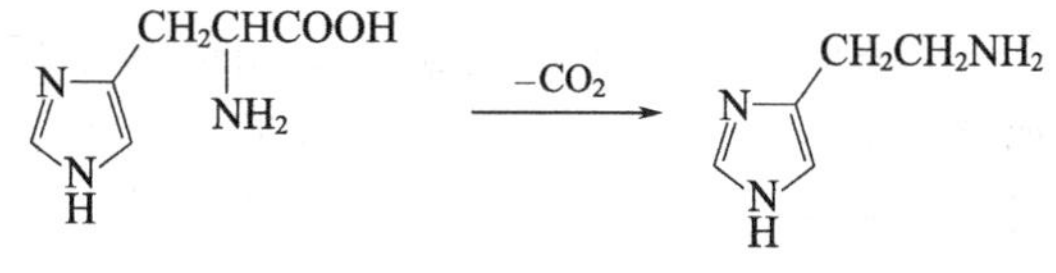

组胺

三、嘌呤及其衍生物

嘌呤是由一个嘧啶环和一个咪唑环稠合而成的，由于存在互变异构现象，嘌呤是 $7H$-嘌呤和 $9H$-嘌呤的平衡混合物。嘌呤环系的编号规律比较特殊，从 1884 年做出规定后沿用至今。当初是把嘌呤按照嘧啶衍生物来规定编号方式的。

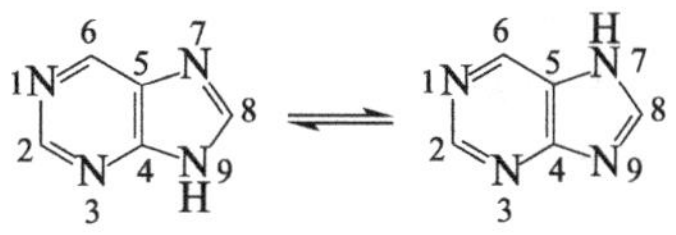

$9H$-嘌呤　　　　$7H$-嘌呤

嘌呤是无色针状结晶，熔点 $216\sim217℃$，因分子中有三个吡啶型氮原子，所以水溶性较大。嘌呤是两性化合物，因吸电子嘧啶环的存在使 N—H 酸性增强，$pK_a=8.9$，酸性远远大于吡咯和咪唑，比酚的酸性还要强。因此可在 NaOH 水溶液中成盐。同样，因吸电子嘧啶环的存在使嘌呤的氮碱性下降，$pK_a=2.3$，远比咪唑和吡啶弱，但比嘧啶（$pK_a=1.3$）要强。

嘌呤本身与各种试剂反应的报道很少，但嘌呤的衍生物却在生物体中广泛分布，它存在于能起合成蛋白质和传递遗传信息作用的核酸及核苷酸中，也存在于对代谢有重要作用的辅酶 A 及生物代谢产物尿酸的结构中。嘌呤还是具有兴奋作用的生物碱——咖啡因、茶碱等的基本骨架。例如：

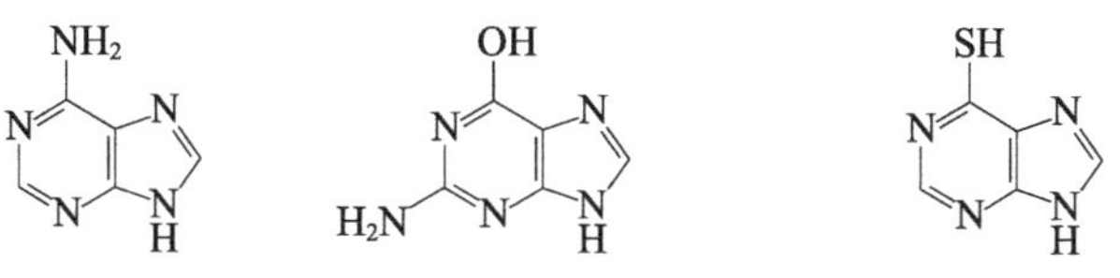

腺嘌呤(A)　　　　鸟嘌呤(G)　　　　　　巯嘌呤

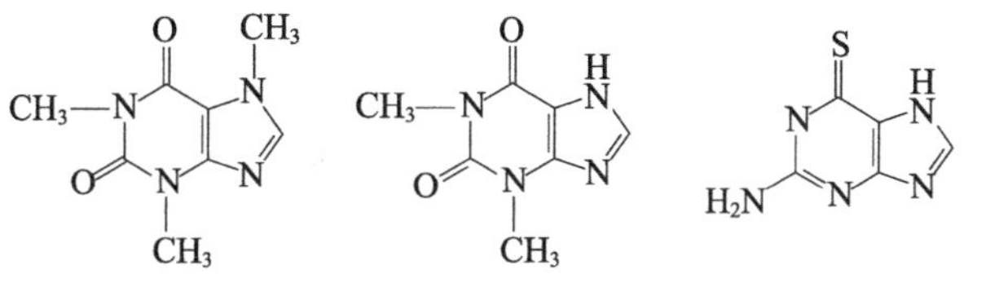

咖啡因　　　　　　茶碱　　　　　　硫鸟嘌呤

知识链接

"现代有机合成之父"——罗伯特·伯恩斯·伍德沃德

罗伯特·伯恩斯·伍德沃德（1917—1979）美国有机化学家，对现代有机合成做出了相当大的贡献，尤其是在合成和具有复杂结构的天然有机分子结构阐明方面。获1965年诺贝尔化学奖。与其同事罗尔德·霍夫曼共同研究了化学反应的理论问题，后者也获得了1981年的诺贝尔化学奖。

1917年4月10日，伍德沃德生于美国马萨诸塞州的波士顿。1933年夏，16岁的伍德沃德就考入美国的著名大学麻省理工学院。他只用了3年时间就学完了大学的全部课程，只用了一年的时间，他学完了博士生的所有课程，并通过论文答辩获博士学位。获博士学位以后，伍德沃德在哈佛大学执教，1950年被聘为教授。他教学极为严谨，且有很强的吸引力，特别重视化学演示实验，着重训练学生的实验技巧。他培养的学生，许多人成了化学界的知名人士，其中包括获得1981年诺贝尔化学奖的波兰裔美国化学家霍夫曼（R. Hoffmann）。伍德沃德在化学上的出色成就，使他名扬全球。1963年，瑞士人集资，办了一所化学研究所，此研究所就以伍德沃德的名字命名，并聘请他担任了第一任所长。

伍德沃德是20世纪在有机合成化学实验和理论上，取得划时代成果的罕见的有机化学家，他以极其精巧的技术，合成了胆甾醇、皮质酮、马钱子碱、利血平、叶绿素等多种复杂有机化合物。据不完全统计，他合成的各种极难合成的复杂有机化合物达24种以上，所以他被称为"现代有机合成之父"。

伍德沃德还探明了金霉素、土霉素、河豚素等复杂有机物的结构与功能，探索了核酸与蛋白质的合成问题，发现了以他的名字命名的伍德沃德有机反应和伍德沃德有机试剂。

伍德沃德谦虚和善，不计名利，善于与人合作，一旦出了成果发表论文时，总喜欢把合作者的名字署在前边，他自己有时干脆不署名，对他的这一高尚品质，学术界和他合作的人都众口称赞。

伍德沃德对化学教育尽心竭力，他一生共培养研究生、进修生500多人，他的学生布满世界各地。伍德沃德在总结他的工作时说："之所以能取得一些成绩，是因为有幸和世界上众多能干又热心的化学家合作。"他逝世以后，人们经常以各种方式悼念这位有机化学巨星。

习题

1. 命名下列化合物或写出化合物的结构式。

(1) ![结构式]

(2) ![结构式]

(3) CH₃ ![结构式]

(4) ![结构式]

(5) 2,4,6-三羟基嘧啶

(6) 3-吲哚乙酸

（7）糠醛   （8）8-溴异喹啉

2. 比较下列各组化合物的碱性。

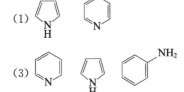

（4）吡啶 乙酰胺 季铵碱 乙二胺 氨 吡咯

3. 排列下列化合物中各个氮原子的碱性顺序（从大到小）。

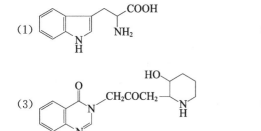

4. 完成下列化学反应式。

（1）吡啶 $\xrightarrow[\text{无水AlCl}_3]{\text{CH}_3\text{I}}$?

（2）吡啶 $\xrightarrow{\text{稀HCl}}$?

（3）呋喃-2-CHO $\xrightarrow{\text{H}_2\text{NNHCONH}_2}$?

（4）吡咯 $\xrightarrow{\text{吡啶}^+\text{SO}_3^-}$?

（5）喹啉 $\xrightarrow[\text{H}^+]{\text{KMnO}_4}$?

（6）噻吩 $\xrightarrow[\text{ZnCl}_2]{\text{(CH}_3\text{CO)}_2\text{O}}$?

5. 吡咯能被 Zn/CH_3COOH 还原为二氢吡咯（C_4H_7N），请回答：

（1）这个二氢吡咯可能具有怎样的结构？

（2）根据以下的实验证明，此二氢吡咯应为哪种结构？

$$\text{ClCH}_2\text{COOH} \xrightarrow{\text{NH}_3} b(C_2H_5NO_2) \xrightarrow{\text{ClCH}_2\text{COOH}} a$$

$$\text{二氢吡咯} \xrightarrow{O_3} \xrightarrow{H_2O} a(C_4H_7NO_4)$$

第十三章　糖类化合物

糖类（saccharide）化合物是自然界中分布最广、含量最多的一类有机化合物，是构成所有生物体的重要成分之一。例如细胞核含有的核糖、细胞膜含有的糖脂、动物的肝脏和肌肉中含有的糖原、血液中含有的葡萄糖、乳汁中含有的乳糖、结缔组织中含有的蛋白多糖（蛋白质和黏多糖构成）等，都属于糖类。

糖类化合物与人类活动密切相关，如医疗上的葡萄糖输液，代血浆制剂，制作片剂的赋形剂淀粉等；糖类化合物是中药的基本化学成分，一般以苷的形式存在，如山药、何首乌、地黄、白木耳、大枣、人参等均含有糖苷。

从化学结构上来定义，糖类化合物是一类多羟基醛或多羟基酮及其缩聚物或衍生物。

糖类可以根据水解反应的程度，可以分为三类。

1. 单糖

单糖是多羟基醛或酮，是不能再水解的最简单的糖。它是构成其它各类糖分子的基本单位。如葡萄糖、果糖、阿拉伯糖、甘露糖、半乳糖等都是单糖。单糖根据分子中的碳原子数不同又可以分为丙糖、丁糖、戊糖和己糖等；按分子中含有的醛基或酮基不同又可以分为醛糖和酮糖。最简单的醛糖是甘油醛，最简单的酮糖是二羟基丙酮。

2. 低聚糖

低聚糖又称寡糖，指水解后能生成 2~10 个单糖分子的糖类。其中以二糖居多，如甘蔗中的蔗糖、麦芽中的麦芽糖、乳汁中的乳糖等。另外还有三糖如棉子糖，以及分别以 6、7、8 个葡萄糖单位环合而成的环糊精等。

3. 多糖

多糖又称高聚糖，指完全水解后能生成 10 个以上的单糖分子的化合物，其中完全水解后生成一种单糖的称均多糖。如淀粉、纤维素、糖原等。若完全水解后可生成多种单糖或单糖衍生物的称杂多糖，如透明质酸、硫酸软骨素等。

第一节　单　糖

自然界中存在的单糖主要是含有 5 个碳原子的戊糖，如核糖、2-脱氧核糖，以及含 6 个碳原子的己糖，如葡萄糖和果糖等。单糖在自然界以游离态或其衍生物的形式存在。

一、单糖的结构

（一）单糖的开链结构和构型

单糖通常是每个碳原子上连有一个含氧基团，其中一个是羰基（醛或酮），其它则是羟基。单糖可分为醛糖和酮糖两大类，含有醛基的单糖称为醛糖，含有酮基的单糖称为酮糖。根据分子中碳原子数目又可以分为丙醛糖、丙酮糖、戊醛糖、戊酮糖等。

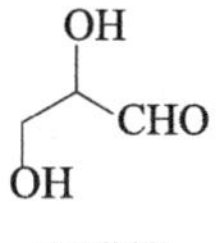

丙醛糖 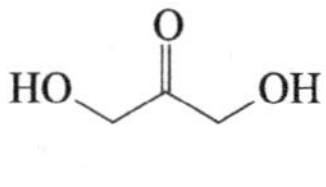　　　　丙酮糖 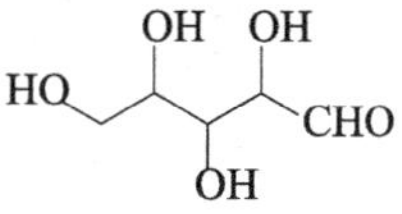　　　　　　戊醛糖 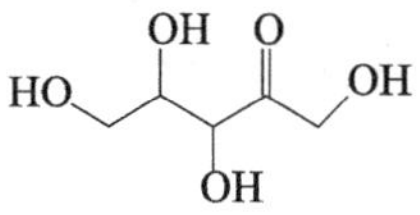　　　　　　戊酮糖

单糖的链式结构常用费歇尔投影式表示。通常将碳链竖写，羰基写在上端，碳链的编号从靠近羰基的顶端开始。

D-（＋）-葡萄糖属于己醛糖，D-（－）-果糖则属于己酮糖，它们的分子式均为 $C_6H_{12}O_6$，互为异构体，它们的开链式结构用费歇尔投影式可表示如下：

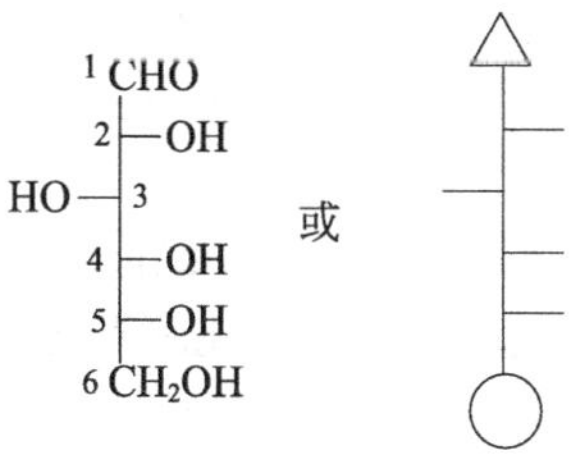

D-(+)-葡萄糖 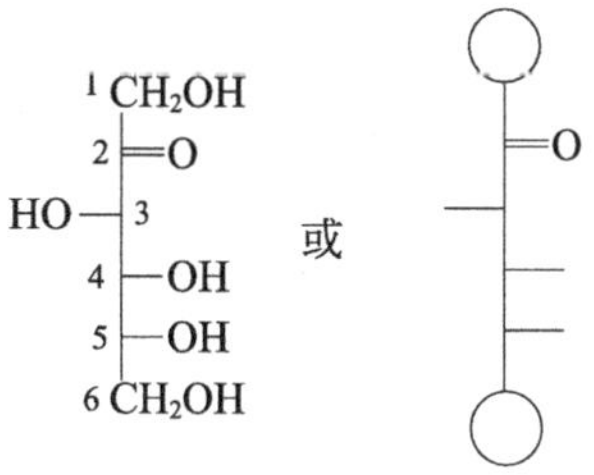　　　　　　　　　　　D-(−)-果糖

上面右式是单糖费歇尔投影式的特殊简化式，用"△"代表醛基，用"○"代表羟甲基（—CH_2OH），用"—"表示羟基，而氢原子则省略不画出。

按构型的不同，单糖可以分为 D 型和 L 型，此法是以甘油醛为标准，以糖分子中编号最大的手性碳原子上的羟基与甘油醛相比较，若—OH 在右侧则为 D-型，在左侧则为 L-型。如：

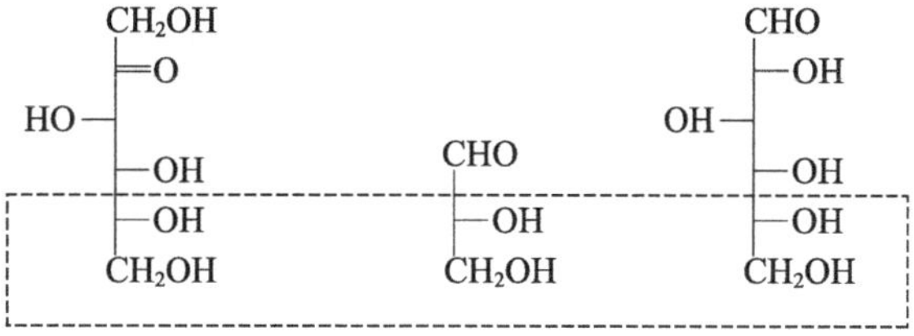

D-(−)-果糖　　　　D-(+)-甘油醛　　　D-(+)-葡萄糖

其它单糖的空间构型，也都按此法比较确定，称为 D/L 相对构型表示法。

除丙酮糖外，单糖均含有一个至数个手性碳原子，根据分子中手性碳原子的数目，可以计算出单糖立体异构体的数目，如己醛糖分子中含有 4 个手性碳原子，应有 $2^4 ＝16$ 个手性异构体。

己醛糖的 16 个手性异构体构成 8 对对映体，其中 8 个为 D-系糖，8 个为 L-系糖，每个异构体都用相对构型和俗名共同标记而区别。这十六个异构体中只有 3 个是自然界存在的，它们是 D-（＋）-葡萄糖、D-（＋）-半乳糖、D-（＋）-甘露糖，其余的均是通过人工合成的。自然界中的单糖一般都是 D-型。

D-(+)-葡萄糖　　　D-(+)-半乳糖　　　D-(+)-甘露糖

一般为了简便，单糖的命名常用普通命名法。

由于单糖的手性异构体较多，为示区别，命名时需标明其构型，标明构型有三种方式：

① R/S 构型表示法，由于糖含多个手性碳原子，这种方法比较烦琐，一般不太常用；

② D/L 构型表示法；

③ 旋光方向表示法，右旋为（＋），左旋为（－）。

（二）单糖的环状结构与变旋光现象

单糖的许多特性可以通过它的链状结构来验证，如可以酰化、醚化、氧化、还原及形成肟等。但还有一些性质无法用链状结构来解释。

① 单糖在无水 HCl 作用下，只与一分子的甲醇结合生成稳定的化合物。

② 单糖分子虽有羰基，但却不能和 $NaHSO_3$ 饱和溶液反应，遇品红亚硫酸溶液（席夫试剂）也不显色。

③ 葡萄糖在不同条件下可以得到两种结晶体，一种是从冷的乙醇中结晶得到，熔点是146℃，比旋光度是＋113°；另一种是从热吡啶中结晶出来的，熔点是150℃，比旋光度是＋18.7°。

④ 上述两种不同结晶的水溶液的比旋光度随时间发生变化，最后均达到＋52.5°。这种旋光性化合物在溶液中比旋光度逐渐改变而达到恒定的现象称为变旋光现象，简称变旋现象（mutamerism）。

用单糖的链式结构无法解释上述特性。

实验证明，羟基醛或者羟基酮，当可以形成五元或者六元环状半缩醛、半缩酮时，在成环和开链平衡体系中，通常倾向于成环。

根据实验事实，1883 年托伦氏（Tollens）首先推测单糖分子应具有环状内半缩醛的氧环结构，单糖分子内的醇羟基与羰基在空间相互靠近时，可发生分子内部的加成反应，形成环状的半缩醛（酮）。1893 年制得两种甲基葡萄糖苷之后，糖类的环状结构得以证实。

葡萄糖的内半缩醛结构是由醛基和 C-5-羟基相加成而形成的含有一个氧原子的六元杂环结构，其过程如下：

　　由于羰基具有平面结构，C-5-羟基可以从平面的两侧进攻醛基，使 C-1 成为新的手性碳原子，并形成两种环状的非对映异构体。这两种手性异构体除了 C-1 的构型不同之外，其它的手性碳原子的构型完全相同，它们互称为 C-1-差向异构体（非对映手性异构体中的一种），又称为端基异构体（anomers）或异头物。

　　由于葡萄糖的这种六元 δ-氧环式结构的骨架与杂环化合物吡喃环相似，因此，又称为吡喃葡萄糖，葡萄糖的这种环状结构的书写方式称为哈沃斯（Haworth）透视式。

　　书写哈沃斯透视式时，通常把氧原子写在环的右上角，碳原子按编号次序顺时针方向排列，位于费歇尔投影式左侧的羟基，处于哈沃斯透视式的环平面上方；处于费歇尔投影式右侧的羟基则位于哈沃斯透视式的环平面下方。从上述变化的步骤中可以看出，D-构型的单糖 C-5 上的—CH_2OH 基团位于环的上方，反之，L-构型的单糖 C-5 上的—CH_2OH 基团则位于环的下方。在单糖的哈沃斯透视式中，当 C-5 上的—CH_2OH 基团与 C-1 上的苷羟基同处于环平面同侧，该异构体称为 β-构型，若分处于环平面的异侧，则称为 α-构型。

　　果糖是己酮糖，研究证明，果糖主要以环状内半缩酮的结构存在。吡喃果糖和呋喃果糖的哈沃斯透视式表示如下。习惯上，在书写呋喃型单糖的哈沃斯透视式时，环氧原子写在透视式的正后方。

α-D-吡喃果糖　　　　α-D-呋喃果糖　　　　β-D-呋喃果糖

　　哈沃斯透视式可以离开纸面整个翻转过来，其构型仍保持不变，这是因为哈沃斯透视式不同于费歇尔平面投影式，是表现相对立体关系的透视式。

　　葡萄糖在固体状态时以环状结构存在。在溶液中，只要有一种异构体在溶液中存在，它就能通过开链结构逐渐生成部分另一种异构体，所以表现出变旋光现象。达到变旋平衡之后，β-D-(+)葡萄糖约占 64%，α-D-(+)-葡萄糖约占 36%，开链式葡萄糖极少，仅占 0.024%。此时，葡萄糖水溶液的比旋光度为 $[\alpha]_D^{20}=52.5°$ 不再改变。变旋光现象是糖类化合物普遍存在的现象。

（三）单糖的构象

　　单糖的环状哈沃斯结构式将糖的结构描绘成一个平面。实际上，吡喃型单糖都是以椅式构象存在的。例如，D-吡喃葡萄糖的两种椅式构象如下：

β-D-吡喃葡萄糖椅式构象　　　α-D-吡喃葡萄糖椅式构象

　　上述 D-吡喃葡萄糖的构象为"$^4C_1$"（指 C-4 在环平面上方，C-1 在环平面下方）。在 D-吡喃葡萄糖的"$^4C_1$"构象中，β-异构体的所有较大基团都处在平伏键的位置，基团之间的空间阻碍比较小，是一种非常稳定的构象；α-异构体中苷羟基处于直立键，其余较大基团也处于平伏键。因此，葡萄糖的平衡水溶液中，β-D-(+)葡萄糖比例（约 64%）大于 α-D-(+)-

葡萄糖（约 36%）。

从单糖分子的构象分析可以看出，D-吡喃葡萄糖分子中的 C-2、C-3、C-4 羟基均处于椅式构象中的 e 键，在己醛糖的手性异构体中属于内能最低的。D-葡萄糖就是因为在热力学上的这种稳定性优势，导致它在自然界的广泛存在。

二、单糖的物理性质

单糖是具有甜味的无色结晶，可溶于水，尤其在热水中溶解度较大，这是因为分子结构中含有多个羟基。在一些药物中，虽然具有脂溶性的结构，但若连有一个或几个单糖分子，也可大大增加它的水溶性。单糖具有吸湿性。糖的溶液浓缩时容易得到黏稠的糖浆，不易结晶。单糖都具有旋光性和变旋现象。表 13-1 列出一些糖的比旋光度及变旋平衡值。

表 13-1   一些糖的比旋光度及变旋平衡值

名称	α-体/(°)	β-体/(°)	变旋平衡值/(°)	名称	α-体/(°)	β-体/(°)	变旋平衡值/(°)
D-葡萄糖	+113	+19	+52.5	D-甘露糖	+30	−17	+14.5
D-果糖	−21	−133	−92.3	D-乳糖	+90	+35	+55
D-半乳糖	+151	+53	+80	D-麦芽糖	+168	+118	+136

三、单糖的化学性质

（一）差向异构化

葡萄糖用稀碱溶液处理会发生异构化，就会得到与果糖、甘露糖共存的复杂混合物。若以另外的两者之一为起始物质，最终也会得到三者的平衡体系。这是因为糖在碱的作用下可通过"烯二醇"中间体的互变异构化而实现相互转变。因为开链结构的 D-葡萄糖和 D-甘露糖属于 C-2-差向异构体，因此在稀碱作用下，醛糖和酮糖的异构化现象又叫做差向异构化。

糖代谢过程中，葡萄糖-6-磷酸异构化为果糖-6-磷酸，即为醛糖与酮糖之间的转化。同理，果糖虽是酮糖，也可以通过差向异构化，转化为醛糖，因此，也可以与托伦试剂和斐林试剂反应而显示出还原性。

（二）氧化反应

糖类化合物可以和多种氧化剂发生化学反应，其产物因氧化剂的不同而有所不同。常见的反应有以下几种。

1. 与碱性弱氧化剂反应

单糖中无论是醛糖或酮糖都易被碱性弱氧化剂托伦（Tollens）试剂、斐林（Fehling）试剂及本尼迪克（Benedict）试剂氧化。氧化产物也是各种糖酸混合物。

$$单糖 \xrightarrow[\text{（无色透明溶液）}]{Ag(NH_3)_2^+} Ag\downarrow + 混合氧化物$$
（银镜）

$$单糖 \xrightarrow[\text{（蓝色溶液）}]{本尼迪克试剂} Cu_2O\downarrow + 混合氧化物$$
（砖红色）

除了醛糖和具有 α-羟基酮结构的酮糖之外，有些低聚糖的分子结构中若存在游离的半缩醛（酮）羟基时，可以部分转化为开链结构，也能被这些弱氧化剂氧化，通常把能还原上述弱氧化剂的糖称为还原糖。所有的单糖都是还原糖，因此，此反应不能用来区别单糖中的醛糖和酮糖。托伦试剂和斐林试剂常用于还原糖的定性定量分析；本尼迪克试剂常用于临床上的尿糖和血糖的检验。

2. 与酸性温和氧化剂反应

Br_2 的水溶液是一种弱酸性氧化剂（pH＝6），可以选择地氧化醛糖，把醛基氧化成羧基。如葡萄糖可以被氧化成葡萄糖酸。

果糖不能被溴水氧化，这是因为在溴水的弱酸性环境下，单糖不发生差向异构化。此氧化反应的专一性较强。可以用溴水是否褪色来区别醛糖和酮糖，也可以作为制备醛糖酸的方法。

醛糖   醛糖酸

3. 酶催化氧化反应

在肝脏内葡萄糖经酶催化，分子末端的 C-6-羟甲基被选择性氧化成羧基，生成葡萄糖醛酸。

D-葡萄糖   D-葡萄糖醛酸   D-葡萄糖醛酸-γ-内酯

葡萄糖醛酸分子中的醛基和羧基很容易与分子内的羟基作用生成具有 γ-内半缩醛和 γ-内酯的双环化合物，简称为 D-葡萄糖醛酸-γ-内酯。人体内的葡萄糖醛酸参与肝脏的解毒功能，可与体内的一些有毒物质，如醇、酚等结合变成无毒的化合物而由尿排出体外，具有保肝解毒作用。临床上常用的保肝药"肝泰乐"就是合成的 D-葡萄糖醛酸-γ-内酯。

4. 与较强氧化剂反应

单糖用较强的氧化剂如稀硝酸氧化时，醛基和 C-6-羟甲基同时被氧化生成糖二酸。如 D-葡萄糖和 D-半乳糖可分别被氧化成二酸。

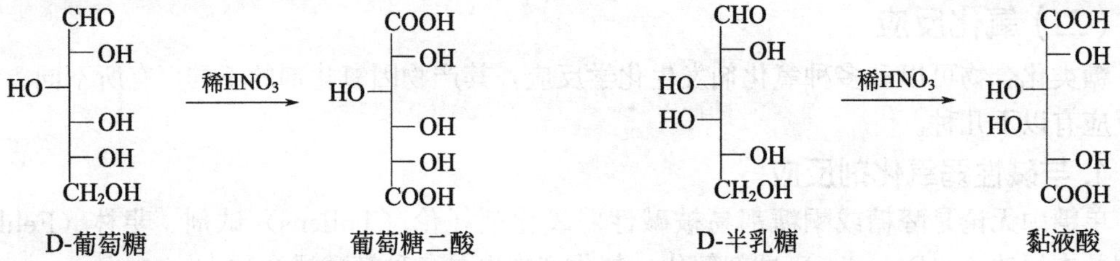

D-葡萄糖　　　　　葡萄糖二酸　　　　　　D-半乳糖　　　　　黏液酸

黏液酸是内消旋体，没有旋光性，可以以此区分 D-葡萄糖和 D-半乳糖。

（三）成脎反应

单糖通过开链结构，其羰基可与苯肼反应生成苯腙，但与过量的苯肼反应，会生成糖的 1,2-二苯腙衍生物，这种物质叫做脎（Osazone）。生成脎是具有内半缩醛（酮）结构的糖类及 α-羟基醛和 α-羟基酮的特有反应。例如葡萄糖与过量的苯肼作用生成黄色的葡萄糖脎。

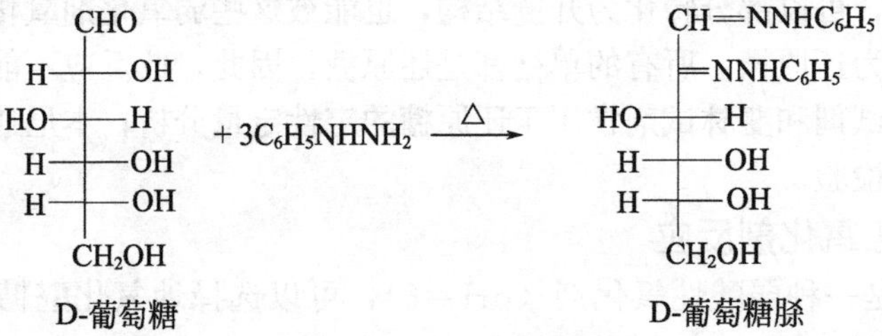

D-葡萄糖　　　　　　　　　　　　　　D-葡萄糖脎

糖生成脎之后，由于引入了两个苯肼基团，分子量大大增加，其水溶性迅速下降，可析出特有的黄色结晶。不同的脎其结晶形状和熔点都不相同，成脎的时间也不同，所以可以用成脎反应定性鉴定糖类化合物。

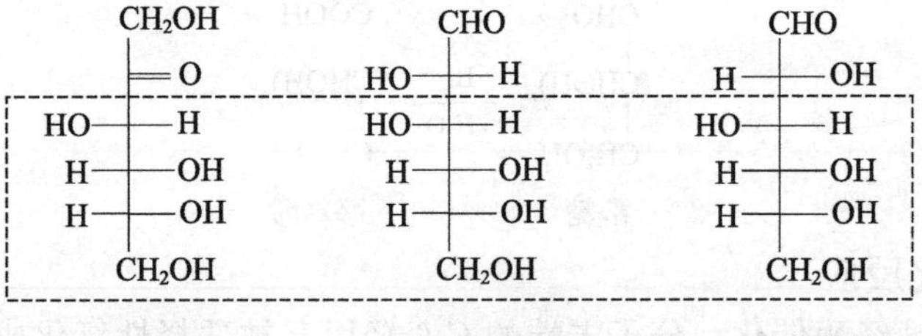

D-果糖　　　　　　　D-甘露糖　　　　　　D-葡萄糖

由于成脎反应都只发生在 C-1 和 C-2 上，其它的碳原子则都不参与反应。所以，D-葡萄糖、D-甘露糖和 D-果糖可以生成相同的脎。糖脎反应对结构鉴定具有重要价值。

（四）成苷反应

单糖分子中的半缩醛（酮）羟基比其它的醇羟基活泼，在无水 HCl 作用下，可与含活泼氢（如—OH、—SH、—NH$_2$ 等）的化合物进行分子间的脱水反应生成糖苷（也称苷或配糖体）。

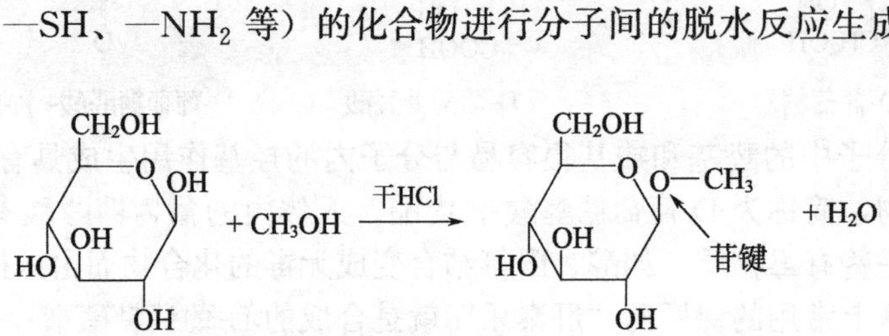

由于半缩醛（酮）羟基有 α-和 β-两种构型，所以，成苷后也就生成相应的由 α-苷键和 β-苷键连接的糖苷。例如，葡萄糖在无水 HCl 存在下，与甲醇作用可生成 α-甲基-D-葡萄糖苷和 β-甲基-D-葡萄糖苷。

苷由糖和非糖两部分构成，其中糖部分称为糖苷基，非糖部分称为配糖基或苷元。连接糖苷基和苷元之间的键叫做糖苷键（简称苷键），常见的有氧苷键、硫苷键和氮苷键（某些植物中的糖苷也含有碳苷键）等。又因苷羟基有 α,β 两种构型，所以相应的苷也有 α-糖苷和 β-糖苷。

糖苷是比较稳定的化合物，具有类似缩醛（酮）的结构，在水溶液中不能再转变成开链结构，所以糖苷不与苯肼、斐林试剂、托伦试剂反应，即没有还原性和变旋光现象。糖苷耐碱，但不耐酸和酶，在酸或酶的催化下可发生水解反应，生成糖和苷元。

糖苷大多是白色、无臭、味苦的结晶性粉末，能溶于水和乙醇，难溶于乙醚。

自然界很少有游离的单糖，大多以糖苷的形式存在于动植物体中，在人参、灵芝、天然靛蓝、茜素染料、淀粉、纤维素及核酸中都存在糖苷。很多糖苷有明显的药理作用，常为中药的有效成分之一。例如，人参中含人参皂苷有调节中枢神经系统，增强机体免疫功能等作用；黄芩中含黄芩苷具有清热泻火、凉血安胎、抗菌消炎等作用；杏仁中含苦杏仁苷，具有止咳平喘作用等。

（五）单糖的脱水反应及显色反应

单糖与醇一样在浓酸的作用下可发生分子内的脱水反应生成 α-呋喃甲醛（也称糠醛）类化合物。例如，葡萄糖在浓硫酸的作用下，生成 5-羟甲基呋喃甲醛。

己醛糖　　　　　　　　　5-羟甲基呋喃甲醛

戊醛糖分子内脱水生成 α-呋喃甲醛。酮糖也能发生类似反应；二糖和多糖在浓酸存在下，部分水解成单糖，也能发生此反应。

呋喃甲醛类化合物可以和酚或芳胺类缩合，生成有色化合物，经常用于糖类的鉴定。常见的有莫利希反应和西里瓦诺夫反应。莫利希（Molish）试剂是用浓硫酸作脱水剂，α-萘酚作为缩合剂，所有的糖遇到莫利希试剂都呈阳性反应，生成蓝紫色或紫红色产物。苷类、丙酮、乳酸、葡萄糖醛酸等也能对莫利希试剂呈阳性反应，因此阴性反应是糖类化合物肯定不存在的确证，而阳性反应则不一定说明含有糖类化合物。

西里瓦诺夫试剂是以盐酸为脱水剂，间苯二酚为缩合剂。己糖与之反应显鲜红色，戊糖与之反应显蓝至绿色。醛糖和酮糖在此反应条件下反应速率不一样，酮糖能较快地脱水显色，醛糖则相对较慢。例如，果糖能在 2min 内迅速显色，而醛糖需要较长的时间才能显色。所以此试剂也可以用来鉴别醛糖和酮糖。

四、重要的单糖及其衍生物

1. 戊醛糖

最重要的戊醛糖是 D-（—）-核糖和 D-（—）-2-脱氧核糖，其结构如下：

D-(–)-核糖   D-(–)-2-脱氧核糖

它们在自然界不以游离态存在，而多数结合成苷类，如巴豆中含有的巴豆苷，水解后生成核糖。脱氧核糖是脱氧核糖核酸（DNA）的一个重要的组分，DNA 存在于一切生物的细胞中，是遗传信息的携带者。核糖也是核糖核酸的一个组分，RNA 参与蛋白质的生物合成。

阿拉伯糖也是戊醛糖，D-阿拉伯糖又称芦荟糖，是芦荟苷类的组成部分；L-阿拉伯糖又称果胶糖，广泛存在于植物界，是树胶的组成部分；组成树胶的 D-木糖也是戊醛糖。

2. 葡萄糖

葡萄糖（glucose）在自然界分布极广，多存在于蜂蜜、成熟的葡萄和其它果汁以及植物的根、茎、叶、花中。人及动物的血液中也含有葡萄糖，血液中的葡萄糖简称为"血糖"，它是体内新陈代谢不可缺少的重要营养物。自然界的葡萄糖除以游离形式存在外，常以苷的形式存在，是麦芽糖、蔗糖、乳糖、淀粉、糖原、纤维素等的组成成分。在医学上葡萄糖用作营养品，并有强心利尿和解毒作用，各种浓度的葡萄糖溶液是临床上输液常用的液体，也是制备维生素 C 等药物的原料。

葡萄糖是白色粉末或无色结晶，易溶于水，难溶于酒精，熔点 146℃，甜味为蔗糖的 60%。天然葡萄糖溶液具有右旋的光学活性，比旋光度为+52.5°，故又称为右旋糖。

3. 果糖

果糖（fructose）是自然界分布最广的己酮糖，以游离状态存在于蜂蜜和某些水果中，也可以和葡萄糖结合成蔗糖而存在。在人体内形成磷酸酯，是糖代谢过程中重要的中间产物。游离状态的果糖为吡喃型，结合状态的果糖为呋喃型。

果糖是最甜的糖，为无色晶体，易溶于水，可溶于乙醇和乙醚，熔点为 105℃。天然果糖的水溶液具有左旋性，比旋光度为-93°，故也叫左旋糖。

4. 半乳糖

半乳糖（galactose）是己醛糖，与葡萄糖互为 C-4-差向异构体。它不以游离状态存在，而是和葡萄糖结合成乳糖存在于人及哺乳动物的乳汁中。半乳糖是脑苷和神经节苷的组分，这两种苷是存在于大脑和神经组织中复杂的脂类化合物。无水半乳糖为白色结晶体，溶于水，有甜味，比旋光度为+80°，熔点为 165~166℃。

5. 氨基糖

氨基糖是单糖分子中除苷羟基外其它羟基被氨基或取代氨基取代后的化合物。多数天然氨基糖是己糖分子中 C-2 上的羟基被氨基取代的产物。它们是一些多糖和蛋白质的组成部分，广泛存在于自然界，具有重要的生理作用。例如，2-乙酰胺基-D-葡萄糖（Ⅲ）是甲壳素的组成单位。甲壳素存在于虾、蟹等甲壳类动物及节肢动物的甲壳中，其天然产量仅次于纤维素，其用途尚在开发中。

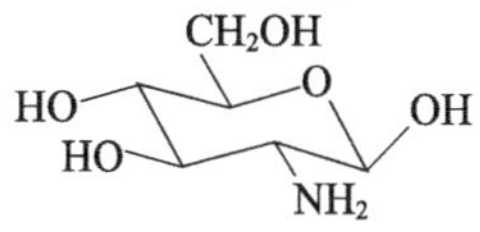

（Ⅰ） 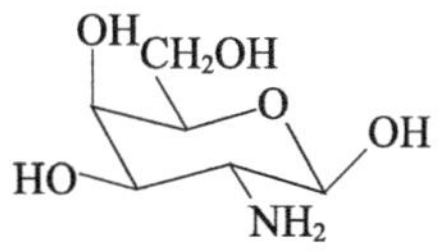　　　　　　（Ⅱ） 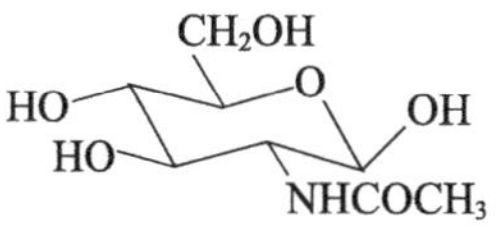　　　　　　（Ⅲ） 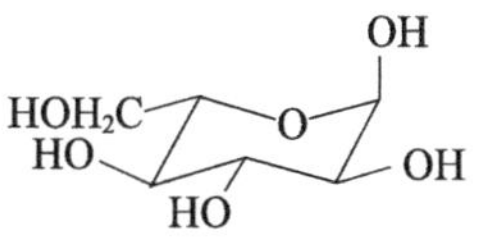　　　　　　（Ⅳ）

一些被称为氨基苷类的抗生素药物，如链霉素、庆大霉素、卡那霉素和新霉素等，主要对革兰阴性菌有杀灭作用，并对一些阳性球菌也有佳效，其分子中均含有氨基糖组分。

6. 脱氧糖

单糖分子中的羟基脱去氧原子后的多羟基醛（酮），称为脱氧糖。

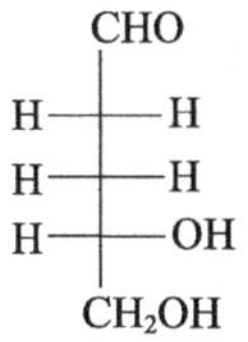

2-脱氧-D-核糖 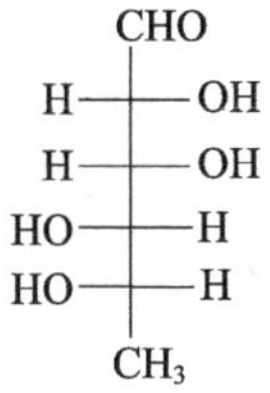　　　　L-鼠李糖 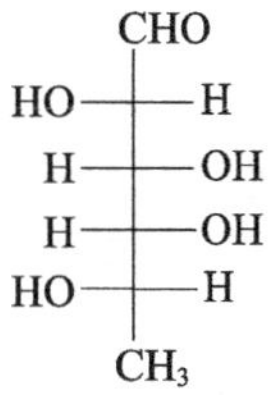　　　　L-岩藻糖

7. 维生素 C

维生素 C（vitamin C）是己糖的衍生物，它存在于新鲜水果和蔬菜中，人体缺乏时能引起坏血病，因此维生素 C 又称为抗坏血酸。维生素 C 在体内参与糖代谢及氧化还原过程，用于坏血病的预防和治疗。

维生素 C 为无色结晶粉末，熔点 190～192℃，易溶于水及乙醇。水溶液不稳定，在碱性溶液中易氧化失效，在酸性溶液中比较稳定。分子中因邻二烯醇的存在，具有较强酸性。维生素 C 有较强的还原性，可与托伦试剂和斐林试剂反应，这些反应可用于检测维生素 C。人若缺乏维生素 C，就会得坏血病，症状有皮肤损伤、牙龈腐烂、牙齿松动等。因维生素 C 可还原分解亚硝酸盐，阻断亚硝酸盐在人体内的致癌作用，因此，保持维生素 C 的正常摄入量有防癌的功效。

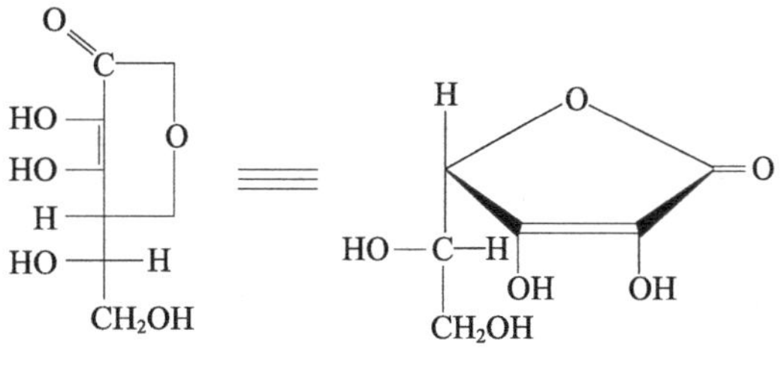

维生素C(抗坏血酸)

8. 糖醇

单糖经催化加氢，可还原成糖醇（sugar alcohol）。己糖醇的种类比较多，在植物界分布也很广。例如，D-甘露醇既存在于一些菌藻、地衣类中，又存在于许多高等植物，如中药地黄、女贞子、甘草、冬虫夏草、秦皮、防风中。L-山梨醇存在于山梨的果实、红藻和花椒属的某些植物中。D-卫茅醇又称甜醇，存在于卫茅科植物及山萝花属的某些植物中，从卫茅醇制取的1,2,5,6-二去水卫茅醇，具有一定的抗癌作用。安息香醇来自安息香果皮；远志醇则存在于中药远志和其它远志属的类似植物中。

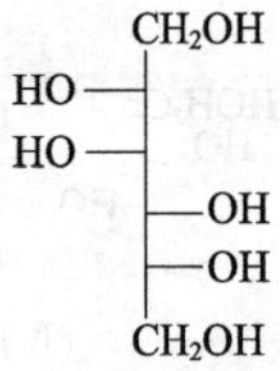

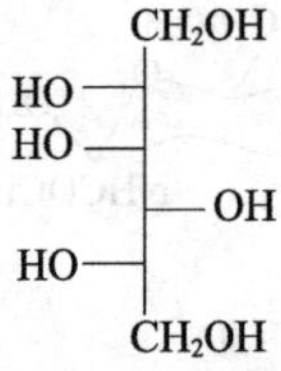

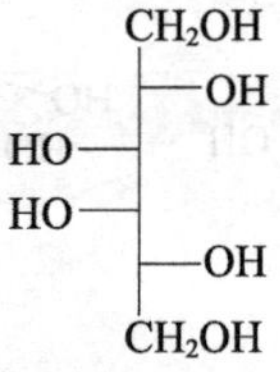

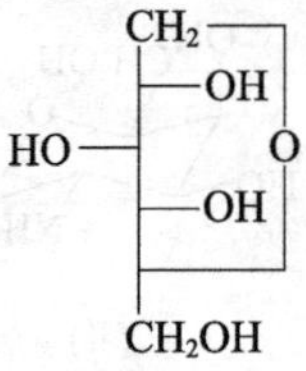

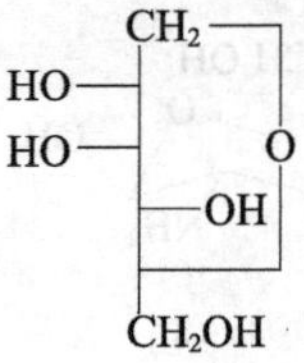

D-甘露醇	L-山梨醇	甜醇	远志醇	安息香醇
熔点: 166~167℃	110~111℃	188.5~189℃	142~143℃	155~157℃

第二节　低聚糖

低聚糖中最常见的是二糖（又称双糖），如蔗糖、麦芽糖、乳糖和纤维二糖等。二糖是由两分子单糖经苷键连接而成的化合物。二糖的物理性质与单糖相似，能形成结晶，具有甜味，易溶于水。自然界存在的二糖可分为还原性二糖和非还原性二糖两类。

一、还原性二糖

还原性二糖可以看作是由一分子单糖的半缩醛（酮）羟基和另一分子单糖的醇羟基脱水而成。这样形成的二糖分子中仍保留一个半缩醛（酮）羟基，可与开链结构互相转化。所以这类二糖具有一般单糖的性质：变旋光现象和还原性（专指对托伦试剂、斐林试剂的还原作用），能与苯肼形成脎。比较重要的还原性二糖有以下几种。

1. 麦芽糖

麦芽糖（maltose）是淀粉在 α-淀粉酶的催化下部分水解的产物。麦芽糖水解后得到两分子 D-葡萄糖。从结构上看麦芽糖是由两分子 D-葡萄糖经 α-1,4-苷键结合而成的。具有还原性、变旋现象和成脎反应。

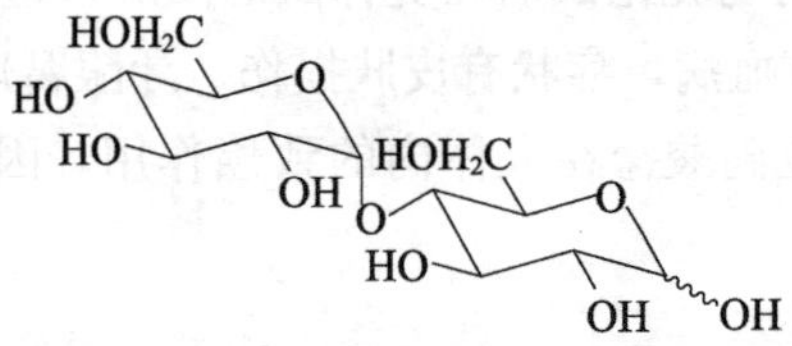

麦芽糖

麦芽糖为无色片状结晶，通常含一分子结晶水，熔点为 102℃，易溶于水，水溶液为右旋性，变旋平衡时的比旋光度为＋136°。麦芽糖大量存在于发芽的谷粒中，特别是麦芽中。淀粉、糖原经淀粉酶水解也可产生少量麦芽糖。饴糖中的主要成分也是麦芽糖。成药"麦精鱼肝油"是含有麦芽浸膏的鱼肝油制剂，其中麦芽浸膏的重要成分就是麦芽糖和淀粉酶。

2. 纤维二糖

纤维二糖（cellobiose）是纤维素部分水解生成的二糖。从结构上看，纤维二糖是由两分子 D-葡萄糖以 β-1,4-苷键结合而成的。它是一种白色结晶，熔点 225℃，可溶于水，有还原性，其水溶液具有右旋性。

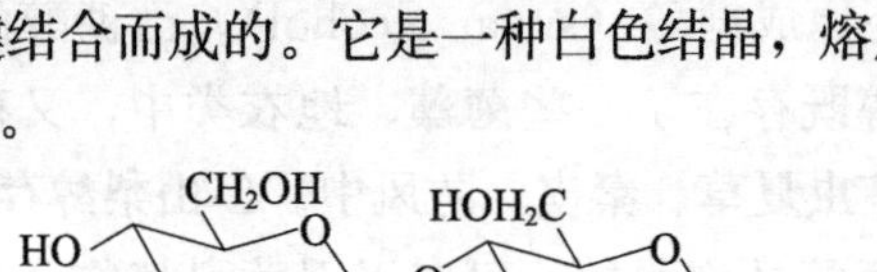

纤维二糖

纤维二糖与麦芽糖结构看起来很相似，但因苷键的构型不同，生理活性却有较大差别，如麦芽糖具有甜味而纤维二糖则无甜味，麦芽糖可在人体内分解消化，而纤维二糖却不能被人体消化吸收。这是因为人体内的消化酶——麦芽糖酶只能水解消化以 α-1,4-苷键相连的葡聚糖。生物种属的立体选择性决定了人类目前只能以淀粉（以 α-1,4-苷键相连的高分子葡聚糖）而不能以纤维素（以 β-1,4-苷键相连的高分子葡聚糖）为食粮。牛、羊、马等草食动物之所以能消化纤维素，是因为草食动物体内存在可水解 β-1,4-苷键的纤维素酶。

3. 乳糖

乳糖（lactose）存在于哺乳动物的乳汁中，人乳中含 $5\%\sim8\%$，牛乳中含 $4\%\sim5\%$。结构上看乳糖是由一分子 β-D-半乳糖和一分子 D-葡萄糖以 β-1,4-苷键结合而成的。乳糖分子中有半缩醛羟基，属还原性糖，水溶液具有变旋光现象。乳糖在乳酸杆菌作用下氧化生成乳酸，牛乳变酸就是其中的乳糖变成了乳酸。

乳糖

乳糖是结晶白色粉末，含有一分子结晶水，熔点 202℃，溶于水，水溶液呈右旋性，变旋平衡时的比旋光度为 $+55°$，乳糖在空气中不潮解。乳糖中的 D-半乳糖和 D-葡萄糖之间的 β-1,4-苷键可被普遍存在于哺乳动物中的乳糖酶所水解。

二、非还原性二糖

非还原性二糖是由两个单糖分子的苷羟基共同脱去一分子水生成的糖苷。这样的二糖没有变旋光现象和还原性，也不能和苯肼成脎。

蔗糖（sucrose）就是普通食用的白糖，它是自然界分布最广的非还原性二糖，主要是从含量较高的甘蔗和甜菜中提取得到的。从结构上看蔗糖是由一分子 α-D-葡萄糖的苷羟基和一分子 β-D-果糖的苷羟基经 α,β-1,2-苷键形成的，它既是 α-葡萄糖苷，也是 β-果糖苷。由于分子中不再保留半缩醛（酮）羟基，因此蔗糖是非还原性糖，没有变旋光现象，不能成脎。

蔗糖是白色结晶，甜味仅次于果糖，易溶于水，难溶于酒精，水溶液为右旋性，$[\alpha]_D^{20}=+66.5°$，熔点 186℃，加热到 200℃左右变成褐色的焦糖。

蔗糖

蔗糖是右旋糖，水解之后生成 D-葡萄糖和 D-果糖的等混合物，$[\alpha]_D^{20}=-19.7°$因其旋光方向发生了改变，故将蔗糖的水解反应称为转化反应，水解后的混合物称为转化糖（invert sugar）。蜂蜜的主要组分就是转化糖，其甜度略大于蔗糖。

三、环糊精

环糊精（cyclodextrin，CD）是一种环状低聚糖，淀粉经用一种特殊的环糊精葡萄糖基转移酶（Cyclodextrin Glucosyltrans-ferase，简称 GT 酶）处理，就可生成环糊精的混合物。环糊精是由 6～8 个或更多个葡萄糖单位通过 α-1,4-苷键连接而成的环状化合物（如图 13-1 所示），根据所含葡萄糖单位的个数（6,7 或 8）分别称为 α-、β- 或 γ-环糊精（可简写为 α-、β- 或 γ-CD）。

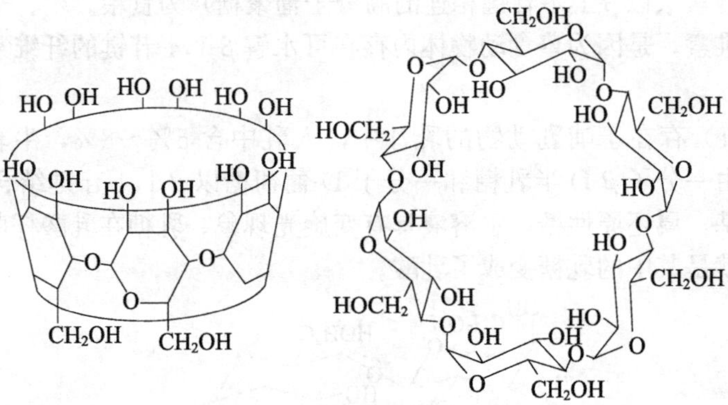

图 13-1　环糊精的结构示意图

环糊精从分子形状看像提桶似的空腔化合物，空腔的大小因组成环糊精的葡萄糖单位不同各异（α-、β- 或 γ-CD 的孔径分别为 0.6nm、0.8nm 和 1nm）。

从图 13-1 可以看出，在环糊精上、下两端开口处（外壁）是亲水性的羟基，"桶"的里边是疏水性的。这种内壁疏水，上、下两端开口处（外壁）亲水的结构，使环糊精具有许多特殊的性质。许多与空腔大小合适的非极性有机分子或有机分子的非极性一端，可通过范德华力，进入环糊精的内腔，形成环糊精的包合物（Cyclodextrin inclusion complex），形成包合物后能改变被包合化合物的物理和化学性质，如挥发性、溶解度、气味、颜色等，因此被广泛用于食品、医药、农药、化学分析等方面，例如柠檬香精油加至葡萄糖内容易变质，而做成环糊精包合物后，经 28 天、50℃加速试验香味仍不变质；维生素 A 及抗癌药氟尿嘧啶等分别与环糊精做成包合物后，可增加稳定性，减小其毒副作用；农药敌百虫及敌敌畏做成包合物后，其杀虫效果可由原来的 3 天延长至 1 个月。

第三节　多　糖

多糖是一类天然高分子化合物，又称高聚糖，是由许多个单糖以糖苷键结合而成的聚合体。分子的分子量都很大，从几万到几百万。多糖不是一种纯粹的物质，而是很多聚合程度不同分子量大小不一的高聚糖的混合物。

多糖的组成单位是单糖，连接组成单位之间的苷键常见的有 α-1,4、α-1,6、β-1,3 和 β-1,4-苷键等。直链分子中常以 α-1,4、β-1,4、β-1,3-苷键结合，支链分子中一般以 α-1,6-苷键结合形成分支。

多糖大多为无定形粉末，不溶于水，个别的能与水形成胶体溶液。多糖没有还原性和变旋光现象，也没有甜味。多糖是糖苷，所以可以水解，在水解过程中往往产生一系列的中间产物，彻底水解的产物是单糖。

研究发现，许多植物中的多糖具有重要的生理活性。如黄芪多糖可促进人体的免疫功能。香菇多糖具有明显抑制肿瘤生长的作用，鹿耳多糖可抗溃疡。多糖在保健食品和药品的开发利用方面具有广阔的前景。

自然界存在的多糖按其组成成分是否单一可分为均多糖和杂多糖两大类。

一、均多糖

均多糖又称同多糖，是由同一种单糖组成的多糖。常见的有淀粉、糖原、纤维素、甲壳素、菊糖等。多糖常根据组成的单糖种类称为"某聚糖"，例如，组成淀粉、糖原、纤维素的单糖单位均是葡萄糖，故都属于葡聚糖；菊糖属于果聚糖，甲壳素属于乙酰胺基葡聚糖等。

1. 淀粉

淀粉（starch）是植物体中储藏的养分，多存在于果实、块根和块茎中，是绿色植物光合作用的产物。淀粉是无色无味无定形粉末，由直链淀粉和支链淀粉两部分组成。这两部分在结构和性质上有一定区别，它们在淀粉中所占的比例随淀粉的来源而异。

实验证明，直链淀粉在淀粉中的含量为 $10\%\sim30\%$，能溶于热水而不成糊状，分子量比支链淀粉小，是由 $200\sim300$ 个葡萄糖以 $\alpha\text{-}1,4\text{-}$苷键结合而成的链状化合物。其结构式表示如下：

$$
\text{链端} \qquad \text{中部}_n \qquad \text{链尾}
$$

直链淀粉的分子链通过分子内氢键有规律地卷曲成螺旋状，每螺旋一周约含有 6 个葡萄糖单位（如图 13-2 所示）。直链淀粉溶液遇碘显蓝色。这是由于淀粉中间的空穴部分恰好可以和碘分子配位，依靠分子间力碘与直链淀粉形成深蓝色的配合物。当直链淀粉受热时，这种螺旋结构就会伸直，从而释放出碘，这时，蓝色会褪去，冷却时又复现蓝色。

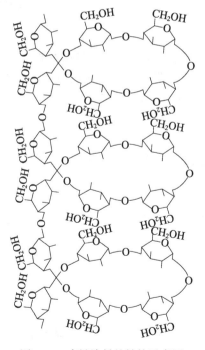

图 13-2 直链淀粉的结构示意图

支链淀粉在淀粉中的含量 $70\%\sim90\%$，它不溶于水，在热水中膨胀而成糊状，支链淀粉一般由 $6000\sim40000$ 个葡萄糖单位组成的，其结构如图 13-3 所示。无直链淀粉混杂的纯支链淀粉遇碘呈红紫色。

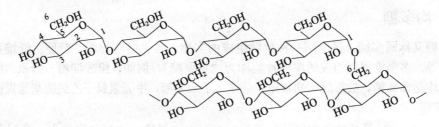

图 13-3　支链淀粉的结构示意图

2. 糖原

糖原（glycogen）是动物体内储藏的多糖，也叫做动物淀粉。主要存在于肝脏和肌肉中，因此有肝糖原和肌糖原之分。糖原也是由葡萄糖单位组成的，其结构与支链淀粉相似，但分支程度比支链淀粉更高，每隔 6～8 个葡萄糖单位就产生一个分枝。糖原分子结构见图 13-4。

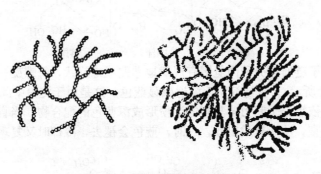

图 13-4　糖原分子结构示意图

糖原是无定形粉末，易溶于水而不呈糊状，遇碘显棕红色（或红褐色）。糖原是动物体能量的主要来源，其中，肌糖原是肌肉收缩所需的主要能源物质；肝糖原可以分解成葡萄糖，以保持血糖正常水平，为机体各组织提供所需能量。

3. 纤维素

纤维素（cellulose）是一种在自然界分布最广、存在最多的有机物，它是植物细胞壁的主要成分。棉花是含有纤维素最高的物质，含量高达 98%，其次是亚麻约含 80%，木材中纤维素约为 50%。

滤纸和脱脂棉就是较纯的纤维素。

纤维素是纤维二糖的高聚体，将纤维素彻底水解也得到 D-葡萄糖。纤维素中的葡萄糖单位是以 β-1,4-苷键结合而成（图 13-5）。

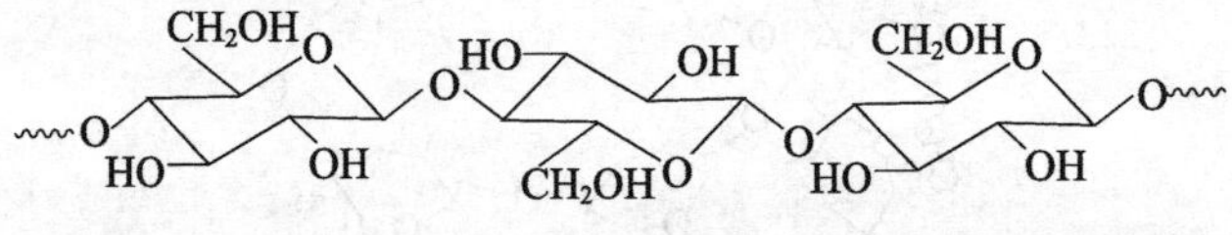

图 13-5　纤维素分子的局部结构

纤维素是没有分支的链状分子，但由于连接葡萄糖单位的是 β-1,4-苷键，它不卷成螺旋状，这样纤维素分子的链和链之间便能借分子间氢键"拧"成绳索状，形成不溶于水的纤维状高分子，这种绳索状结构按一定规律排起来就形成肉眼所看见的植物纤维纹理。

纤维素为白色高分子化合物，不溶于水，不溶于乙醇、醚和苯等有机溶剂，有较强的韧性。纤维素的水解比较困难，必须在高温高压下与无机酸一起加热才能水解。由于牛、马、羊等食草动物消化道内能分泌出纤维素酶，可将纤维素水解而被利用。人体虽不能消化纤维素，但食物中的少量纤维素能促进肠体的蠕动，有防止便秘等作用。

纤维素的醇羟基上可发生酰化、醚化、羟乙基化、羧甲基化及氰乙基化等反应，生成的相应衍生物在制造摄影胶片、膜片、日用品、绝缘材料、复合材料等方面有许多重要的用途。例如，羧甲基纤维素钠（简称 CMC—Na）为白色、吸湿性粉末，不溶于一般有机溶剂，可溶于水成为黏稠溶液，pH 值为 $6.5 \sim 8.0$，医药上除用作轻泻剂外，制剂上还将其作为乳化剂、黏合剂、混悬剂、延效剂等辅料，在造纸工业和纺织工业上也广泛使用。

4. 香菇多糖和茯苓多糖

从香菇中分离出来的香菇多糖（lentinan）是葡萄糖单位通过 β-1,3-苷键聚合而成的直链多糖，具有显著的抗癌活性。

茯苓中提取的茯苓多糖（pachyman）体也是葡萄糖的聚合体。研究发现，茯苓多糖体无明显抗癌活性，经处理切断支链后，成为单纯的 β-1,3-葡聚糖时，则具有显著的抗癌作用（说明结构与功能密切相关）。

5. 右旋糖酐与葡聚糖凝胶

右旋糖酐（dextranum）是葡萄糖经由 α-1,6-苷键连接而成的一种合成葡聚糖，它可以作为血浆的代用品，分子量大约在 75000，适合医用，大约含有 500 个葡萄糖单位。

葡聚糖凝胶（dextrangel）是将右旋糖酐借助甘油醚键互相交联成的网状大分子化合物，形成的网状结构，可控制其网孔大小，成为一种分子筛，葡聚糖凝胶溶胀后装在柱内，当不同分子量的化合物经过凝胶时，分子量较小的进入凝胶网孔，分子量较大的被排拒在外。在洗脱时，则未进入网孔的大分子化合物先被洗出，分子量较小的最后洗出，从而达到分离的目的。

葡聚糖凝胶目前已广泛应用于高分子化合物如蛋白质、病毒、核酸等的分离。我国生产的产品有各种型号，可根据分离物质的分子量大小选择使用。

6. 甲壳素

甲壳素（也称甲壳质）是酰胺基均多糖，是 2-乙酰胺基-D-葡萄糖通过 β-1,4-苷键连接生成的直链多糖。

甲壳素　　　　　　　　壳聚糖

在甲壳素分子间存在着很强烈的氢键作用，又有酰胺结构存在，所以甲壳素不溶于一般溶剂，加热时也不熔化，在 200℃时开始分解。在酸性溶剂中受热溶解时发生降解。甲壳素脱去分子中的乙酰基则转变成壳聚糖，即氨基多糖，其溶解性较好，也称可溶性甲壳素。

甲壳素在节肢动物的外壳中含量非常高，是虾、蟹、昆虫等外壳的重要成分，在自然界中由生物体取得的甲壳素是十分丰富的自然资源。近十年来的研究表明，甲壳素和壳聚糖在很多方面（如医药、生物、化工、环境、纺织、食品、化妆品、洗涤剂等）已显示出广泛的应用前景。

二、杂多糖

杂多糖又称异多糖，是由多种单糖或单糖衍生物组成的多糖。如黏多糖（由氨基糖和糖醛酸等组成）、阿拉伯胶（由半乳糖和阿拉伯糖组成）。杂多糖中以黏多糖最为重要。

黏多糖又称为氨基多糖，一般由 N-乙酰胺基己糖和糖醛酸组成的结构单位聚合而成。黏多糖在动物体内分布很广，它是结缔组织基质的重要成分，腺体与黏膜的分泌液、血及尿等体液都含有少量黏多糖。常见的有硫酸软骨素、透明质酸、肝素及血型物质等。

透明质酸（hyaluronic acid）是由 2-乙酰胺基葡萄糖和 β-D-葡萄糖醛酸以 β-1,3-苷键和 β-1,4-苷键重复交替连接而成的高聚糖。存在于一切结缔组织中，眼球玻璃体、角膜、脐带、细胞间质、关节液、某些细菌壁及恶性肿瘤中均含有。它与水形成黏稠凝胶，有润滑和保护细胞的作用。

硫酸软骨素（chondroitin sulfate）是骨骼和软骨的重要成分，结缔组织、筋腱、皮肤、心脏瓣膜、唾液中均含之。在机体中，硫酸软骨素与蛋白质结合形成糖蛋白，动脉粥样硬化时，硫酸软骨素 A 含量降低。因此，硫酸软骨素 A 可用于动脉粥样硬化的治疗。

肝素（heparin）广泛存在于动物的肝、肺、肾、脾、胸、腺、肠、肌肉、血管及肥大细胞等组织中，因肝脏中含量最丰富，且最早在肝脏中发现而得名。肝素具有阻止血液凝固的特性，是动物体内的抗凝素。临床上输血时，在血浆中添加肝素为抗凝素，以防止输血过程中血栓的形成。

知识链接

糖化学之父——费歇尔

1852 年 10 月 9 日，埃米尔·费歇尔出生于德国莱茵河附近的乌斯吉城。1871 年，费歇尔进入波恩大学，一年以后，又转入斯特拉斯堡大学学习。1874 年，费歇尔在拜耳教授指导下，完成了论文《有色物质的荧光和苦黑素》获得哲学博士学位，成为该校有史以来最年轻的博士。

1883 年，他接受巴登苯胺苏打厂（巴斯夫股份公司的前身）的邀请，前往担任其实验室负责人。其间他开始了对糖类的研究。费歇尔结合前人的成就和自己对肼类的研究进行了大量的实验。他首先研究了葡萄糖的性质，如葡萄糖被氧化为葡萄糖酸，葡萄糖被还原为醇，糖类与苯肼的反应形成苯腙和脎，后者成为确定糖类的特征鉴别反应。

1888 年到 1892 年，费歇尔成为维尔茨堡大学化学系教授，这一阶段他最大的贡献是提出了有机化学中描述立体构型的重要方法——费歇尔投影式，这样将三维结构的分子用二维形式表达出来，使得研究者便于互相交流。

费歇尔是 19 世纪的有机化学大师，他发现了苯肼，对糖、酶、嘌呤、氨基酸和蛋白质进行了广泛深入的研究，取得了突出的成就，1902 年获诺贝尔化学奖。在著名的威廉皇帝学会的创立中，费歇尔也起了重要的作用。由此可见，他的研究领域集中在对有机化学中那些与人类生活、生命有密切关系的有机物质的探索。可以说他是生物化学的创始人。

"生命是蛋白体的存在方式"。用现代的观点来看，"蛋白体"实际上就是蛋白质和核酸的复合体。鉴于这一点，可见费歇尔研究工作的重要意义，他为现代蛋白质和核酸的研究奠定了一个重要的基础。

习题

1. 解释下列名词。
   (1) 变旋光现象　　　　(2) 差向异构体　　(3) 还原糖和非还原糖　　(4) α-构型和 β-构型

2. 画出下列糖的哈沃斯透视式。
   (1) α-D-吡喃型葡萄糖　(2) β-L-甘露糖　(3) β-D-呋喃型果糖　　(4) 麦芽糖

3. 写出下列各化合物的开链式结构式（费歇尔投影式）。

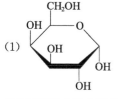 (1)

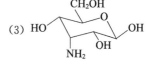

4. 指出下列化合物中哪些具有还原性？哪些没有还原性？
   (1) β-D-甘露糖　　　(2) D-果糖　　　(3) L-半乳糖　　　(4) 纤维素
   (5) 麦芽糖　　　　　(6) 乳糖　　　　(7) 纤维二糖　　　(8) 淀粉
   (9) 甲基-β-D-葡萄糖　(10) 蔗糖

5. 用怎样的方法可以证明 D-甘露糖、D-果糖和 D-葡萄糖这三种糖的 C-3, C-4, C-5 具有相同的构型？

6. 用简单的化学方法鉴别下列各组化合物。
   (1) 葡萄糖、蔗糖和淀粉　(2) 淀粉和纤维素　(3) 葡萄糖、果糖和纤维素

7. 写出 D-半乳糖与下列试剂的反应产物。
   (1) HNO_3　　　　　(2) Br_2/H_2O　　(3) 过量苯肼　　　(4) $CH_3OH+HCl$（无水）

第十四章 油脂、磷脂、甾体和萜类化合物

脂类是广泛存在于生物体内的一类重要有机化合物，范围较广，主要有油脂、蜡、磷脂、甾族化合物等。这类化合物在组成、结构和性质上差异较大，但它们有一些共同的特点：水解时能生成脂肪酸。

油脂是甘油与高级偶碳数脂肪酸生成的酯，分为脂肪（fat）和油（oil）；磷脂是含有磷酸基的类脂（lipoid）。两者都有酯的结构，都能被生物体利用，油脂和磷脂在生理上具有重要意义。油脂在人体内是重要的能源储备物，具有保温作用，并能保护内脏免受磨损和防止外力损伤，还是脂溶性维生素及许多生物活性物质的良好溶剂。磷脂是细胞原生质的必要成分，在细胞中与蛋白质结合形成脂蛋白，构成细胞的各种膜，如细胞膜、核膜、线粒体膜等。磷脂中的不饱和脂肪酸有利于生物膜中物质的流动，饱和脂肪酸和胆固醇可增加生物膜的坚性，脂的疏水性能使生物膜阻碍水分子的通过。可见脂类是生物体维持正常的生命活动不可缺少的物质，在生理及实际应用上都十分重要。

甾体化合物广泛存在于动植物体内，并在动植物的生命活动中起重要的作用。

萜类（terpenoids）化合物都是结构比较复杂的脂环化合物，广泛存在于自然界或为人工合成产物，绝大部分具有一定的生物活性。它们与药物关系密切。

第一节 油 脂

一、油脂的组成

油脂的主要成分是直链高级脂肪酸和甘油生成的酯，医学上称为甘油三酯。习惯上把在常温下为固体或半固体的叫脂肪，例如牛油、猪油等；常温下为液体的叫做油，例如花生油、豆油等。油脂常用下列结构式表示：

$$
\begin{array}{l}
CH_2-O-\overset{\displaystyle O}{\overset{\displaystyle \|}{C}}-R \\[4pt]
CH-O-\overset{\displaystyle O}{\overset{\displaystyle \|}{C}}-R' \\[4pt]
CH_2-O-\overset{\displaystyle O}{\overset{\displaystyle \|}{C}}-R''
\end{array}
\quad (R、R'、R''\text{可以相同或不同})
$$

如果 R、R'、R″相同，叫做简单甘油酯；R、R'、R″不同则叫做混合甘油酯。天然的油脂大部为混合甘油酯。

组成油脂的脂肪酸的种类很多，但主要是含偶数碳原子的饱和或不饱和的直链羧酸。饱和羧酸最多的是含 12～18 个碳原子的，其中以十六碳酸（软脂酸）分布最广，几乎所有的油脂均含此酸；十八碳酸（硬脂酸）则在动物脂肪中含量最多。不饱和酸所含的碳原子数均大于 10 个，最重要的是含 18 个碳原子的油酸。

常见的饱和脂肪酸为：

十二酸(月桂酸)　　　　　$CH_3(CH_2)_{10}COOH$
十四酸(豆蔻酸)　　　　　$CH_3(CH_2)_{12}COOH$
十六酸(软脂酸)　　　　　$CH_3(CH_2)_{14}COOH$
十八酸(硬脂酸)　　　　　$CH_3(CH_2)_{16}COOH$

常见的不饱和脂肪酸为：

顺-十八碳-9-烯酸(油酸)　　　$CH_3(CH_2)_7CH=CH(CH_2)_7COOH$

顺,顺-十八碳-9,12-二烯酸(亚油酸)

$$CH_3(CH_2)_4CH=CHCH_2CH=CH(CH_2)_7COOH$$

顺,顺,顺-十八碳-9,12,15-三烯酸(亚麻酸)

$$CH_3CH_2CH=CHCH_2CH=CHCH_2CH=CH(CH_2)_7COOH$$

顺,反,反-十八碳-9,11,13-三烯酸(桐油酸)

$$CH_3(CH_2)_3(CH=CH)_3(CH_2)_7COOH$$

脂肪酸越不饱和，由它所组成的油脂的熔点也越低。因此固体的油脂含有较多的饱和脂肪酸甘油酯，而液体的油则含有较多的不饱和（或者不饱和程度大的）脂肪酸甘油酯。

甘油酯的命名，通常将甘油名称写在前，脂肪酸的名称写在后，称为"甘油某酸酯"；但有时也可把脂肪酸名放在前，醇名放在后进行命名。若为混甘油酯，要把各脂肪酸的位次用 α、β、α'标明。例如：

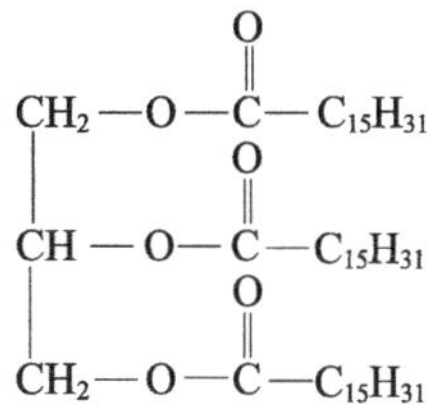

甘油三软脂酸酯(三软脂酰甘油) 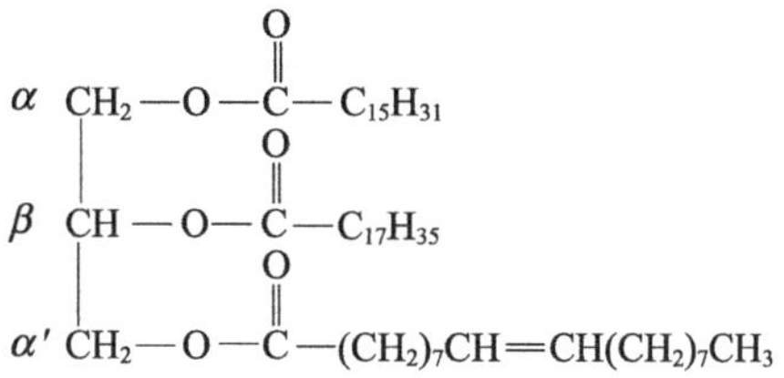　　甘油-α-软脂酸-β-硬脂酸-α'-油酸酯

饱和脂肪酸和油酸在体内可通过代谢合成，而亚油酸和亚麻酸哺乳动物本身不能合成，必须从食物中获得。这些不饱和脂肪酸对人体的生长和健康是必不可少的，因此，称它们为"必需脂肪酸"。

亚油酸又叫特别必需脂肪酸，因为动物体内亚油酸的含量占三脂酰甘油和磷脂中脂肪酸总量 10% 以上。亚油酸可促进胆固醇和胆汁酸的排出，降低血中胆固醇的含量。当必需脂肪酸供应不足或过多地被氧化时，将导致细胞膜和线粒体结构的异常改变，甚至引起癌变。

二、油脂的性质

纯净的油脂一般为无色、无味、无臭的中性物质，天然油脂尤其是植物油，因混有维生素、色素等而具有特殊的气味和颜色。油脂比水轻，相对密度在 0.90～0.95 之间。不溶于水，易溶于乙醚、汽油、苯、石油醚、丙酮、氯仿和四氯化碳等有机溶剂。油脂没有明显的沸点和熔点，因为它们一般都是混合物。

油脂的主要化学性质如下。

1. 皂化和皂化值

油脂在酸、碱或酶的催化下，易水解生成甘油和羧酸（或羧酸盐）。油脂进行碱性水解时，所生成的高级脂肪酸盐就是肥皂。因此油脂的碱性水解叫做皂化。

$$\begin{array}{l} CH_2OCOR \\ | \\ CHOCOR' \\ | \\ CH_2OCOR'' \end{array} + 3NaOH \longrightarrow \begin{array}{l} CH_2OH \\ | \\ CHOH \\ | \\ CH_2OH \end{array} + \begin{array}{l} RCOONa \\ R'COONa \\ R''COONa \end{array}$$

工业上把水解 1g 油脂所需要的氢氧化钾的质量（以 mg 为单位）叫做皂化值。各种油脂的成分不同，皂化时需要碱的用量也不同，油脂的平均分子量越大，单位质量油脂中含甘油酯的物质的量就越小，那么皂化时所需碱量也越小，即皂化值越小。反之，皂化值越大，表示脂肪酸的平均分子量越小。常见油脂的皂化值见表 14-1。

天然油脂多为复杂的混合物，常含有少量不被皂化的物质（如甾醇、脂溶性维生素等），称为非皂化物，它们不溶于水，也不与碱反应，但能溶于乙醚、石油醚等有机溶剂中。

2. 加成

油脂的羧酸部分有的含有不饱和键，可发生加成反应。

（1）氢化   含有不饱和脂肪酸的油脂，在催化剂（如 Ni）作用下可以加氢，叫做"油的氢化"，因为通过加氢后所得产物是由液态的油转化为固态的脂肪，所以这种氢化通常又称为"油的硬化"。油脂硬化在工业上有广泛用途，因为制肥皂、贮存、运输等都以固态或半固态的脂肪为好。

（2）加碘   利用油脂与碘的加成，可判断油脂的不饱和程度。工业上把 100g 油脂所能吸收的碘的质量（以 g 为单位），叫做碘值。碘值越大，表示油脂的不饱和程度越大；反之，表示油脂的不饱和程度越小。一些常见油脂的碘值见表 14-1。

表 14-1   一些常见油脂的组成及皂化值、碘值

油脂名称	软脂酸/%	硬脂酸/%	油酸/%	亚油酸/%	其它/%	皂化值 /mg KOH·g^{-1}	碘值 /g·$(100g)^{-1}$
大豆油	6～10	2～4	21～29	50～59		189～194	120～136
花生油	6～9	2～6	50～57	13～26		185～195	93～198
棉子油	19～24	1～2	23～33	40～48		191～196	103～115
桐油	—	2～6	4～16	0～1	74～91	190～197	160～180
蓖麻油	0～2	—	0～9	3～7	80～92	176～187	81～90
猪油	28～30	12～18	41～48	6～7		195～208	46～66
牛油	24～32	14～32	35～48	2～4		190～200	31～47

某些油脂在医药上可作为软膏和擦剂的基质，有些可作为注射剂的溶剂。

医药上使用的一些油脂，对其皂化值和碘值都有一定的标准，例如：

蓖麻油   碘值   82～90   皂化值   176～186

花生油   碘值   84～100   皂化值   185～195

3. 酸败

油脂在空气中放置过久，逐渐变质，会产生异味、异臭，这种变化叫做酸败。酸败的原因是由于空气中氧、水或细菌的作用，使油脂氧化和水解，生成醛、酮或酸类等化合物所致。酸败产物多有毒性或刺激性，所以药典规定药用的油脂都应没有异臭和酸败味。因此，在有水、光、热及微生物的条件下，油脂容易酸败。在贮存油脂时，应保存在干燥、不见光的密封容器中。

4. 酸值

油脂中游离脂肪酸的含量，可用氢氧化钾中和来测定。中和 1g 油脂所需氢氧化钾的质量（以 mg 为单位），称为酸值。酸值是油脂中游离脂肪酸的限量标准。

皂化值、碘值和酸值是油脂分析中的三个重要理化指标，我国药典对药用油脂的皂化值、碘值和酸值都有一定的严格要求。

5. 油脂的用途

油脂广泛用在医药工业中，常见的有蓖麻油和麻油。蓖麻油一般用作泻剂，麻油则用作膏药的基质原料。实验证明麻油熬炼时泡沫较少，制成的膏药外观光亮，且麻油药性清凉，有消炎、镇痛等作用。此外，凡碘值在 $100 \sim 130 g \cdot (100g)^{-1}$ 的半干性油，如菜油、棉子油和花生油等也都可以代替麻油。但这些油较易产生泡沫，炼油时锅内应保留较大空隙，以免溢出造成损失。干性油在高温时易氧化聚合成高分子聚合物，而使脆性增加、黏性减弱，一般不适于熬制膏药用。

第二节　磷　　脂

磷脂是一类含磷的脂类化合物，广泛存在于动物的肝、脑、脊髓、神经组织和植物的种子中。

磷脂在化学结构上是磷酸二酯，磷酸的一个羟基与胆碱、乙醇胺、丝氨酸或肌醇等成酯，另一个与二酯酰甘油或鞘氨醇衍生物酯化。磷酸与二酯酰甘油酯化的产物叫做甘油磷脂，与鞘氨醇衍生物酯化的产物叫做鞘磷脂。胆碱、乙醇胺、丝氨酸均含有一个碱性的氨基，在体液中带正电荷，磷酸未酯化的羟基可电离出质子而带负电荷，所以磷脂是两性离子，在生物体内具有特殊的功能。

一、甘油磷脂

甘油磷脂是磷脂酸的衍生物，由二分子脂肪酸和一分子磷酸与甘油形成甘油酯，自然界的磷脂酸通常是两个高级脂肪酸与甘油两个相邻的羟基以酯键连接。其分子通式是：

磷脂酸

磷脂酸的命名，与多元醇酯的命名类似，通常将甘油名称写在前，脂肪酸的名称写在后，称为"甘油某酸酯"，把各脂肪酸的位次用 α、β、α' 标明。例如：

甘油- α -软脂酸- β -亚麻酸- α' -磷酸酯

磷酸酯分子中的脂肪酸最常见的是软脂酸、硬脂酸和油酸等。α-位脂肪酸常是饱和脂肪酸，β-位是不饱和脂肪酸。磷酸若再与其它物质如胆碱、乙醇胺、丝氨酸或肌醇等结合时，可以得到各种不同的甘油磷脂，最常见的是卵磷脂和脑磷脂。

1. α-卵磷脂

α-卵磷脂（lecithin）又称为磷脂酰胆碱，是磷脂酸中的磷酸与胆碱中的羟基酯化所得。其结构式是：

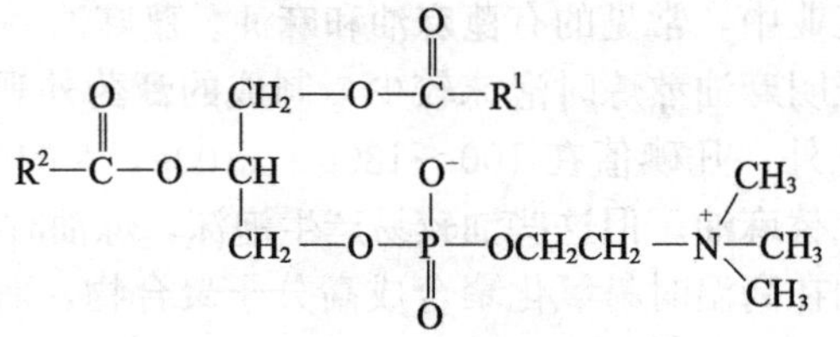

α-卵磷脂

因此，α-卵磷脂完全水解可得到脂肪酸、甘油、磷酸和胆碱。α-位脂肪酸常是饱和的软脂酸或硬脂酸，β-位是不饱和的油酸、亚油酸、亚麻酸或花生四烯酸。胆碱是季铵碱类，能参与脂肪代谢，可以减少因饮食不当造成的脂肪在肝中的沉积，但对人的脂肪肝来说却无治疗作用。

卵磷脂是白色蜡状固体，不溶于水和丙酮，易溶于乙醚、乙醇及氯仿中。因为分子中含有不饱和脂肪酸，不宜在空气中久置，否则会因氧化而变成黄色或棕色。

2. α-脑磷脂

α-脑磷脂是磷脂酸分子中的磷酸基与乙醇胺（胆胺）结合生成的酯，结构式是：

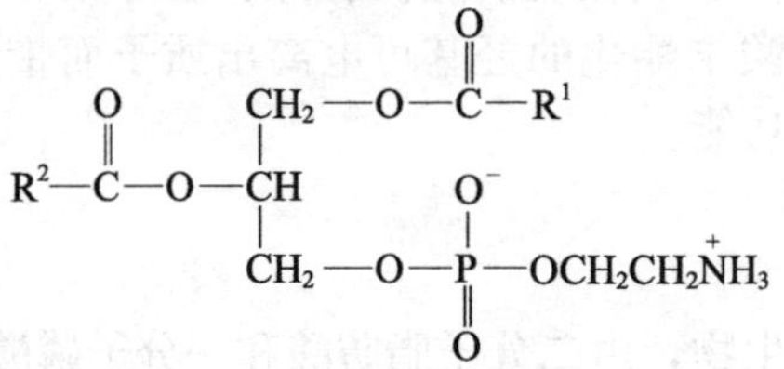

α-脑磷脂

α-脑磷脂完全水解可得到脂肪酸、甘油、磷酸和乙醇胺。α-位脂肪酸常是饱和脂肪酸，β-位是不饱和脂肪酸。脑磷脂易吸收水，在空气中会因氧化而颜色变深。易溶于乙醚，微溶于冷乙醇，难溶于丙酮，可利用此性质分离卵磷脂和脑磷脂。脑磷脂与血液的凝固有关，血小板内能促使血液凝固的凝血激活酶，就是由脑磷脂和蛋白质组成的。

卵磷脂和脑磷脂并存于机体的各种组织和器官中，如神经组织、脑、脊髓、心、肝、肾等。在蛋黄和大豆中含量也比较丰富。

二、鞘磷脂

鞘磷脂是由鞘胺醇与脂肪酸、磷酸、胆碱各一分子结合而成的化合物。其结构式如下：

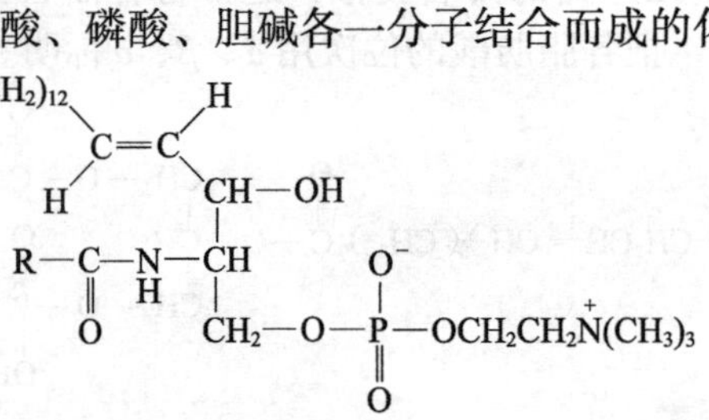

鞘磷脂

鞘磷脂是白色晶体，化学性质稳定，因缺少不饱和键，不易被空气中的氧气氧化，鞘磷脂不溶于丙酮、乙醚而溶于热乙醇中。

鞘磷脂大量存在于脑和神经组织中，又称为神经磷脂。鞘磷脂是细胞膜的主要成分之一，常与卵磷脂并存于细胞膜的外侧，是生物体的基本结构元素。生物功能依赖它们的物理性质。磷脂分子是两性分子，因而非极性分子能溶解并通过由烃基构成的膜壁，但对一般的极性分子或离子却是一个壁垒。细胞膜磷脂中的不饱和脂肪酸链，以顺式弯弓形的立体结构存在，因排列较松散而熔点较低，细胞膜在生理温度下呈半液态状而具有可流动性。脂肪链的不饱和程度越高，细胞膜内物质的流动性就越高，这种流动性与人的新陈代谢、衰老过程密切相关。如细胞膜的物质传递可通过蛋白质的主动运输来完成。蛋白质携带极性分子或离子从细胞膜的外侧移向内侧，并释放出携带物质，这种输送过程若在细胞膜是整齐紧密的排列的情况下是不可能完成的。

第三节 甾体化合物

一、甾体化合物的结构

甾体化合物广泛存在于动植物体内，并在动植物的生命活动中起着重要的作用。从结构上看，甾体化合物分子中都具有一个环戊烷并多氢菲的基本骨架，并通常带有三个支链，"甾"字即形象化地表示了这类化合物的基本骨架。甾体母核的结构、环序和编号方式如下：

环戊烷并多氢菲

式中，C-10、C-13 处一般为甲基，称为角甲基；C-17 上的取代基则因化合物不同而异。

甾体化合物环系中含有 7 个手性碳原子，理论上应有 $2^7=128$ 个手性异构体，但由于稠环的刚性及环系空间位阻的影响，甾体化合物立体异构体的数目远少于理论值。绝大多数甾体化合物环系的稠合方式（环系构型）有一定的共同规律：B 环与 C 环均为反式稠合，C 环与 D 环也多为反式稠合，A 环与 B 环的稠合方式有两种，即 A/B 顺式和 A/B 反式。根据 A/B 两环的稠合方式，可将甾体化合物分为构型不同的两大类甾体环系：正系（A/B 顺），也称 5β-甾体化合物（简称 5β 型）；别系（A/B 反），也称 5α-甾体化合物（简称 5α 型）。

如果甾体化合物中碳 4(5)、碳 5(6) 或碳 5(10) 处有双键，区分 A/B 环稠合方式的依据已不存在，四个碳环稠和的构型没有差异，也就不存在正系与别系的构型区别了。

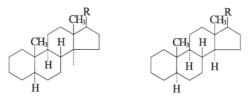

5β 型甾体化合物 5α 型甾体化合物

甾体化合物环上取代基的构型一般采用 α/β 相对构型表示法。把位于纸平面前的取代基称 β-构型取代基，用实线或粗线相连；把位于纸平面后的取代基称 α-构型取代基，用虚线相连。波纹线相连则表示所连基团的构型待定，用希腊字母 ξ 表示。

甾体碳架是由三个环己烷环相互以椅式构象稠合成全氢菲碳架，再与环戊烷环并合而成。5β 系和 5α 系甾体母核的构象式如下：

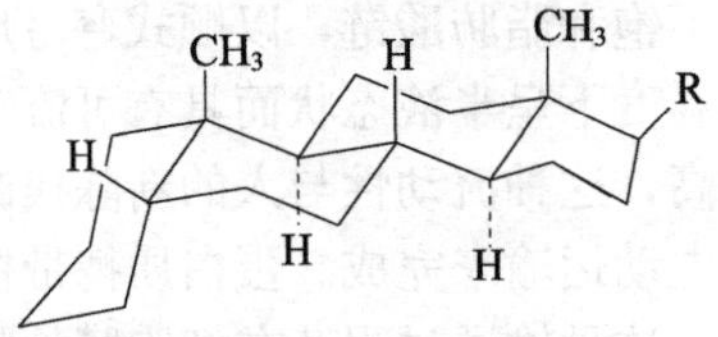

5 β-甾体碳架的构象 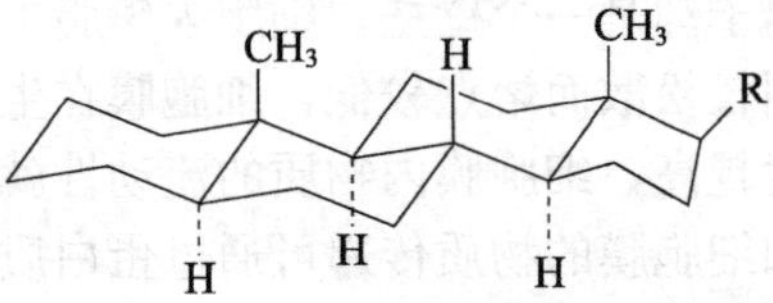   5 α-甾体碳架的构象

甾族化合物环上的取代基与环己烷衍生物一样可处在 a 键和 e 键，同样，处在 e 键比较稳定。大量实验证明，e 键取代基比 a 键取代基更易发生反应。

二、各类甾体化合物简介

（一）甾醇

甾醇多为固体，所以又称固醇，属于胆甾烷的含氧衍生物，常以游离状态或以酯的形式广泛存在于动植物体内，分为动物甾醇和植物甾醇。

1. 胆甾醇

也称胆固醇，属动物甾醇，化学名为 5-胆甾烯-3β-醇，是人和动物体中含量最多的甾体化合物。主要分布于人及动物的脑、脊髓及血液中，人体内的胆结石几乎全由胆甾醇组成，为无色蜡状固体，不溶于水，溶于有机溶剂。血液中的胆甾醇含量增加是导致动脉硬化的重要因素。胆甾醇可作为合成维生素 D_3 的原料。

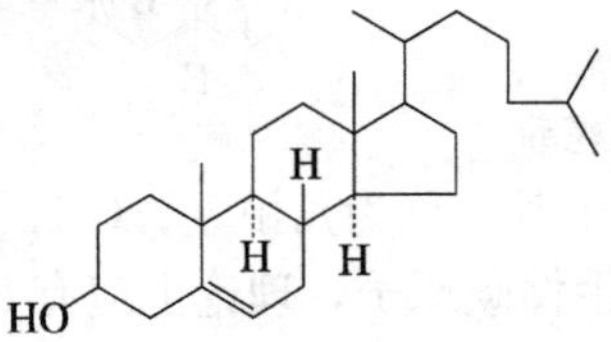

胆甾醇

胆固醇是机体内主要的固醇物质，既是细胞膜的重要组成，又是类固醇激素、维生素 D_3 和胆甾酸的前体。人体每日从食物中摄取 0.3～0.8g 胆固醇，主要来自肉类、肝、脑、蛋黄和奶油等。过多摄入 β-胆固醇或代谢发生障碍，其就会从血清中沉淀出来，引起结石，发生动脉硬化、高血压和心脏病等。

胆固醇甾酶催化下氧化成 7-脱氢胆固醇，7-脱氢胆固醇存在于皮肤组织中，在日光的照射下发生光化学反应，转化为维生素 D_3。

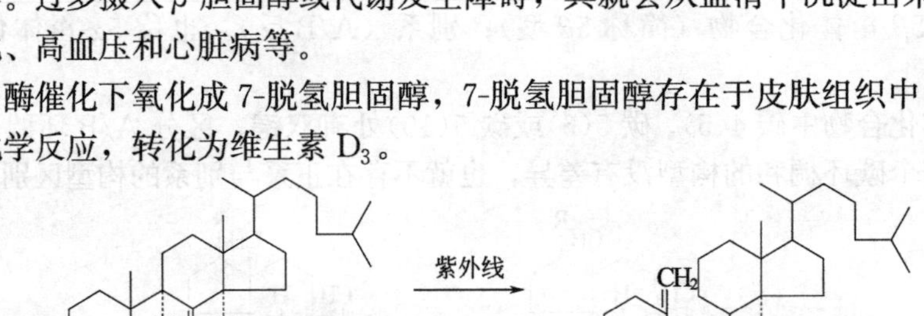

7-脱氢胆固醇   维生素D_3

2. 麦角甾醇

麦角甾醇是重要的植物甾醇，存在于酵母、霉菌及麦角中，中药茯苓、灵芝中也含有此结构，为白色片状或针状结晶，在紫外光照射下可分解生成维生素 D_2。维生素 D_2 和天然存

在于鱼肝油中的维生素 D 的结构相近，具有抗佝偻病的疗效。麦角甾醇还是青霉素生产中的一种副产品，可用于激素的生产。

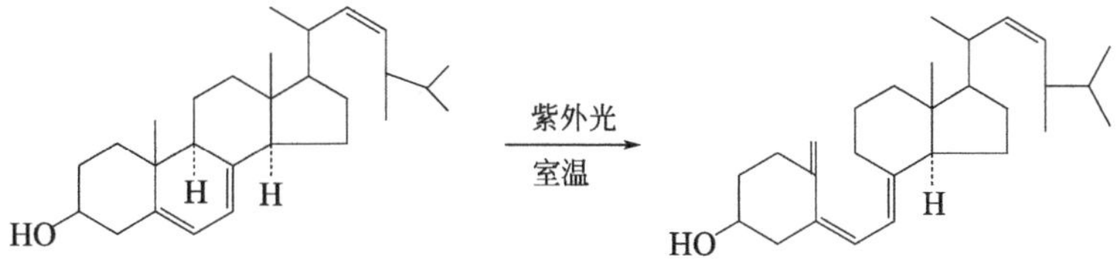

紫外光
室温

麦角甾醇　　　　　　　　　　　维生素D$_2$

（二）胆酸

胆酸是存在于人类和某些动物胆汁中的甾体化合物，是一类饱和的胆烷羟基酸，可用水解的方法从胆汁中分离出来。从人和牛的胆汁中分离出来的胆酸主要是胆酸和去氧胆酸，其结构如下：

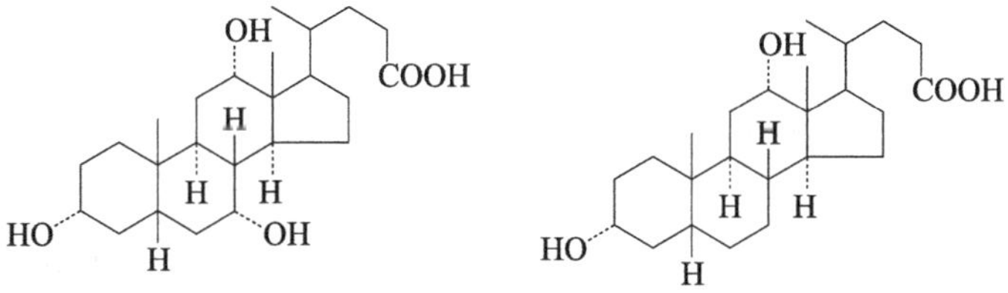

胆酸　　　　　　　　　　　　去氧胆酸

胆酸在人与动物体内是由胆甾醇形成的，在胆汁中，游离胆酸中的羧基与甘氨酸（H$_2$NCH$_2$CH$_2$COOH）或牛磺酸（H$_2$NCH$_2$CH$_2$SO$_3$H）中的氨基以酰胺键结合成几种不同的结合胆酸（如甘氨胆酸、牛磺胆酸等），并以不同比例存在于不同动物的胆汁中，总称为胆汁酸。胆汁酸在胆汁中以钾（或钠）盐形式存在，这些胆盐是一种表面活性剂，其生理作用是使脂肪在肠中乳化，有助于脂肪的消化吸收。临床上治疗胆汁分泌不足而引起的疾病，常用甘氨胆酸钠和牛磺胆酸钠的混合物。

（三）甾体激素

激素，俗称荷尔蒙（hormone），是由各种内分泌腺体分泌的一类具有生理活性的物质，它们直接进入血液或淋巴液中循环至体内的不同组织或器官，对生物的正常代谢和生长、发育及繁殖起着重要的调节作用。根据化学结构分为两大类：一类为含氮激素，包括胺、氨基酸、多肽及蛋白质；另一类为甾体激素，包括性激素、肾上腺皮质激素。

1. 性激素

控制性生理活动的激素叫性激素，是高等动物性腺的分泌物，可分为孕激素、雌激素和雄激素。三种性激素的结构各有特征，如孕激素的 C-17 位常连有 2 个碳原子的侧链，雄激素的 C-17 位一般不含烷基或只含有一个甲基，雌激素在 C-10 和 C-17 位一般无烷基取代。孕甾酮是一种孕激素，为卵泡排卵后生成的黄体分泌物成分（又称黄体酮），为准备及维持妊娠与哺乳所必需，具有保胎作用。它能抑制排卵、促进受精卵在子宫中发育，临床上用于治疗先兆性、习惯性流产等。雌激素是由成熟的卵泡产生，重要的有 α-雌二醇（C-17 为 α-OH）和 β-雌二醇（C-17 为 β-OH）两种，但 β-雌二醇活性较强。雌二醇具有促进雌性第二性征和性器官发育的作用，临床用于卵巢机能不完全所引起的疾病。雄性激素如睾酮是睾丸的分泌物，有促进雄性动物的发育、生长及维持雄性特征的作用。几种重要性激素的结构式如下：

雌二醇　　　　　　　　　　　黄体酮　　　　　　　　　　　睾酮

去氢甲睾酮　　　　　　　　　炔诺酮　　　　　　　　　　　炔孕酮

比炔孕酮只少一个 C-10-甲基的炔诺酮，是一种女用口服避孕药。

2. 肾上腺皮质激素

肾上腺皮质激素（adrenal corticoid）是哺乳动物的肾上腺皮质所分泌的一种激素。种类较多，它们对人体的电解质、糖、脂肪及蛋白质代谢具有重要意义。根据各自的生理功能，可分为糖代谢皮质激素和电解质代谢皮质激素。如可的松就是一种糖皮质激素，它能控制糖类的新陈代谢，有治疗风湿性关节炎和促进机体生理机能的作用。我国有机化学家黄鸣龙教授早在 20 世纪 50 年代领导完成了可的松的全合成工作，处于当时的国际领先水平。醛固酮对体液内电解质的平衡有"贮钠排钾"的调节作用，故称为盐皮质激素。

可的松　　　　　　　　　　　醛固酮

20 世纪以来，人们在天然激素结构的基础上进行结构修饰，合成了抗炎作用更强的、对水钠潴留副作用更小的甾体抗炎新药，如强的松、地塞米松和泼尼松龙等。

（四）强心苷类

强心苷是存在于某些动植物体中的一类与糖形成苷的甾体化合物。它们对心肌具有兴奋作用，小剂量能使心跳减慢、心跳强度增加，故称为强心苷。如玄参科毛地黄叶中的毛地黄毒苷，百合科铃兰中的铃兰毒苷等。强心苷类有相当大的毒性，若超过使用剂量，能使心脏中毒而停止跳动。临床上用于治疗心力衰竭和心律紊乱，其强心作用是由强心苷的苷元产生的。与一般甾体化合物相反，强心苷苷元的甾环结构较为特殊，环系构型分别为：A/B 顺、B/C 反、C/D 顺式。下面是几种强心苷的苷元：

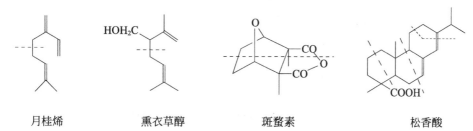

毛地黄毒苷苷元   黄夹苷甲   华蟾毒精

第四节 萜类化合物

萜类（terpenoids）化合物都是结构比较复杂的脂环化合物，广泛存在于自然界或为人工合成产物，绝大部分具有一定的生物活性。它们与药物关系密切。

萜类化合物一般指通式为 $(C_5H_8)_n$ 的链状或环状烯烃及其聚合物、氢化物或含氧衍生物，分子中的碳原子数目大多为 5 或 10 的整倍数，并且碳链骨架呈现以异戊二烯（ ⌇ ）为单位按不同方式相连接的结构特征，即萜类化合物貌似异戊二烯的聚合体。这种现象在很长时期内，被人们称为萜类结构的"异戊二烯规则"。

月桂烯   熏衣草醇   斑蝥素   松香酸

根据分子中所含异戊二烯单位数目（n），萜类化合物的分类如表 14-2 所示。

表 14-2　萜类化合物分类

n	类别	分子式	实例	n	类别	分子式	实例
1	半萜	C_5H_8	异戊二烯	4	二萜	$C_{20}H_{32}$	樟脑烯
2	单萜	$C_{10}H_{16}$	蒎烯	6	三萜	$C_{30}H_{48}$	鲨烯
3	倍半萜	$C_{15}H_{24}$	姜烯	8	四萜	$C_{40}H_{56}$	胡萝卜素

一、链状单萜类化合物

链状单萜类化合物，其分子基本碳架如下：

C—C—C—C ┊ C—C—C—C 　 或 　 ┈

很多链状单萜是香精油的主要成分，例如月桂油中的月桂烯，橙花油中的橙花醇，柠檬油中的 α-柠檬醛等。

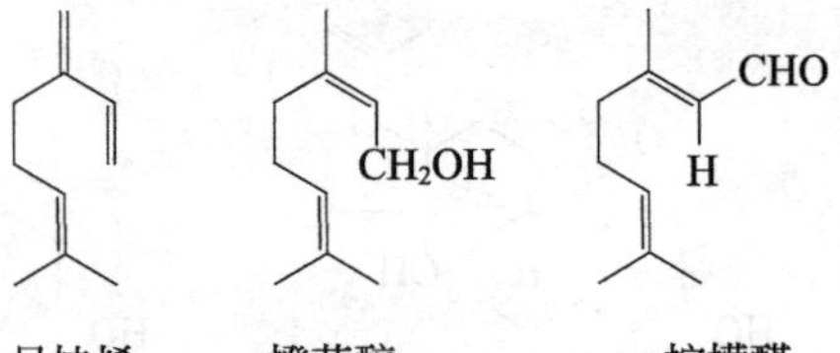

月桂烯　　　橙花醇　　　α-柠檬醛

二、单环单萜类化合物

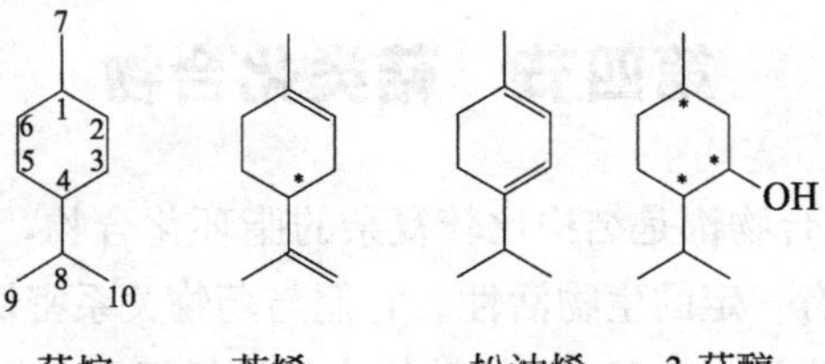

萜烷　　苧烯　　α-松油烯　　3-萜醇

单环单萜分子一般含有一个六元碳环，最简单的萜烷（1-甲基-4-异丙基环己烷）又称薄荷烷，它并不存在于自然界，只是把它看成是各种单环单萜的母体。

萜烷的 C-3 羟基衍生物称 3-萜醇（又叫做薄荷醇），有 8 种异构体。（一）-薄荷醇又称薄荷脑，是薄荷的茎和叶提取的薄荷油的主要成分，有强烈的清凉芳香气味，可用作香料，也是医药上的清凉剂、祛风剂、防腐剂及麻醉剂。

三、双环单萜类化合物

双环单萜指分子结构中含有两个碳环的单萜，可以看作由萜烷在分子不同位置环合而成的化合物。双环单萜属于桥环类化合物，可按桥环化合物的系统命名方法来命名。比较重要的有蒎烷、莰烷、蒈烷和苧烷，它们可看作是薄荷烷在不同部位环合而成的化合物。

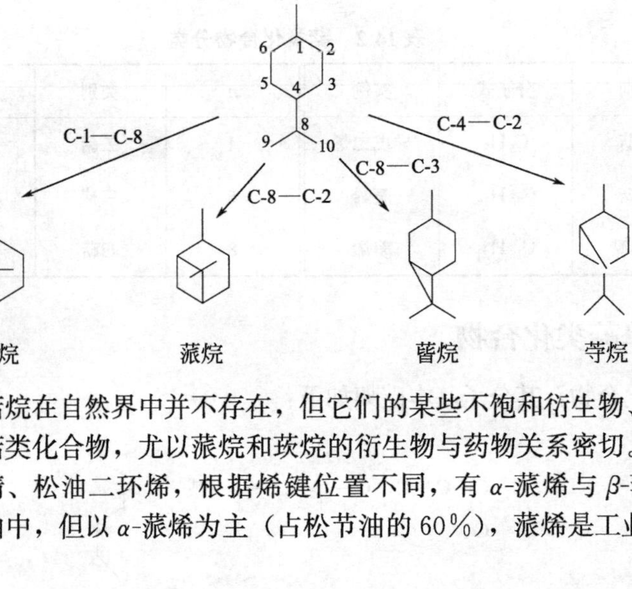

莰烷　　蒎烷　　蒈烷　　苧烷

这四种双环单萜烷在自然界中并不存在，但它们的某些不饱和衍生物、含氧衍生物是广泛分布于植物体的萜类化合物，尤以蒎烷和莰烷的衍生物与药物关系密切。

蒎烯又称松香精、松油二环烯，根据烯键位置不同，有 α-蒎烯与 β-蒎烯两种异构体。二者均存在于松节油中，但以 α-蒎烯为主（占松节油的 60%），蒎烯是工业上用来合成樟脑的原料。

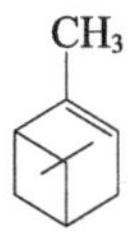

α-蒎烯 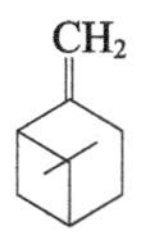　　　β-蒎烯

樟脑的化学名称为 2-莰酮，存在于樟树中，为白色闪光结晶，易升华，樟脑在工业上、医药上都是重要的萜类化合物。樟脑经四氢硼钠还原后，生成龙脑与异龙脑。龙脑又称冰片，具有发汗、镇痉、止痛等作用，是人丹、冰硼散等药物的主要成分之一。自然界存在的龙脑有左旋体和右旋体两种，合成品为外消旋体。

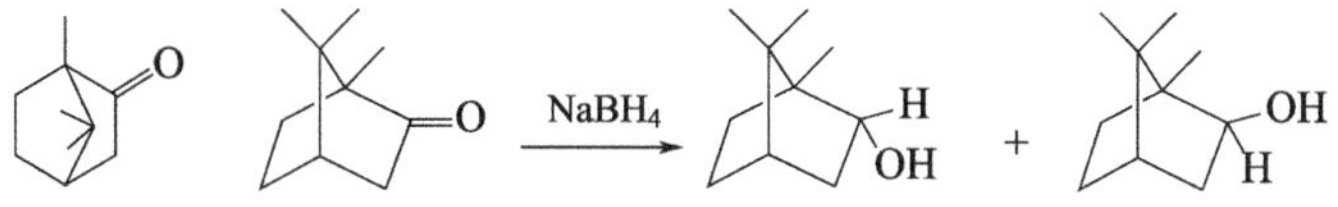

2-莰酮(樟脑)　　　　　龙脑　　　　异龙脑

四、其他萜类化合物

1. 倍半萜类

倍半萜类是含有三个异戊二烯单位的萜类化合物，具有链状、单环或双环结构。例如：

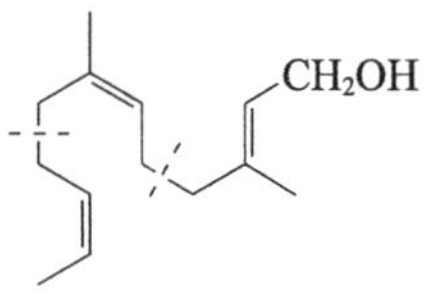

法尼醇 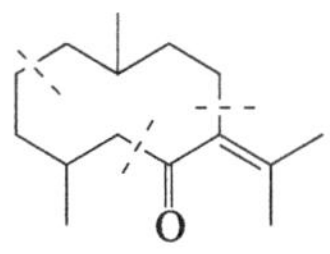　　　　杜鹃酮 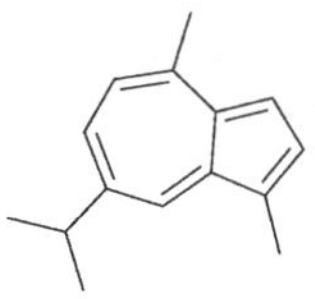　　　　愈创木薁 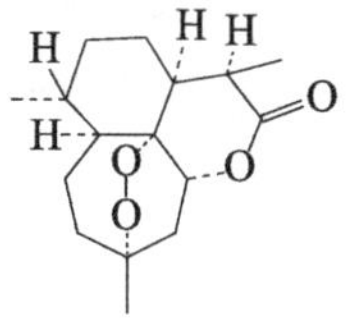　　　　青蒿素

2. 二萜类

二萜由四个异戊二烯单位组成，分子量较大，沸点较高，一般不具挥发性，在植物挥发油中很少见。二萜广泛分布于动植物界，较为重要的如植物醇，又称叶醇或叶绿醇，由叶绿素水解而得，在叶绿素中以酯键与卟啉环相连。它还是构成维生素 E 和维生素 K_1 支链的一部分，所以可用于维生素 E 和维生素 K_1 的合成。

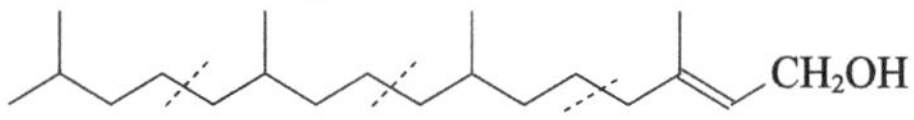

植物醇

维生素 A 又称视黄醇或抗干眼醇，其共轭体系为全反式构型，这是保持其生物活性所必需的结构。如果其中某个双键成为顺式构型，其生物活性将会降低或消失。维生素 A 的制剂贮存过久，可因构型转化影响其活性。自然界维生素 A 主要存在于蛋黄、动物肝脏、奶油、牛乳及鱼肝油中，也可由 β-紫罗酮合成，其结构为：

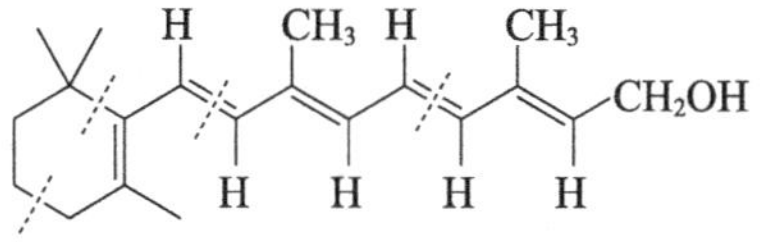

维生素A

维生素 A 为脂溶性维生素，人和动物生长发育所必需的营养成分之一，能维持黏膜及上皮的正常机能，参与视网膜圆柱细胞中视紫质的合成。人体缺乏维生素 A 将导致皮肤粗糙硬化、夜盲症和干眼病，还会影响生长、发育与繁殖。

3. 三萜类

三萜是六个异戊二烯单元的聚合体，在植物界分布很广，其多数含氧衍生物是树脂的主要组成部分。酸性皂苷差不多全是三萜衍生物。例如甘草的主要成分甘草皂苷，它的苷元称甘草次酸，是一个五环三萜类化合物。

存在于鲨鱼肝油、橄榄油、菜籽油、麦芽与酵母中的鲨烯（squalene）具有链状三萜的结构，是目前发现的唯一链状三萜，鲨烯可作杀菌剂，也可用作气相色谱的固定液。其氢化产物——鲨烷可用于制备化妆品。鲨烯在生物体内不仅是合成四环、五环三萜的前体，也是合成甾体化合物的前体。由它合成的羊毛甾醇具有四环三萜的结构。羊毛甾醇是形成内源性胆甾醇的前体物质。

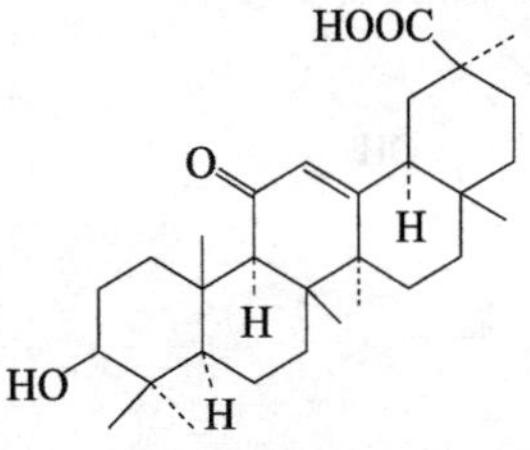

甘草次酸 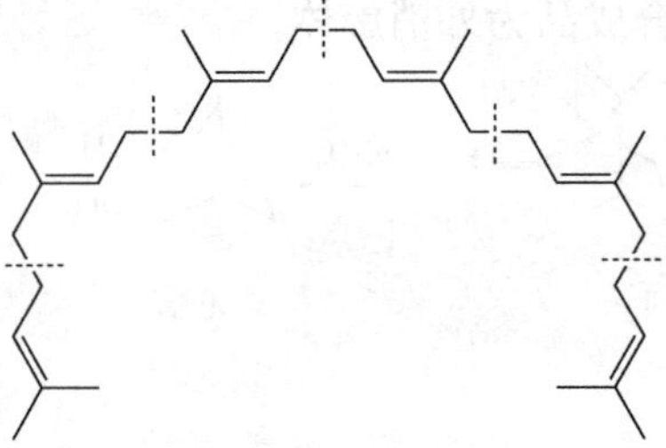　　　　　　　　鲨烯 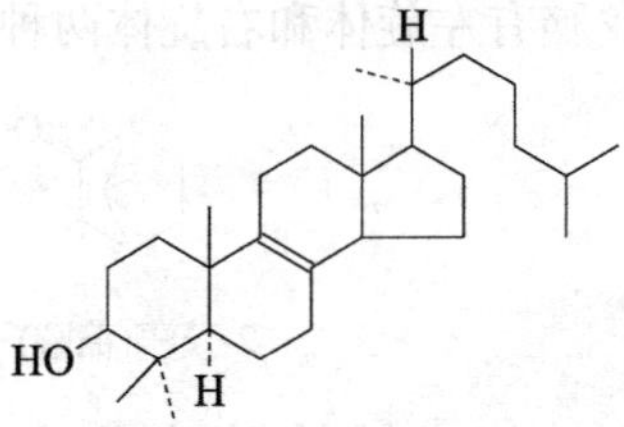　　　　　　　　羊毛甾醇

4. 四萜类

四萜是含八个异戊二烯单位的聚合体，具有由黄橙到红的颜色，所以又称多烯色素。在自然界分布很广，这类化合物对人体无害，可作食品色素用。例如胡萝卜素、番茄红素、叶黄素等。

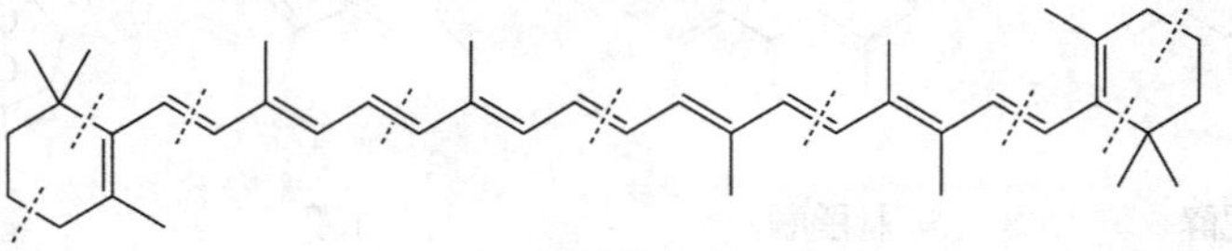

β-胡萝卜素

β-胡萝卜素在人体肝脏内受酶作用裂解并被氧化成两分子维生素 A 原。所以 β-胡萝卜素在体内能显示出维生素 A 的活性，并称它为维生素 A 原。胡萝卜素还有防止心脏病和防癌、抗癌的疗效，经常食用可以提高人体的免疫力。

> **知识链接**
>
> ### 屠呦呦与青蒿素
>
> 　　屠呦呦（1930—），2015 年诺贝尔生理学或医学奖获得者，2016 年度我国最高科学技术奖获得者、共和国勋章获得者。其突出贡献是她的团队发现了青蒿素，该药能有效降低疟疾患者的死亡率，挽救了全球特别是发展中国家数百万人的生命。
>
> 　　1951～1955 年期间，屠呦呦在北大医学院药学系生药学专业学习，毕业后在中医研究院（现中国中医科学院中药研究所）工作。1969 年，中医研究院接受抗疟疾药研究任务，屠呦呦任科技组组长。在查阅大量文献、借鉴古代用药经验、历经数百次实验后，1971 年他们从黄花蒿中发现抗疟有效提取物，1972 年提取得到一种无色结晶体，他们将这种无色的结晶体物质命名为青蒿素。1973 年，屠呦呦合成出了双氢青蒿素，后来被证明比天然青蒿素的效果还要强得多。
>
> 　　青蒿素，无色针状结晶，熔点为 156～157 ℃，分子式为 $C_{15}H_{22}O_5$，属于萜类化合物中的倍半萜，易溶于氯仿、丙酮、乙酸乙酯，可溶于乙醇、乙醚，微溶于冷的石油醚，几乎不溶于水。因其特殊的过氧基团，对热不稳定，易受湿、热和还原性物质的影响而分解。

以青蒿素类药物为主的联合疗法，是当下治疗疟疾的最有效、最重要的手段。随着近年来的深入研究，青蒿素的其它生理活性也逐渐被发现。如抗肿瘤、抗糖尿病、抗真菌、抗病毒、抗肺纤维化、抗菌、治疗肺动脉高压、免疫调节等多种药理作用。

? 习题

1. 命名下列化合物或写出结构式。

(1)

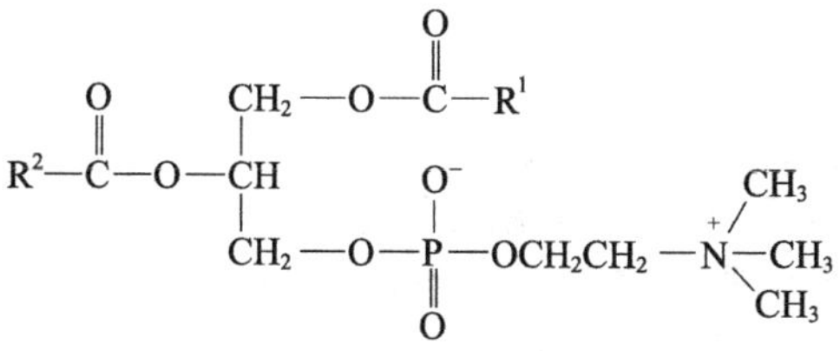

(2)

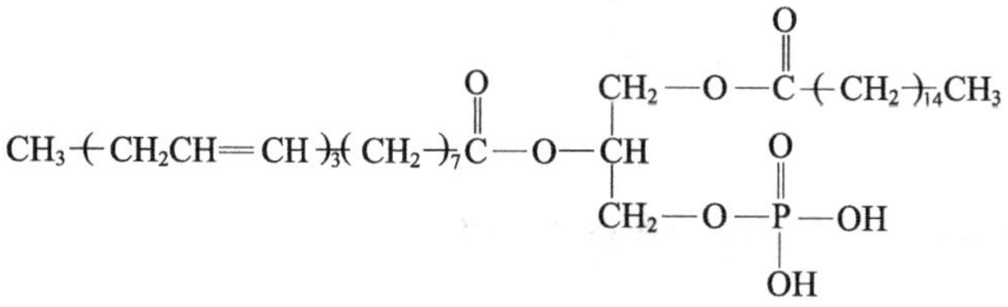

(3) 全顺式亚麻酸 　(4) 三硬脂酰甘油 　(5) β-柠檬醛 　(6) 薄荷醇
(7) 樟脑 　(8) α-蒎烯 　(9) 冰片 　(10) 月桂烯
(11) 维生素 A 　(12) 胆甾醇

2. 解释下列名词。
(1) 必需脂肪酸 　(2) 酸值、皂化值、碘值 　(3) α-与β-异构体
(4) 甾体化合物 　(5) 萜类化合物 　(6) 异戊二烯规则

3. 鉴别下列化合物。
樟脑，薄荷醇，α-蒎烯

4. 肌醇的结构式为 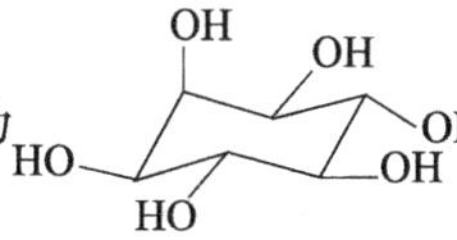 ，大脑中含有多磷酸化的 1-磷脂酰肌醇-4，5-二磷酸，试写出它的结构式。

5. 油脂的结构通式是什么？分子中脂肪酸在结构上有什么特点？油和脂肪的主要区别是什么？

6. 指出卵磷脂和脑磷脂在结构上的异同，溶解性有什么不同之处？水解产物分别是什么？如何将它们的混合物分开？

第十五章　氨基酸、蛋白质和核酸

蛋白质（protein）是一类结构复杂的含氮高分子化合物，也是生物体内一切细胞的主要组成成分，生命的主要物质基础。氨基酸则是组成蛋白质的基本结构单元。从化学结构上看，蛋白质和多肽（polypeptide）是由各种氨基酸以肽键（peptide linkage）结合而成的高聚物。

扫码看课件

核酸是生物体内一种携带遗传信息和指导蛋白质生物合成的大分子化合物，与生物的生长、繁殖、遗传、变异和转化有着密切的关系。

第一节　氨基酸和多肽

一、氨基酸的结构、分类、命名

从结构上来看，氨基酸是羧酸分子中烃基上的一个或多个氢原子被氨基取代的衍生物。

根据氨基和羧基的相对位置，可以分为 α-氨基酸、β-氨基酸、γ-氨基酸等。在氨基酸中以 α-氨基酸最重要，由蛋白质水解所得的氨基酸，除个别外都是 α-氨基酸。此外还可以根据氨基酸中所含氨基和羧基的数目而分为中性、酸性和碱性三类。氨基和羧基数目相等的氨基酸近于中性，叫做中性氨基酸；羧基多于氨基的是酸性氨基酸；氨基多于羧基的是碱性氨基酸。

自然界中发现的氨基酸已超过一百种，但在生物体内组成蛋白质的只有 20 余种 α-氨基酸。在这 20 种氨基酸中，有 8 种在人体内不能合成，必须靠食物来供给。因此，将这些氨基酸称为人体必需氨基酸（essential amino acid）。表 15-1 中标注出的即是必需氨基酸。

$$
\begin{array}{ccc}
& COOH & \\
HO\!-\!\!\!&C\!-\!H& \\
& CH_3 &
\end{array}
\qquad
\begin{array}{ccc}
& COOH & \\
H_2N\!-\!\!\!&C\!-\!H& \\
& CH_3 &
\end{array}
$$

L-乳酸　　　　　　　　L-丙氨酸

蛋白质水解得到的重要 α-氨基酸见表 15-1。

表 15-1　重要的 α-氨基酸

名　称	缩写编号		结构式	等电点
（一）中性氨基酸				
甘氨酸（Glycine）	甘	Gly	$CH_2(NH_2)COOH$	5.97
丙氨酸（Alanine）	丙	Ala	$CH_3CH(NH_2)COOH$	6.00
丝氨酸（Serine）	丝	Ser	$CH_2(OH)CH(NH_2)COOH$	5.68

续表

名　　称	缩写编号	结构式	等电点
(一)中性氨基酸			
半胱氨酸(Cysteine)	半胱 ySH	$CH_2(SH)CH(NH_2)COOH$	5.05
胱氨酸(Cystine) (双 β-硫代-α-氨基丙酸)	胱 CySSCy	$S-CH_2CH(NH_2)COOH$ $\|$ $S-CH_2CH(NH_2)COOH$	4.80
苏氨酸(Threonine)[①]	苏　Thr	$CH_3CH(OH)CH(NH_2)COOH$	5.70
蛋氨酸(Methionine)[①]	蛋　Met	$CH_3SCH_2CH_2CH(NH_2)COOH$	5.74
缬氨酸(Valine)[①]	缬　Val	$(CH_3)_2CHCH(NH_2)COOH$	5.96
亮氨酸(Leucine)[①]	亮　Leu	$(CH_3)_2CHCH_2CH(NH_2)COOH$	6.02
异亮氨酸(Isoleucine)[①]	异亮　Ile	$CH_3CH_2CH(CH_3)CH(NH_2)COOH$	5.98
苯丙氨酸(Phenylalanine)[①]	苯丙　Phe	$C_6H_5CH_2CH(NH_2)COOH$	5.48
酪氨酸(Tyrosine)	酪　Tyr	$P-HOC_6H_4-CH_2CH(NH_2)COOH$	5.66
脯氨酸(Proline)	脯　Pro		6.30
色氨酸(Tryptophane)[①]	色　Try		5.80
(二)酸性氨基酸			
天冬氨酸(Aspartic acid)	天门冬 Asp	$HOOCCH_2CH(NH_2)COOH$	2.77
谷氨酸(Glutamic acid)	谷　Glu	$HOOCCH_2CH_2CH(NH_2)COOH$	3.22
(三)碱性氨基酸			
精氨酸(Arginine)	精　Arg	$H_2NCNH(CH_2)_3CH(NH_2)COOH$ $\|\|$ NH	10.76
赖氨酸(Lysine)[①]	赖　Lys	$H_2N(CH_2)_4CH(NH_2)COOH$	9.74
组氨酸(Histidine)	组　His		7.59

① 必需氨基酸。

二、氨基酸的理化性质

α-氨基酸都是无色的结晶，具有较高的熔点，一般都在200～300℃，大多在加热至熔点温度时便分解且放出二氧化碳。一般的氨基酸能溶于水，不溶于乙醇、乙醚、苯等有机溶剂。

氨基酸分子中因同时含有氨基和羧基，所以氨基酸具有氨基和羧基的典型性质，也具有两种基团在分子内相互作用、相互影响的一些特殊性质。

（一）偶极离子和等电点

氨基酸分子中既有碱性的氨基（—NH₂），又有酸性的羧基（—COOH），与强酸或强碱都能作用生成盐，所以氨基酸是两性化合物。

$$R-CH-COO^-Na^+ \xleftarrow{NaOH} R-CH-COOH \xrightarrow{HCl} R-CH-COOH$$
$$\underset{NH_2}{\mid} \qquad\qquad \underset{NH_2}{\mid} \qquad\qquad \underset{NH_3^+Cl^-}{\mid}$$

$$\underset{NH_3^+}{\overset{RCHCOO^-}{\mid}}$$

偶极离子(内盐)

由于氨基酸分子中羧基和氨基互相作用生成盐，这种盐称为内盐。内盐又称偶极离子或两性离子。氨基酸在固态时主要是以偶极离子形式存在，在水溶液中，氨基酸的偶极离子既可与 H^+ 结合成正离子，也可失去 H^+ 成为负离子，这三种离子在水溶液中通过得失 H^+ 而相互转化并呈平衡状态存在。

$$\underset{\underset{NH_3^+}{\mid}}{RCHCOOH} \underset{H^+}{\overset{OH^-}{\rightleftharpoons}} \underset{\underset{NH_3^+}{\mid}}{RCHCOO^-} \underset{H^+}{\overset{OH^-}{\rightleftharpoons}} \underset{\underset{NH_2}{\mid}}{RCHCOO^-}$$

　正离子　　　　　偶极离子　　　　　负离子
（pH＜pI）　　（pH＝pI）　　　（pH＞pI）

在强酸性（pH＜1 时）溶液中，氨基酸主要以正离子状态存在；在强碱性（pH＞11时）溶液中，氨基酸主要以负离子状态存在。

由于氨基酸在不同 pH 值水溶液中的带电情况不同，因而在电场中的行为也不同。一般情况下，氨基酸在酸性溶液中因主要呈正离子状态而向负极移动。反之，在碱性溶液则主要呈负离子状态而向正极移动。但是，当溶液调至某一特定的 pH 值时，氨基酸的正离子和负离子数量相当，且浓度很低，而偶极离子的浓度达到最高时，即[＋]＝[－]≪[±]，氨基酸分子在电场中既不向正极移动，也不向负极移动。此时溶液的 pH 值被称为这个氨基酸的等电点（用 pI 表示）。各种氨基酸的等电点参见表 15-1。

等电点是氨基酸的重要理化常数之一，不同的氨基酸，由于结构不同，等电点也各异。由于羧基的电离能力略大于氨基，故中性氨基酸的等电点并不是溶液的中性点，而是在 5.0～6.3 之间。酸性氨基酸的等电点为 2.8～3.2，碱性氨基酸的等电点为 7.6～10.8。在等电点时，因两性离子的浓度最大，氨基酸之间的偶极-偶极聚集力最大，这时氨基酸的溶解度也最小，最易从溶液中析出。因此，可以用调节等电点的方法从氨基酸混合溶液中分离提纯各种氨基酸。市售味精（含 80% 以上的谷氨酸单钠盐）用盐酸中和至 pH＝3（谷氨酸的等电点）并冷却放置后，就可从水溶液中析出可供药用的谷氨酸结晶。

（二）受热反应

与羟基酸相似，氨基酸受热后也可以发生羧基与氨基之间的脱水反应。

α-氨基酸受热时，能发生两分子间的氨基和羧基的脱水作用，生成六元环的交酰胺——二酮吡嗪类。

$$\xrightarrow[-2H_2O]{\triangle}$$

二酮吡嗪(交酰胺)

加热时，两分子 α-氨基酸也可只脱去一分子的水生成二肽，但二酮吡嗪更易形成，故为主要产物。如将二酮吡嗪用盐酸短时间处理或加碱摇动，即可转化为二肽。

二酮吡嗪和二肽分子中的酰胺键$\left(\begin{matrix} O \\ \| \\ -C-NH- \end{matrix}\right)$专称肽键，蛋白质分子中各氨基酸之间就是通过这种肽键相连的。

（三）水合茚三酮反应

当 α-氨基酸与茚三酮的水合物一起加热时，能生成一种紫色化合物，叫罗曼氏紫，并定量放出二氧化碳。

水合茚三酮   罗曼氏紫

此反应常用于 α-氨基酸层析中氨基酸的显色，同时根据生成紫色化合物颜色的程度以及放出二氧化碳的体积，作为 α-氨基酸定量分析的依据。

（四）与亚硝酸反应

除亚氨基酸（脯氨酸、羟脯氨酸）外，α-氨基酸中的氨基都能与亚硝酸作用，放出氮气，并生成 α-羟基酸，反应所放出的 N_2，一半来自氨基酸的氨基，另一半来自亚硝酸，故测定氮的多少，即能算出氨基的含量。

利用此反应可测定氨基酸、蛋白质分子中氨基的含量。

（五）脱羧反应

某些氨基酸在一定条件下，例如在高沸点溶剂中回流，或受细菌或动物体内脱羧酶的作用，可脱去二氧化碳而生成相应的胺，这种脱羧反应也是人体代谢的一种过程。例如在肠道细菌的作用下组氨酸可脱羧成组胺，谷氨酸可脱羧成 γ-氨基丁酸。

（六）氧化脱氨反应

氨基酸经氧化剂或酶的作用，即可脱去氨基转变成相应的酮酸。此反应也是生物体内氨基酸分解代谢的一种重要方式。

$$RCHCOOH \xrightarrow[\triangle]{[O]} RCCOOH + NH_3$$

(左下 NH₂，右下 O)

三、多肽

肽是氨基酸残基之间通过肽键相连接的一类化合物，肽键中的每个氨基酸结构单元称为氨基酸残基（residue）：

$$-HN-CH-\overset{O}{\underset{R}{C}}-$$

根据每个分子中的氨基酸残基的个数，肽分为二肽、三肽等。十肽以下常叫做寡肽（oligopeptide），十肽以上叫做多肽（polypeptide）。

在肽链中，未形成肽键的氨基链端称为氨基末端或 N-端，写在结构式的左边；未形成肽键的羧基链端称为羧基末端或 C-端，写在结构式的右边。肽的命名从 N-端开始，将分子中的各氨基酸残基依次称为某酰胺，置于母体名称之前，最后以 C-端的氨基酸为母体称为某氨酸。分子量较大的氨基酸的命名常用中文或英文的缩写来表示，在缩写符号表达结构式时常加 H-表示 N-端，加-OH 表示 C-端。例如：

$$H_3\overset{+}{N}-CH-\overset{O}{C}-NH-CH_2-\overset{O}{C}-NH-CH-\overset{O}{C}-O^-$$

（CH₃ 和 CH₂OH 在下方）

命名：丙氨酰甘氨酰丝氨酸
缩写：H-丙-甘-丝-OH 或 Ala-Gly-Ser。

第二节 蛋白质

蛋白质与生命过程密切相关，没有蛋白质就没有生命，它是所有细胞的重要组成部分，一切生命过程和物种的繁衍活动都与蛋白质的合成、变化、分解密切相关。因此学习蛋白质化学是认识生命的开始。

一、蛋白质的元素组成及含量

蛋白质是生物高分子化合物，分子量是从一万至数千万。蛋白质种类繁多，人体内的各种蛋白质数以万计。对各种天然蛋白质经过元素分析，得出其百分组成为：

C 50%～55%　　N 13%～19%　　H 6%～7.3%　　S 0～4%　　O 19%～24%

有些蛋白质还含有 P、Fe、I、Mn、Zn 等其它元素。在这些元素组成中，含氮量是经常用到的数据。由于生物体内其它组织的含氮量较小，所以常用蛋白质内含氮量的平均值（16%）来作为测量生物样品中蛋白质含量的标准，即每克氮相当于 6.25g 的蛋白质。因此，通过测定生物样品中氮的含量，就可计算出样品中蛋白质的含量。

二、蛋白质的分类

到目前为止，对种类繁多的蛋白质还没有一个理想的分类方法，一般根据其分子形状、化学组成及功能来进行分类。

1. 根据分子形状分类

根据分子形状可将蛋白质分为球状蛋白（globular protein）和纤维状蛋白（fibrous protein）两大类。

球状蛋白质的分子呈球形和不规则椭圆形。它们往往溶于水和中性盐稀溶液。血清蛋白、卵蛋白和大多数酶属于此类。

纤维状蛋白质的分子形状类似细棒状纤维，根据其在水中溶解度的不同，可分为可溶性纤维状蛋白质和不溶性纤维状蛋白质，许多肌肉的结构和血纤维蛋白原等属于可溶性纤维蛋白质。不溶性纤维蛋白质包括弹性蛋白、胶原蛋白、角蛋白和丝心蛋白等。

2. 根据化学组成分类

根据蛋白质的化学组成可分为简单蛋白质（simple protein）和结合蛋白质（conjugated protein）两大类。

3. 根据功能分类

根据蛋白质的功能不同分为活性蛋白质和结构蛋白质两大类。

活性蛋白质是指具有生物活性的蛋白质，如有催化功能的酶，以及病毒、抗体和运输氧气的蛋白质等。

结构蛋白质为机体的支体物质和基架物质，如角蛋白和胶原蛋白等。

三、蛋白质的分子结构

蛋白质与多肽都是氨基酸的多聚物，结构非常复杂。蛋白质的功能不仅取决于氨基酸的组成、数目和排列顺序，还与其空间结构密切相关。我们将蛋白质分子的结构分为一级结构、二级结构、三级结构和四级结构。通常将蛋白质的一级结构称为初级结构和基本结构，二级以上的结构属于构象范畴，称为高级结构。

蛋白质的各级结构由各种化学键连接维持。一级结构主要由肽键将氨基酸牢固地连接起来，肽键称为蛋白质分子的主键。

除肽键外，还有各种副键维持着蛋白质分子的高级结构。这些副键有氢键、二硫键、离子键、疏水键和酯键等。图 15-1 表示了它们的结合情况。

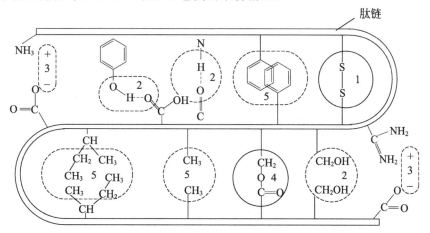

图 15-1 蛋白质分子中的副键

1—二硫键；2—氢键；3—离子键（盐桥）；4—酯键；5—疏水键

蛋白质的二级结构主要有 α-螺旋（图 15-2）、β-折叠层（图 15-3）、β-转角和无规卷曲。

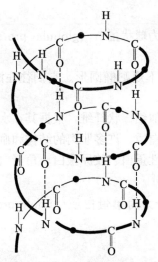

图 15-2 蛋白质的 α-螺旋结构

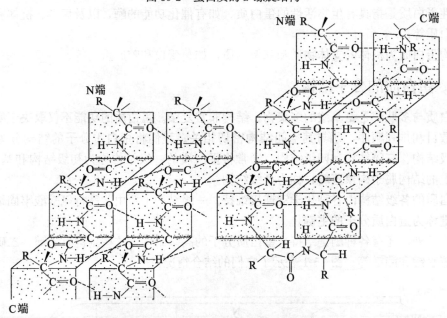

图 15-3 蛋白质分子的 β-折叠层结构

蛋白质的三级结构是指整条肽链在三维空间的伸展排布。不同蛋白质有不同的特殊空间排布，它们由侧链 R 基团形成的各种副键维持其稳定性。盘绕成三级结构的肽链，以两条或更多条肽链组合到一起，形成一定的空间形状就是蛋白质的四级结构。

四、蛋白质的性质

（一）两性电离和等电点

蛋白质是由氨基酸组成的，各种氨基酸的等电点不同，必然会在蛋白质分子中表现出来。因此，蛋白质也具有两性电离和等电点的性质。它在酸碱溶液中存在下列电离方式：

蛋白质在溶液中的带电状态主要取决于溶液的 pH，当蛋白质分子的正负电荷数相等、净电荷为零时溶液的 pH 为蛋白质的等电点（pI），不同的蛋白质因有不同比例的酸性和碱性侧链，故有不同的等电点。表 15-2 列出了一些蛋白质的等电点。

表 15-2　一些蛋白质的等电点

蛋白质名称	pI	蛋白质名称	pI
丝蛋白(家蚕)	2.0～2.4	血清 γ-球蛋白(人)	6.85～7.3
胃蛋白酶(猪)	2.75～3.00	白明胶(动物皮)	4.7～5.0
酪蛋白(牛)	4.6	胰岛素(牛)	5.30～5.35
卵清蛋白(鸡)	4.55～4.9	血红蛋白	6.7～7.07
血清白蛋白(人)	4.64	肌球蛋白	7.0
血清 α_1-球蛋白(人)	5.06	细胞色素 C	9.8～10.3
血清 α_2-球蛋白(人)	5.06	鱼精蛋白	12.0～12.4
血清 γ-球蛋白(人)	5.12		

蛋白质分子在偏离等电点的酸碱溶液中时，带有正电荷或负电荷，在电场中分别向不同的电极移动。由于不同蛋白质分子的大小和形状不同，使蛋白质在溶液中的迁移速率不同，这就是电泳法分离和鉴定蛋白质的依据。电泳已经成为研究蛋白质的一种重要手段，常见的有纸上电泳、醋纤薄膜电泳和凝胶电泳。现在运用电抗体与抗原的高度特异性建立的免疫电泳法，这是蛋白质电泳技术发展的一个里程碑。

（二）胶体性质

蛋白质的分子量很大，其分子的大小已达到 1～100 nm 的胶粒范围，其溶液属于胶体分散体系。又因蛋白质分子表面多亲水基团，如—NH_2、—COO^-、—OH、—SH 等，常为多层水分子所包围形成水化膜，故蛋白质的水溶液是一种比较稳定的具有亲水特性的溶液。

根据蛋白质的胶体特性，可利用透析法和超速离心法来分离提纯蛋白质，此外，还可用超速离心法来测定蛋白质的分子量。

（三）蛋白质的沉淀和变性

蛋白质溶液的稳定因素有两个，即蛋白质分子的电荷和分子表面的水化膜。胶粒表面的相同电荷使蛋白质分子之间互相排斥，不能聚结成更大的颗粒而沉淀；分子表面的水化膜使胶粒与胶粒之间相互隔开。如果破坏了这两个稳定因素，蛋白质就会自溶液中沉淀析出。

1. 蛋白质的盐析沉淀

大多数蛋白质可以用固体的强电解质中性盐使它从水溶液中沉淀出来，这种方法称为盐析（saltingout）。蛋白质的盐析一般不会改变蛋白质的性质，如溶解性、化学性质和生物活性，因为盐析没有破坏蛋白质的结构（包括高级结构）。当向体系中再加入足够的水后，蛋白质可以重新溶解形成溶液。所以盐析和溶解两过程是可逆的，可交替进行。

各种蛋白质的溶解度和等电点不相同，适当的盐浓度和 pH 决定它们是否沉淀。利用此点可将混合溶液中的各种蛋白质逐个分离，这种方法称为分段盐析法。

2. 蛋白质的变性

天然蛋白质受物理（如高压、热、紫外线等）或化学（强酸、强碱、尿素、重金属等）

因素的影响，蛋白质分子的空间结构被改变或被破坏，导致蛋白质生物活性丧失以及理化性质改变的现象就是蛋白质的变性（denaturation）。须注意的是变性常伴随蛋白质的沉淀或凝固，但变性的蛋白质也可不沉淀或凝固。

蛋白质的变性作用分可逆变性和不可逆变性。向蛋白质水溶液中加入亲水的有机溶剂，如甲醇、乙醇或丙酮等，在短时间内它们会像盐析一样破坏蛋白质分子的水化膜，使蛋白质沉淀，这时沉淀和溶解是可逆的。但这些溶剂若较高浓度较长时间地与蛋白质共存，就会与蛋白质分子中的一些基团发生有机化学反应，如酯化反应和亲核加成等，结果就使蛋白质变性，并难以恢复原有的活性。

蛋白质的变性，有重要的实用意义。我们要保护有用的蛋白质不让它们变性而失效，如某些激素、活性抗体和血清等。另一方面利用高温、酒精、紫外线来消毒、灭菌就是利用蛋白质变性。

（四）蛋白质的颜色反应

蛋白质的显色反应最常用的是缩二脲反应和茚三酮反应。

1. 缩二脲反应

分子中含有两个或两个以上肽键的化合物，在 NaOH 溶液中与稀 $CuSO_4$ 共热，产生紫色或红色的缩二脲反应。实验中常利用缩二脲反应定性和定量地检验蛋白质和多肽。此法还用于检验蛋白质的水解程度，水解越完全则颜色越浅。

2. 茚三酮反应

蛋白质分子中含有未形成肽键的伯氨基—NH_2，它与水合茚三酮溶液作用产生蓝紫色。此法在层析、电泳以及分离或鉴定中常用。显色不仅能标示物质的位置，颜色的深浅还可作为定量的参考依据。

第三节 核 酸

核酸是生物体内一种携带遗传信息和指导蛋白质生物合成的大分子化合物。人、动物、植物、微生物甚至比细菌还小的无细胞结构的病毒都含有核酸，凡是有生命存在就有核酸。

一、核酸的组成和分类

核酸是核蛋白的辅基，可由核蛋白水解得到。组成核酸的主要元素有 C、H、O、N、P 等，其含氮量为 15％～16％，含磷量为 9％～10％。因含磷量较稳定，常用含磷量来测定核酸含量。核酸是生物大分子化合物，其组成单位为核苷酸。核苷酸由磷酸和核苷组成，核苷再进一步水解可得到含氮的有机碱——嘌呤碱、嘧啶碱及戊糖——核糖和 2-脱氧核糖。

腺嘌呤　　　　鸟嘌呤

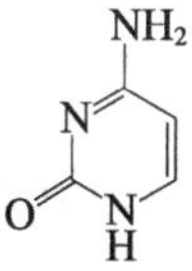

胞嘧啶 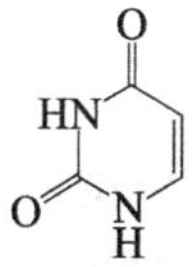　　　尿嘧啶 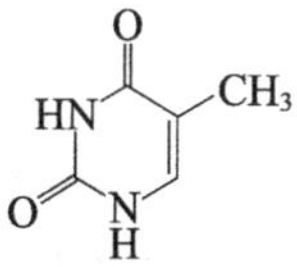　　　胸腺嘧啶

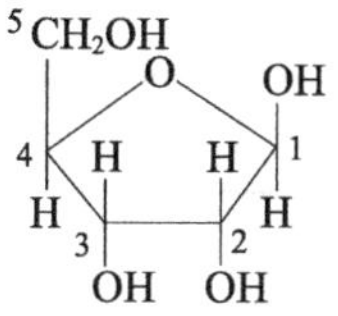

β-D-核糖　　　　　β-D-脱氧核糖

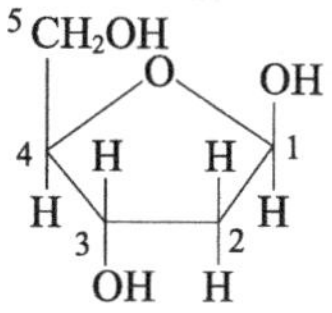

根据戊糖结构的差异可将核酸分为两大类，含有 2-脱氧核糖的称为脱氧核糖核酸（desoxyribonucleic acid），简称为 DNA；含有核糖的称为核糖核酸（ribonucleic acid），简称为 RNA。DNA 和 RNA 由于化学结构的差异，导致它们具有不同的生物化学功能。DNA主要存在于细胞核的染色体内，是生物遗传的信息载体。而 RNA 主要存在于细胞质中（细胞质内含量约为 90％，细胞核中含量约为 10％），直接参与蛋白质的生物合成。

按 RNA 在蛋白质合成过程中的不同作用分为三类。

（1）转运 RNA（transfer RNA）简称为 tRNA。它的分子量较小，由 75～85 个核苷酸组成。在合成蛋白质时，它的作用是运输特定氨基酸到正确的位置，供肽链增长时使用。

（2）核糖体 RNA（ribosomal RNA）亦称为核蛋白体 RNA，简称为 rRNA。其分子大小不等，小到 120 个核苷酸残基，大到 5000 多个核苷酸残基。它在蛋白质合成时接收来自DNA 的遗传信息，并按照遗传信息完成蛋白质的合成过程。

（3）信使 RNA（messenger RNA）简称为 mRNA。分子大小从几十万到几百万。在蛋白质合成过程中，它转录细胞核里 DNA 上的遗传信息，并传递给细胞质中的核蛋白体，指导氨基酸排列顺序。

二、核苷

核苷（nucleoside）属于 N-苷，是由碱基与核糖或脱氧核糖 C1 处的半缩醛羟基通过 β-氮苷键缩合而成，可分为核糖核苷（简称核苷）和脱氧核糖核苷（简称 d-核苷）两类。嘌呤碱在 9-位处的氮形成 β-氮苷，而嘧啶碱则在 1-位处形成 β-氮苷。嘌呤碱中因含有较大的二元稠合环，使核苷分子内相互排斥力较大，根据碱基在核苷上的位置，核苷又可分为"顺式"（syn-form）和"反式"（anti-form）两种。生理情况下以"反式"结合也更有利于"碱基配对"形成氢键，有利于构成核酸的空间结构。

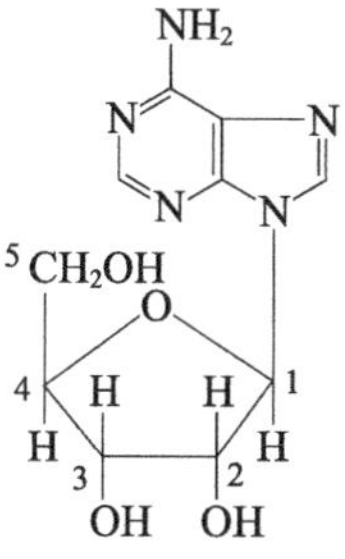

顺式腺苷 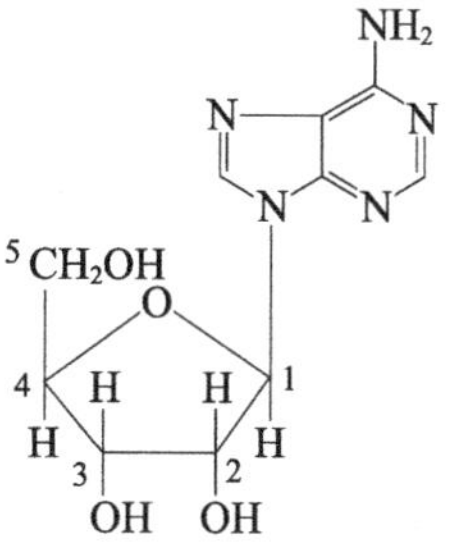　　　　　反式腺苷

三、核苷酸

核苷酸（nucleotide）是核酸的基本组成单位，它由核苷与磷酸通过磷酸酯键相连而成。磷酸酯化作用一般发生在核糖 C-5 位置，但核糖 C-2 和 C-3 及脱氧核糖的 C-3 上的羟基也可磷酸酯化生成核苷酸。核苷酸中的磷酸具有酸性，而碱基中具有未共用电子对的氮原子显碱性，所以核苷酸是两性物质，但其酸性强于碱性。表 15-3 列出了常见的核苷酸。

表 15-3　常见的核苷酸

简称	全称	英文缩写	简称	全称	英文缩写
鸟苷酸	鸟嘌呤核苷酸	GMP	尿苷酸	尿嘧啶核苷酸	UMP
肌苷酸	次黄嘌呤核苷酸	IMP	胞苷酸	胞嘧啶核苷酸	CMP

现以 3′-腺苷酸和 5′-脱氧胸苷酸为例说明它们的结构。

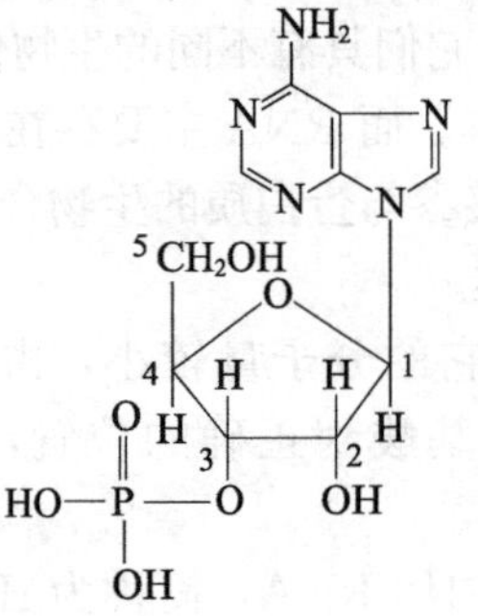

3′-腺苷酸 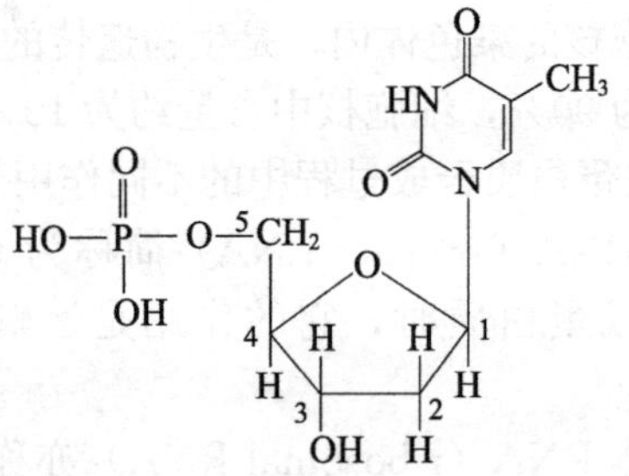　　　　　　　　　　　5′-脱氧胸苷酸

核苷酸除了组成 RNA 和 DNA 外，在细胞内还存在相当数量以游离状态或磷酸化产物存在。腺苷-磷酸（AMP）可进一步磷酸化为腺苷二磷酸（ADP）和腺苷三磷酸（ATP）。以下分子中磷酸之间的键，含有很高的能量，称为高能磷酸键，常用"～"标出。ATP 可从糖原及 D-葡萄糖的降解中获得能量而生成。当生物体需要能量时，ATP 中的高能键可水解释放出足够的能量，供生物体利用。ADP 和 ATP 的相互转化是生物体内贮能和供能的物质基础，从单细胞生物到高等动物及人类，能量的贮存、释放和利用都是以 ATP 为中心。

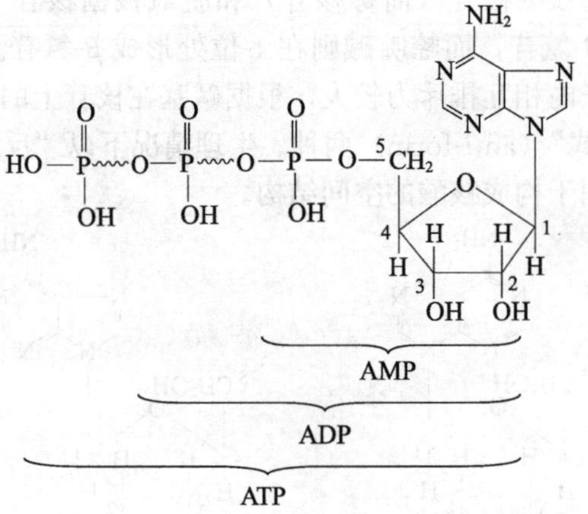

核苷酸是组成核酸的基本单元，有时也将核苷酸称为单核苷酸，DNA 和 RNA 则称为多核苷酸。

四、核酸的性质

DNA 为白色纤维状固体，分子是长而无分支的多核苷酸链，长度可达几厘米。RNA 为白色粉末，分子链比 DNA 短。两者都微溶于水，易溶于稀碱中；一般都不溶于有机溶剂，如乙醇、乙醚、氯仿等。DNA 和 RNA 溶液的黏度较高，这是它们的一个明显特征，纤维状的 DNA 更为突出。嘌呤碱与嘧啶碱以及它们组成的核苷、核苷酸及核酸对紫外光有强烈的吸收作用，在 260nm 处都有最大的吸收值。

（一）电泳

核酸分子既含有酸性的磷酸基，也含有碱性的嘌呤碱和嘧啶碱，是两性化合物。在不同的酸碱环境中，带有不同的电荷，因此可像蛋白质溶液一样，产生电泳现象。电泳时移动的方向和速率与核酸分子的电荷量、分子的大小及分子的形状有关。核酸电泳广泛用于一级结构分析和基团结构的研究。

（二）与 HNO_2 的反应

核酸分子中的—NH_2 与 HNO_2 作用后，像其它物质的伯氨基一样，可发生放氮反应，使—NH_2 转变为羟基，进而发生结构重排。在这个变化过程中，胞嘧啶转变为尿嘧啶，腺嘌呤转变为次黄嘌呤，鸟嘌呤转变为黄嘌呤。这种变化导致核酸中碱基的排列顺序发生错乱，对 DNA 来说这就是遗传信息的突变，亚硝酸是一种有效的突变剂。突变的结果可使正常细胞转变为肿瘤细胞，这就是亚硝酸盐等物质使人致癌的原因。

（三）与甲醛反应

碱基上的氨基也可以与甲醛作用，发生醛氨缩合，生成席夫碱。

$$\text{HCHO} + H_2N{-}R \longrightarrow H{-}\overset{\displaystyle OH}{\underset{\displaystyle H}{C}}{-}NHR \xrightarrow{-H_2O} \overset{\displaystyle H}{\underset{\displaystyle H}{C}}{=}N{-}R$$

（四）水解

在酸、碱、酶的作用下，大分子核酸的磷酸酯键或 N-糖苷键发生水解，在不同的方法和条件下，得到不同程度水解的水解产物。

RNA 比 DNA 易于在碱性条件下水解。酶分为核酸内切酶和核酸外切酶，核酸内切酶仅作用于多核苷酸内部的磷酸二酯键，核酸外切酶只切断多核苷酸末端的一个核苷酸。

（五）变性、复性和杂交

在变性因素的作用下，DNA 和 RNA 中的氢键断裂使其螺旋结构松散分开成为无规则的线团，这就是核酸的变性。导致核酸变性的物理因素和化学因素有加热、强酸、强碱、乙醇、尿素及酰胺等。变性后的核酸对紫外线的吸收增强，比旋光度下降，黏度明显降低，生物功能发生改变或丧失，但不涉及一级结构的变化。

变性后的 DNA 经过适当的方法处理，可使其恢复原来的双螺旋结构，原有的性质也随之恢复，这就是 DNA 的复性。热变性后的 DNA 经缓慢冷却后可完全恢复原有结构而复性，这一过程称为"退火"。快速冷却难以使 DNA 较好地复性，DNA 分子越大，变性越严重，复性所需时间越长。

利用变性可得到来源不同的两条多核苷酸链，若有大致相同的互补碱基顺序，可形成新的双螺旋结构，这就是核酸分子的杂交。杂交的本质就是在合适的条件下，使互补核酸链实现复性。杂交可以用不同 DNA 或 RNA 的核苷酸单链来进行，也可在 DNA 和 RNA 之间进行。将经过同位素标记的核苷酸单链杂交后，经过处理再进行放射性测定，就可知这两条链交合的程度。杂交技术可用于测定 DNA 分子内遗传信息的含量，以及不同 DNA 之间的亲缘关系，亲缘关系越近者，杂交双螺旋的互补程度就越高。杂交作用还为研究各种核酸的互补性，或从混合物中将互补链分离出来提供了可能性。杂交技术是分子生物学的重要方法，已日益广泛地应用于核酸结构与功能的研究中。

知识链接

病毒核酸检测技术及其原理

2020 年初突如其来的新冠肺炎疫情打乱了全球人们的生活，核酸检测逐渐成为人们熟悉的名词。目前病毒核酸检测是有效确认新冠肺炎病毒的重要手段，也是患者确诊的重要流程之一。

病毒有动物病毒和植物病毒之分，其形态很小，在普通光学显微镜下无法看清，肉眼更是无法直接观察。但每种病毒都有其独特的基因序列，通过检测病人体内的病毒核酸，就可判断人体内是否存在病毒。目前的病毒核酸检测，基本采用荧光定量 PCR 方法。其原理就是以病毒独特的基因序列为检测靶标，通过 PCR 扩增，将选择的这段靶标 DNA 序列按指数级增加，每一段扩增出来的 DNA 序列，都能与预先加入的荧光探针结合，产生荧光信号，扩增的靶标基因越多，累积的荧光信号就越强。没有病毒的样本，由于没有靶基因扩增，就检测不到荧光信号的增强，因此，核酸检测就是通过检测荧光信号的累积来确定样本中是否含有病毒核酸的。目前核酸检测技术广泛用于动物和植物病毒的检测。

新冠肺炎病毒感染人体之后，首先在呼吸系统中进行繁殖，可以通过检测痰液、鼻咽拭子中的病毒核酸判断人体是否感染病毒。核酸检测阳性可以作为感染新冠肺炎病毒的标准。

 习题

1. 回答下列问题。
   (1) 味精是谷氨酸的单钠盐，写出它的结构式。
   (2) 写出天冬氨酸内盐的两种形式，哪一个结构式更易形成？
   (3) 天冬氨酸和谷氨酸比较，哪一个的 pI 大？为什么？
2. 写出下列化合物的结构。
   (1) 组氨酸　　　(2) 甲硫氨酸　　　(3) 5-氟鸟嘌呤　　　(4) ATP
3. 若某氨基酸溶于纯水中的 pH 为 6，它的 pI 应大于 6，小于 6，还是等于 6，为什么？
4. 解释下列名词。
   (1) 碱基互补规律　　　(2) DNA 的复制、变性
5. 丝-丙-丙和丝-丙-半胱各有几种三肽异构体，试写出它们的结构。
6. 何谓蛋白质的一级、二级、三级、四级结构？各级结构主要以何种结合方式连接？
7. 何谓蛋白质的变性？可逆变性和不可逆变性有何差异？

参 考 文 献

[1] 中国化学会有机化合物命名审定委员会. 有机化合物命名原则. 北京：科学出版社，2017.

[2] 邢其毅，裴伟伟，徐瑞秋，等. 基础有机化学. 4 版. 北京：北京大学出版社，2016.

[3] 徐春祥. 有机化学. 3 版. 北京：高等教育出版社，2015.

[4] 吉卯祉，黄家卫，沈玮. 有机化学. 5 版. 北京：科学出版社，2021.

[5] 赵骏，康威. 有机化学. 2 版. 北京：人民卫生出版社，2016.

[6] 唐玉海. 医用有机化学. 4 版. 北京：高等教育出版社，2020.

[7] 武雪芬. 医用化学. 北京：人民卫生出版社，2012.

参考答案
扫码看习题